和脉法

辨治心系疾病经验辑要

主编　袁　杰　杨雪松　胡　莹　刘益成

U0324832

上海交通大学出版社
Shanghai Jiao Tong University Press

内容提要

　　本书首先讲述了中医对心的认识；其次介绍了和脉法；再次阐述了心系疾病的病因病机、常见症状、常用诊断方法、治则治法、预防与调护；最后通过选择对高血压、心律失常、冠状动脉粥样硬化性心脏病等临床常见的心系疾病进行论述，重点讲解了和脉法辨治心系疾病的经验。本书将和脉法基础理论与临床实践相结合，可供各级医院中医医师、中医实习医师，以及中医学院师生阅读学习。

图书在版编目（CIP）数据

　　和脉法辨治心系疾病经验辑要 / 袁杰等主编. --上
海 : 上海交通大学出版社，2023.12
　　ISBN 978-7-313-29668-9

　　Ⅰ. ①和… Ⅱ. ①袁… Ⅲ. ①心病(中医)－中医临床
－经验－中国－现代 Ⅳ. ①R256.2

　　中国国家版本馆CIP数据核字（2023）第201220号

和脉法辨治心系疾病经验辑要

HEMAIFA BIANZHI XINXIJIBING JINGYAN JIYAO

主　　编：袁　杰　杨雪松　胡　莹　刘益成
出版发行：上海交通大学出版社
邮政编码：200030
印　　制：广东虎彩云印刷有限公司
开　　本：710mm×1000mm　1/16
字　　数：267千字
版　　次：2023年12月第1版
书　　号：ISBN 978-7-313-29668-9
定　　价：198.00元

地　　址：上海市番禺路951号
电　　话：021-64071208

经　　销：全国新华书店
印　　张：15.5
插　　页：2
印　　次：2023年12月第1次印刷

主编简介

◎ 袁 杰

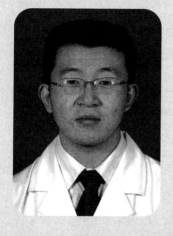

　　副主任医师，毕业于山东中医药大学，现就职于山东省中医院心血管病科，兼任中国中医药研究促进会骨质疏松分会理事、山东中西医结合学会眩晕病专业委员会委员、山东中医药学会经方研究专业委员会委员、山东中西医结合学会医疗机构制剂专业委员会委员、山东省健康管理协会高血压健康管理分会委员。擅长治疗冠状动脉粥样硬化性心脏病、高血压等心系疾病，胃胀、胃痛等脾胃疾病。主张针灸、中药、手法三者相结合，内外同调，治疗各种软组织损伤、肢体疼痛等多种疑难杂症以及头痛、失眠、肥胖等亚健康调治。主持2022年度齐鲁医派中医学术流派传承项目"杨氏'和脉法'治疗血管性疾病中医药特色技术"，参与国家级、省部级课题多项。发表学术论文10多篇，参编著作《中医心脏病学》《高血压中医证治精粹》等。

◎ 杨雪松

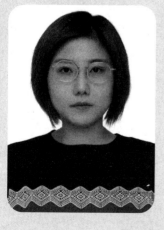

　　主治医师，现就职于山东省中医院血管外科，齐鲁尚德俊周围血管学术继承人，兼任中国中西医结合学会周围血管疾病专业委员会外治法委员会委员。从事中西医临床、教学、科研工作6年余，在血管疾病诊治方面积累了较丰富的临床经验。善于中西医结合治疗下肢深静脉血栓形成、动脉硬化闭塞症、糖尿病足、下肢静脉曲张及溃疡等疾病。参与国家、省级自然科学基金课题多项，发表论文10多篇，参编专著2部。

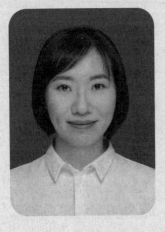

◎ 胡 莹

　　主治医师，现就职于山东省中医院心血管病科，兼任山东中医药学会介入心脏病学专业委员会委员、山东省医师协会中医医师分会心病专业委员会委员。擅长冠状动脉粥样硬化性心脏病、高血压、心力衰竭、心律失常、心肌疾病、顽固性胸痛和心脏微血管疾病的诊疗，在冠状动脉粥样硬化性心脏病、心房颤动、急重症心力衰竭方面积累了宝贵经验。参加省级课题3项，其中获山东中医药科学技术奖二等奖1项。撰写并发表学术论文10多篇，参编著作3部。

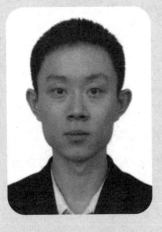

◎ 刘益成

　　毕业于山东中医药大学，中医内科学硕士，美国南阿拉巴马大学物理治疗学硕士。获得世界物理治疗师协会认证，兼任美国物理治疗师协会会员、中国气功学会会员、山东中医药学会康养结合专业委员会秘书。从事各种心血管疾病及其他内科系统疾病的临床治疗、教学及科研工作多年，尤其擅长高血压、冠状动脉粥样硬化性心脏病、心肌梗死、心功能不全、慢性阻塞性肺疾病等疾病的中西医临床结合诊疗及康复治疗。主持并参与省部级课题多项。

前言

心为五脏六腑之大主，主血脉，藏神明，其华在面，开窍于舌，与小肠相表里。心系疾病具有发病急、病情危重、病情变化快等特点，是当前危害人类健康的主要疾病之一。数千年来，中医心病学研究不断深入，其独特的理论体系和治疗方法使得心系疾病的治疗发生了革命性的变化。新药物的不断涌现与新技术的不断应用，使心系疾病的治疗水平迈上了一个新的台阶，虽然许多心系疾病患者得到了及时救治且康复，但心系疾病的病死率及致残率仍较高，如何提高疗效是目前的研究重点。

中医药治疗心系疾病源远流长，大量的临床实践证实了中医药治疗这类疾病的临床疗效。2022年度齐鲁医派中医学术流派传承项目"杨氏'和脉法'治疗血管性疾病中医药特色技术"在参考前辈医家学术理论基础上，结合创始人丰富的临床经验，将现代医学技术与传统中医药诊疗技术嫁接、整合，实现优势互补，并将其应用于各种心系疾病的诊断、治疗，经过多年的探索和积累，对各种常见心系疾病形成了成熟的中医药特色诊疗方法。为及时总结整理和脉法辨治心系疾病的经验，提高临床心系疾病治疗效果，编者广泛收集相关资料，编写了《和脉法辨治心系疾病经验辑要》一书。

本书以传承并发扬和脉法为目的，以循证医学证据为原则，以指导临床辨治心系疾病为最终落脚点。书中首先讲述了中医对心的认识；其次介绍了和脉法；再次阐述了心系疾病的病因病机、常见症状、常用诊断方法、治则治法、预防与调护；最后通过选择高血压、心律失常、冠状动脉粥样硬化性心脏病等临床常见的心系疾病进行论述,系统地讲解了疾病的病因病机、诊断与鉴别诊断、辨证治疗、病案举隅,总结了和脉法辨治心系疾病的经验。本书内容翔实、特点鲜明,将和脉法基础理论与临床实践相结合,可供各级医院中医医师、中医实习医师阅读,也可供相关科研人员、院校师生等在工作或学习中参考。

本书出版得到了以下项目的支持,在此表示感谢。①齐鲁医派中医药特色技术整理推广项目:杨氏"和脉法"治疗血管性疾病中医药特色技术(鲁卫函〔2022〕93号)。②济南市科技发展计划项目(202019150;202134024;202225004)。③山东省自然科学基金联合基金项目(ZR2021LZY040;ZR202108140016)。④山东省自然科学基金面上项目(ZR2022MH096)。⑤山东省中医药科技发展计划项目(2019-0080)。⑥山东省老年医学学会科技攻关项目(LKJGG2021W107)。

由于编者经验欠丰,加之编写时间不足,书中难免存在疏漏之处,恳请广大读者批评指正,以期再版时予以修订、完善。

编者

2023 年 8 月

目录

第一章 中医对心的认识

第一节 心的生理功能

一、心主血脉

心主血脉是指心有主管血脉及推动血液在经脉内运行的作用,包括心主血和心主脉两方面。

(一)心主血

心主血包括心行血与心生血。

1.心行血

人体各脏腑形体官窍以及心脉自身皆有赖于血液的濡养才能发挥其正常的生理功能,以维持生命活动。血液的正常运行虽与五脏密切相关,但心的搏动和泵血作用最为重要,它是血液运行的动力。而心脏的搏动,主要依赖心气的推动和调控作用。心气充沛,心阴与心阳协调,心脏搏动有力,频率适中,节律一致,血液才能正常地输布全身。若心气不足,心脏搏动无力,或心阴不足,致心脏搏动过快而无力,或心阳不足,致心脏搏动迟缓而无力,均可导致血液运行失常。

2.心生血

心有生血作用,即"奉心化赤"之说。人体从胚胎至出生之前,生血为心、肾所主;既生之后,生血则为"中焦受气取汁,变化而赤,是谓血"之途,即饮食入胃,精微借脾以敷布,入于心,下通于肾,肾受五脏之精而藏封,精气借命火温煦,心火温化,生化为赤即为血。故"血之源头在乎肾,气之源头在乎脾"。中医指出,心者火也,是化生血液的重要脏腑。若心火不足,则常有心血亏虚,不能奉心化赤,濡养周身。

(二)心主脉

心主脉是指心与脉直接相连,形成一密闭循环的运行系统,心脏有规律地搏动,通过经脉把血液输送到各脏腑组织器官,从而把水谷精微运往全身,起营养组织器官的作用,以维持人体正常生命活动。如《灵枢·本神》说:"心藏脉,脉舍神。"

脉为血之府,心脏搏动是生命的标志,也是形成脉的动力。心与脉在组织结构上相互衔接,形成了人体的血液循环系统,在功能上亦相互依存和协调,故称为"心之合"。《灵枢·决气》言脉的生理功能是"壅遏营气,令无所避",说明脉不仅是运行气血的必要通道,尚有约束和推进血流运行的作用,是气血周流不息的重要条件。中医学认为,脉管的舒缩与心气的推动和调控有关。只有心阳和心阴协调共济,脉管才能舒缩有度,血流有节,循环往复,周流不息,营养全身,呈现面色红润光泽,脉象和缓有力等征象。若心气不充或阴阳失调,经脉壅塞,舒缩失常,常见心悸怔忡或心胸憋闷、疼痛,唇舌青紫,脉细涩或结代等症。

心、脉、血三者紧密相连,构成一个整体。血在脉中,必须以心气充沛、心血充盈、脉管通利为基本条件。其中心在其中起着主导作用。

二、心主神志

心主神志又称心主神明或心藏神,是指心有统帅全身脏腑、形体、官窍的生理活动和人体精神、意识、思维心理活动的功能。故《素问·灵兰秘典论》说:"心者,君主之官也,神明出焉。"神有广狭二义。广义的神泛指自然界一切生命活动,如《荀子·天论》说:"万物各得其和以生,各得其养以成,不见其事而见其功,夫是之谓神。"《素问·天元纪大论》也说"阴阳不测谓之神",都是指自然界奥妙神奇的运动变化。狭义的神则是指人的内在生命活动的外在表现,即"人身之神"。但"人身之神"亦有大小之分。从大里说,是指整个人体生命活动的总括,即是通常所说的"神气",如《灵枢·小针解》所说的"神者,正气也"。从具体来说,是指人的精神、意识、思维、情感活动及性格倾向(包括知、情、意等)的"神"。中医学认为,神能驭气,神能控精,心神可接受外物刺激并协调各脏腑之气以达到适度反应,并完成生命活动之目的,故《灵枢·本神》说:"所以任物者谓之心。"《灵枢·邪客》称心为"五脏六腑之大主"。

神的物质基础是气血津液,心脉以通畅为本,心神以清明为要,心之所以称为"五脏六腑之大主",与心之主血脉功能密切相关。《灵枢·营卫生会》说:"血者神气也。"《灵枢·本神》云:"心藏脉,脉舍神。"《素问·六节藏象论》谓:"天食人以五气,地食人以五味……气和而生,津液相成,神乃自生。"故气血充盈,心神得昌,气血失和,心神则亡。《灵枢·口问》说:"心动则五脏六腑皆摇。"只有当心藏神的功能正常时,全身各脏腑组织器官才能发挥其正常的生理功能,使生命得以继续。若心神功能障碍,就会影响到其他脏腑器官。一旦心神活动停止,五脏六腑的功能也将丧失,生命亦随之结束。

张志聪认为:"心藏神而应变万事,故曰神之变。"说明心所藏之"神",是精神思维等生命活动的主宰。人体的五脏六腑,四肢百骸,形体官窍,虽各有不同的功能,但都必须在心神的主宰和节制下,分工合作,共同完成整体生命活动,如《淮南子·原道训》所言:"夫心者,五藏之主也,所以制使四支,流行血气。"《类经·藏象类》进一步总结说:"脏腑百骸,惟所是命。"心藏神的功能正常,则精神饱满,精力充盛,思维清晰,情志适度,耳聪目明,声音洪亮,身心康健;反之,则精神萎靡、怠惰嗜卧、少气懒言、喜怒无常、脑转耳鸣,表现为种种病态。

心主神明的理论是对人体生理和心理活动的高度概括。在生理上,心是脏腑功能协调统一的调控中枢,是一切生命活动的主管;在心理上,心主神明包含了思维、储存、记忆、情感、梦寐等众多心理活动的基本内容。中医理论中的心,就整体而言,是心与脑的功能综合体,脑虽为元神之府,但为心所主。临床实践也证明,神志病证,可以反映在各脏腑的寒热虚实病证中,但以心的病证尤为突出。

三、心为阳中之太阳,为五脏六腑之大主

心居胸中,为阳脏,位于胸中而居膈上。心在五行属火,故《素问·六节藏象论》称心为"阳中之太阳",又称为"火脏"。心有主持阳气而恶热的功能特性。心阳为生命的原动力,心阳充沛,始能温运血脉,振奋五脏,脾胃的纳运,肾阳之蒸腾,肝胆之疏泄,肺之治节,莫不赖之。正由于此,加之心主神明、心主血等功能,心才被称作"君主之官""五脏六腑之大主"。反之心气、心阳的功能发挥,也有赖于脾胃、肝、肺、肾等脏腑功能的正常发挥,这正是中医学整体观的体现。

心为火脏,火性光明,烛照万物,说明心以阳气为用,心之阳气有推动心脏搏动,温通全身血脉,兴奋精神,以使生机不息的作用。古代医家把心喻为人身之"日",如清代高示宗在《医学真传·头痛》中说:"盖人与天地相合,天有日,人亦有日,君火之阳,日也。"形象地说明了心为阳脏的特点。心为阳在上,肾为阴在下,在上之气宜降,位下之气当升,心阳心气宜降,肾阴肾水当升,如此,则心阳心气不会过亢为逆。临床所见,若患者心阳亢旺,常有面红耳赤、口干牙痛、舌尖灼

痛等心火上炎之症,若患者心阳式微,则常有脉微、肢厥、畏寒、面色㿠白、冷汗等虚寒之象。

四、心在液为汗

汗为五液之一,为津液所化生,《素问·宣明五气》指明:"五脏化液:心为汗。"《素问·阴阳别论》说:"阳加于阴谓之汗。"心在液为汗,是指心精、心阴为汗液之源。而汗液的排泄,与心血、心神、心阳等的关系非常密切。心主汗,不仅因为心可主管汗的分泌和排泄,还因出汗过多,伤津耗血,耗散心气,甚则损伤心阳。中医认为,津液是血液的重要组成部分,津液和血液又是互相渗透的,故《注解伤寒论·平脉法》说:"水入于经,其血乃成。"且血液由心所主,平素津亏血少之人,虽有表证,亦禁发汗,正如《灵枢·营卫生会》所说:"夺血者无汗,夺汗者无血。"汗液调节还与心神关系密切,《素问·经脉别论》说:"惊而夺精,汗出于心。"可见骤然惊恐,损伤心神,可以导致大量汗出,甚者酿成"亡阳""虚脱"的严重后果。

五、心在体合脉,其华在面

心在体合脉,其华在面,既指心主身之血脉,又因人体十二经脉,三百六十五络,其血气皆上行于面,面部的血脉丰富,所以可以通过面部色泽的改变反映出心的气血盛衰。"有诸内,必形诸外",心主血脉的功能正常,则心气旺盛,血脉充盈,循环通畅,面色就显得红润光泽。若心血暴脱,面部色泽苍白,正如《灵枢·决气》所说:"血脱者,色白,夭然不泽"。至于某些原因引起的血液凝涩、血行不畅所致的心血被阻,常可见到面部两颊、舌质、口唇等处的颜色变成紫黯或青紫。因此,从面色变化,可以观察心的气血盛衰,故《素问·五脏生成》说:"心之合脉也,其荣色也。"

六、心开窍于舌

心开窍于舌,是指心的精气盛衰及功能变化可从舌的变化反映出来。中医认为,心与舌窍相通,是由于经络的循行而联系起来的。如《灵枢·经脉》说:"手少阴之别……循经入于心中,系舌本。"另心主血脉,而舌体血管丰富,外无肌腠覆盖,可灵活表现心主血脉之功能,故《素问·阴阳应象大论》指出"心主舌",心"在窍为舌"。在《备急千金要方·心脏脉论》说:"舌者,心之官,故心气通于舌。"这是说"心气"与舌体相通,而舌与语言、声音、味觉等相关,所以舌的形态活动,都由"心"主宰,心的生理病理表现都可以通过舌特异性地反映出来。若心的生理功能正常,则舌质红活荣润,一旦发生病变,如心血不足,则舌质淡白;如心血瘀阻,则舌质紫黯,或有瘀点等。

七、心与小肠相表里

心与小肠相表里,主要包括两方面:一是心主血与小肠主受盛和化物的关系;二是通过经脉的相互络属构成了表里关系。表里者,内外也。中医讲脏在内,腑在外,相表里即此意。心与小肠通过经脉的络属构成表里关系。心脉属心,下络小肠,小肠之脉属小肠,上络于心,心属里,小肠属表。二者经脉相联,故气血相通。《素问·灵兰秘典论》说:"小肠者,受盛之官,化物出焉。"生理上,心阳的温煦有助于小肠化物;而小肠吸收的水谷精微,经脾气升清,上输于心肺,助心血化生。若小肠功能失常,则饮食物不能化生水谷精微,清浊不分而引起多种病证。如心有实火,移热于小肠,引起尿少、尿热、尿赤、尿痛等症。反之,若小肠有热,亦可循经上炎,出现心烦、舌赤、口舌生疮等症。

八、心在志为喜

心在志为喜,是指心的生理功能与精神情志的"喜"有关。藏象学说将喜、怒、忧、思、恐称作五志,分属于五脏。《素问·天元纪大论》曰:"人有五脏化五气,以生喜怒思忧恐。"《素问·阴阳应象大论》指出"在脏为心……在志为喜",就是说五志之中,喜为心之志。喜一般来说是对外界信息的良性反应,是有益于心的生理反应。故《素问·举痛论》曰:"喜则气和志达,荣卫通利。"但喜乐应有度,若过度,则伤心神。《灵枢·本神》曰:"喜乐者,神惮散而不藏。"中医认为,心主神志的功能亦有太过、不及之变化。心主神志太过则使人喜笑不休;不及则使人易悲。即《素问·调经论》所说:"神有余则笑不休,神不足则悲。"

九、心其应在虚里

虚里,位于左乳下方,是心尖冲动之处。《素问·平人气象论》曰:"胃之大络,名曰虚里,贯膈络肺,出于左乳下,其动应衣,脉宗气也。盛喘数绝者,则病在中,结而横,有积矣。绝不至曰死。乳之下其动应衣,宗气泄也。"说明触诊虚里以候宗气之盛衰,从而可以诊察心脏搏动的情况,以作为诊断疾病的依据。若虚里按之应手,动而不紧,缓而不急,是宗气内守、心脏搏动正常的表现;按之动微而不应手,是宗气内虚,心脏搏动减弱;不用手按,即可望见其动应衣,是宗气外泄,心脏搏动太过;搏动疾促,则多为胸腹积聚而宗气受逼;若虚里搏动绝而不至,是宗气已绝,心脏搏动停止,主死。

十、心与夏气相通应

人与天地四时相通,其中心与夏气相通应。夏季以炎热为主,而心为火脏,阳气最盛,同气相求,故夏季与心相应。夏季人体阳气隆盛,生机最旺,心之阳气在夏季亦最旺盛。一般来说,心阳虚衰患者,其病情往往在夏季缓解,而阴虚阳盛之心病,则在夏季往往加重。即《素问·阴阳应象大论》所说的"阳胜则身热……能冬不能夏"。从养生保健来看,中医认为,夏三月应当"夜卧早起,无厌于日",尽量延长户外活动时间,使人的身心符合阳气隆盛状态,这样可使心气达到最大限度扩展,发挥生命潜能。从治疗角度看,中医学"冬病夏治"理论,亦是利用夏季心火用事,内外阳气隆盛之时给予阳虚患者适当调理,借内外阳盛之机,可收到事半功倍之效。

此外,心与南方、热、火、苦味、赤色等也有着内在联系。如《素问·阴阳应象大论》说:"南方生热,热生火,火生苦,苦生心,心生血,血生脾,心主舌。其在天为热,在地为火,在体为脉,在脏为心,在色为赤……"

第二节 心 与 脏 腑

一、心与肺的关系

心肺同居上焦。心肺在上,心主血,肺主气;心主行血,肺主呼吸。这就决定了心与肺之间的关系,实际上就是气和血的关系。

肺主气,有促进心行血的作用。肺气正常是血液正常循行的必要条件,反之,正常的血液循环,是维持肺呼吸功能正常的基础,故有"呼出心与肺"之说。联结心之搏动和肺之呼吸两者之间的中心环节,主要是积于胸中的"宗气"。由于"宗气"具有贯心脉而行气血,定息道而司呼吸的生理功能,从而强调了血液循环与呼吸运动之间在生理上相互联系,在病理上相互影响。

心主血脉,上朝于肺,肺主宗气,贯通心脉,两者相互配合,保证气血的正常运行,维持机体各脏腑组织的新陈代谢。所以说,气为血之帅,气行则血行;血为气之母,血至气亦至。气属阳,血属阴,血的运行虽为心所主,但必须依赖肺气的推动。积于肺部的宗气,必须贯通心脉,得到血的运载,才能敷布全身。

肺朝百脉,助心行血,是血液正常运行的必要条件。只有正常的血液循环,才能维持肺主气功能的正常进行。由于宗气具有贯心脉而司呼吸的生理功能，从而加强了血液循环和呼吸之间的协调平衡。因此，宗气是联结心之搏动和肺之呼吸两者之间的中心环节。心与肺，血与气，是相互依存的。气行则血行，血至气亦至。所以，若血无气的推动，则血失统帅而瘀滞不行；气无血的运载，则气无所依附而涣散不收。因此，在病理上，肺的宣肃功能失调，可影响心主行血的功能，而致血液运行失常。反之，心的功能失调，导致血行异常时，也会影响肺的宣发和肃降，从而出现心肺亏虚，气虚血瘀之候等。

二、心与脾的关系

"心主血""脾统血"，脾又为气血生化之源，故心和脾的关系密切。脾气旺盛，则气血生化有源，心主之血自能充盈，运行全身以营养各脏腑器官。血液运行于经脉之中，固然赖于心气之推动，然亦必须有脾之统摄作用，以维持其正常的运行。所以心与脾的关系主要反映在血液的生成和运行这两方面。故《医碥·五脏生克说》曰："脾之所以能运行水谷者，气也。气虚则凝滞而不行，得心火以温之，乃健运而不息，是为心火生脾土。"《医碥·五脏生克说》又曰："脾气健运，化源充足，则心血充盈；心血旺盛，脾得濡养，则脾气健运。"

病理情况下，心脾两脏亦常互相影响，如思虑过度，耗伤心血，也可影响脾之健运。脾气虚弱，运化失职，血的来源不足，致心血亏虚。以上两种情况最终均可导致心脾两虚之证候。心主血而行血，脾主生血又统血，所以心与脾的关系，主要是主血与生血、行血与统血的关系。

血液运行方面，血液在脉内循行，既赖心气的推动，又靠脾气的统摄，方能循经运行而不溢于脉外。所谓"血所以利气，气所以统血，非血之足以利气也，营血所到之处，则气无不利焉，非气之足以统血也，卫气所到之处，则血无不统焉，气为血帅故也。"语出于《张聿青医案》。可见血能正常运行而不致脱陷妄行，主要靠脾气的统摄。所以有"诸血皆运于脾"之说。

神志活动方面，心藏神，在志为喜；脾藏意，在志为思。《类经·脏象类》曰："心为脏腑之主，而总统魂魄，并赅意志……恩动于心则脾应。"五脏藏神，心为主导。人身以气血为本，精神为用。血气者，身之神。心生血而主血脉，脾胃为气血生化之源，生血而又统血。血为水谷之精气，总统于心而生化于脾。血之与气，一阴一阳，两相维系，气能生血，血能化气，气非血不和，血非气不运。气血冲和，阴平阳秘，脾气健旺，化源充足，气充血盈，充养心神，则心有所主。心血运于脾，心神统于脾，心火生脾土，脾强则能主运化，而生血统血。因此，心与脾在病理上的相互影响,主要表现在血液的生成和运行功能失调,以及运化无权和心神不安等,形成心脾两虚之候等。

三、心与肝的关系

心主血,是一身血液运行的枢纽;肝藏血,是贮藏和调节血液的重要脏腑。两者相互配合,共同维持血液的运行。所以《重广补注黄帝内经·素问》说:"肝藏血,心行之。"人体的血液,生化于脾,储藏于肝,通过心而运行于全身。全身血液充盈,肝有所藏,才能发挥其贮藏血液和调节血量的作用,以适应机体活动的需要,心亦有所主。心血充足,肝血亦旺,肝所藏之阴血,具有濡养肝体制约肝阳的作用。所以肝血充足,肝体得养,则肝之疏泄功能正常,使气血疏通,血液不致瘀滞,有助于心主血脉功能的正常进行。心主神志,肝主疏泄,调节精神情志。人的精神、意识和思维活动,虽然主要由心主宰,但与肝的疏泄功能亦密切相关。血液是神志活动的物质基础。心血充足,肝有所藏,则肝之疏泄正常,气机调畅,气血和平,精神愉快。肝血旺盛,制约肝阳,使之勿亢,则疏泄正常,使气血运行无阻,心血亦能充盛,心得血养,神志活动正常。由于心与肝均依赖血液的濡养滋润,阴血充足,两者功能协调,才能精神饱满,情志舒畅。所以,心与肝的关系,主要是主血和藏血,主神明与调节精神情志之间的相互关系。

四、心与肾的关系

心其性属火,位居于上,属阳;肾其性属水,位居于下,属阴。从阴阳、水火的升降理论来说,在上者宜降,在下者宜升,升已而降,降已而升。心位居于上而属阳,主火,其性主动;肾位居于下面属阴,主水,其性主静。心火必须下降于肾,与肾阳共同温煦肾阴,使肾水不寒。肾水必须上济于心,与心阴共同涵养心阳,使心火不亢。肾无心之火则水寒,心无肾之水则火炽。心必得肾水以滋润,肾必得心火以温暖。在正常生理状态下,这种水火既济的关系,是以心肾阴阳升降的动态平衡为其重要条件的。所以《格致余论·相火论》说:"人之有生,心为之火,居上,肾为之水,居下;水能升而火能降,一升一降,无有穷已,故生意存焉。"水火宜平而不宜偏,水火既济而心肾相交。水就下而火炎上,水上火下,名之曰交,交为既济,不交为未济。总之,心与肾,上下、水火、动静、阴阳相济,使心与肾的阴阳协调平衡,构成了水火既济,心肾相交的关系。故《慎斋遗书》曰:"心肾相交,全凭升降。而心气之降,由于肾气之升,肾气之升,又因心气之降。"心与肾保持这种水火相济,心肾相交的关系。如果这种正常关系受到破坏,就会出现心悸、失眠、健忘、多梦、遗精等"心肾不交"的症状。

心主血,肾藏精,精和血都是维持人体生命活动的必要物质。精血之间相互滋生,相互转化,血可以化而为精,精亦可化而为血。精血之间的相互滋生为心肾相交奠定了物质基础。

心藏神,为人体生命活动的主宰,神全可以益精。肾藏精,精舍志,精能生髓,髓汇于脑。积精可以全神,使精神内守。精能化气生神,为神气之本;神能驭精役气,为精气之主。人的神志活动,不仅为心所主,而且与肾也密切相关。所以《推求师意》说:"心以神为主,阳为用;肾以志为主,阴为用。阳则气也,火也。阴则精也,水也。凡乎水火既济,全在阴精上承,以安其神;阳气下藏,以安其志。"总之,精是神的物质基础,神是精的外在表现,神生于精,志生于心,亦心肾交济之义。

心为君火,肾为相火(命门火)。君火以明,相火以位,君火在上,如明照当空,为一身之主宰。相火在下,系阳气之根,为神明之基础。命火秘藏,则心阳充足,心阳充盛,则相火亦旺。君火相火,各安其位,则心肾上下交济。所以心与肾的关系也表现为心阳与肾阳之间的关系。故《蜉溪医论选》曰:"心肾不交,毕竟是肾水下涸,心火上炎,由于阴虚者多,但亦偶有阳虚……不独阴虚之证也。"在病理状态下,心与肾之间的水火、阴阳、精血的动态平衡失调,称之为心肾不交,表现为水不济火,肾阴虚于下,而心火亢于上之心肾阴虚,或水气凌心、心肾阳虚之候等。

五、心与胆的关系

心者,君主之官,神明出焉;胆者,中正之官,决断出焉。胆属少阳,主枢机,司表里开阖,藏精汁,主疏泄,喜条达,是气机出入之枢;主决断,内寄相火,朝气蓬勃,如日之初,全身脏腑的新陈代谢都要赖其温煦和长养,激发和推动,故李东垣认为:"胆者,少阳春生之气,春气升则万化安,故胆气春升,则余脏从之,所以十一脏皆取决于胆也。"早在《黄帝内经》就提出了胆气通于心的概念,心胆通过经络相互络属,经气相注,共司人体精神情志。《遵生八笺》将其总结:"心主火,胆主水,火得水而灭,故胆大者心不惊,水盛火煎,故胆小者心常慎重。"胆病累及心脏,主要表现为胆气虚弱,相火内亏,决断失职,心气不和,或是胆气虚弱,疏泄失常,七情六淫或痰浊瘀血郁而化热,热扰心神,或者是胆气升发太过,其中所寄相火炽,而君火上炎,导致胸闷心悸,失眠怔忡等症状,与《灵枢·邪气脏腑病形篇》描述的"胆病者……心下澹澹,恐人将捕之"相一致。《周慎斋遗书》指出胆是阴阳转合之枢,他说:"阳之初生而始发,则从胆,胆为转阴至阳之地,为少阳,是阳之枢也。"《增订通俗伤寒论》也提出:"少阳是开阖之枢"。胆能斡旋气机主要是依赖它的藏精汁,调控精汁疏泄作用。水谷得到精汁辅助,化生气血,上肝贯心;土得木则疏,脾胃受到胆汁疏泄,升降开合正常,气血运行通畅,心脉得到濡养。若胆腑受邪,不能司生长发陈之令,而致木郁土壅,胃失和降,水液代谢失常,痰浊内生,扰于胆腑,使之欲清不得清,欲静不得静,枢机不利,阴阳水火升降失调,气血不畅,心脉阻滞,心神被扰,神明不安,会出现胸闷气短,窒塞不畅,心慌烦乱等症。

现代有学者研究认为,胆的排泄精汁,主表里开阖,三焦升降与痰湿的生成密切相关,其功能失调可以促发血脂升高和冠状动脉粥样硬化性心脏病的发生。因此温胆汤、黄连温胆汤、竹茹温胆汤、十味温胆汤都是临床治疗胸痹心痛、心悸病的常用方剂,目的在于辛开苦降,分消走泄,清胆安神,恢复胆的升发之气。

六、心与三焦的关系

《难经·三十一难》说:"三焦者,水谷之道路,气之所终始也。"三焦依其部位划分有其各自的生理功能特点。其中上焦主宣,能将水谷精气敷布周身,如雾露滋养脏腑经络四肢百骸,而喻为"上焦如雾"。中焦主运,能腐熟水谷,变化精微,化生气血,而喻为"中焦如沤"。下焦主分别清浊、排泄尿液与大便,故称"下焦如渎"。上、中、下三焦,仿若自然之天、地、人三才,与脾胃之升降、胆腑的开阖一起,调整人体气机的升降出入。

三焦与心的相关性实际上体现了全身气血生成,气机升降和水液代谢的关系。心居上焦,其主血脉运行,有赖元气之充养,上焦之敷散。中医学认为三焦是元气之别使,能够统领五脏、六腑、营卫、经络,通行全身上下内外左右,气血得以周身灌溉,营左养右,宣上导下。这里的元气,来源于命门,以三焦为通路,主宰人体生命活动和脏腑功能。三焦通畅,则元气达于上焦,补充心气,化气生血,推动血脉运行。根据喻昌的论述:"胸中阳气,如离照当空,旷然无外,设地气一上,则窒塞有加,故知胸痹者,阳气不用,阴气上逆之候也。"临床中常常使用宣通上焦的方法,驱散上焦的阴霾之气,使元气上达胸中,例如,应用小陷胸汤、藿朴夏苓汤、三仁汤等都可用来治疗心系疾病。

三焦还是气机升降和水液运行的通路,三焦不畅,气化无权,则会出现气滞三焦,阳郁三焦,湿阻三焦,水溢三焦,营卫不和,表里不通,最终影响元气的功能和气血化生。在心脏方面主要表现为心阳(气)亏虚、心阳不振、气滞血瘀、水停痰阻的病理变化,出现胸闷气短、胸中窒塞、尿少水肿等症状。治疗宜以通为用,使水湿、瘀血速去,水去则气机通畅,瘀去则血脉通畅。治疗上宣肺利水,健脾化湿,通腑导滞,都是调三焦,治心病的治法,因此有的医家倡导从三焦治疗心系疾病,具有理论和实践意义。以三仁汤为例,既可以用来治疗湿阻气机、三焦不通、上焦窒塞的胸痹心痛,也可用来治疗湿浊中阻、充斥三焦、气机阻滞、心阳欲绝的心水重症。可见"善治三焦可愈百病"之说确有一定的实用价值。

七、心与小肠的关系

心为脏,故属阴,小肠为腑,故属阳,两者在五行都属火。心居胸中,小肠居腹,两者相距甚远,但由于手少阴心经属心络小肠,手太阳小肠经属小肠络心,心与小肠通过经脉的相互络属构成脏腑表里关系。心脉属心,下络小肠,小肠之脉属小肠,上络于心,心属里,小肠属表。二者经脉相联,故气血相通。生理情况下两者相互协调,心之气通于小肠,小肠之气亦通于心。在病理情况下则相互影响,心主血脉,为血液循环的动力和枢纽;小肠为受盛之府,承受由胃腑下移的饮食物进一步消化,分清别浊。心火下移于小肠,则小肠受盛化物,分别清浊的功能得以正常地进行。小肠在分别清浊过程中,将清者吸收,通过脾气升清而上输心肺,化赤为血,使心血不断地得到补充。病理上心与小肠相互影响,心火可下移于小肠,小肠实热亦可上熏于心。如心火过旺时,除表现口烂、舌疮外,还有小便短赤、灼热疼痛等小肠热证和证候。若小肠实热,亦可顺经上于心,则可出现心烦、舌尖糜烂等症状。

第三节　心与气血津液

一、心与气

(一)心阳

心为五脏六腑之大主,为阳中之太阳,以阳气为用。心的阳气具有温煦和推动作用,能维持人体正常的血液循环,并使心神振奋,进而维持人的生命活动,使之生机不息,故又称为心火、君火。心的阳热之气不仅维持心脏本身的生理功能,而且对全身具有温养作用,凡脾胃之腐熟和运化水谷,肾阳之温煦和蒸腾气化,以及全身的水液代谢、汗液排泄的调节等,均有赖于心之阳气的温煦和推动作用。心阳虚衰,则温煦、推动、升发功能减退,阴寒内生,可见心悸胸闷、形寒肢冷、精神困倦、气喘自汗,面浮肢肿、心痛暴作、面色㿠白、舌淡润、脉迟弱。

自然界中天气在上而下降,地气在下而上升,阴阳相合,天地交泰。在人体心居上为阳,肾居下为阴,一阴一阳,络脉相连。心阳在其寄藏的阴气的制约和牵制下,下降于肾,以助肾阳,是维持机体阴阳平衡,协调脏腑功能的关键,故有"心气宜降"之说。若心阳不足,不能藏归、温养于肾,肾阴必寒凝而无生化之机;若心阴不足,则心火不降,心阳必独亢于上。在重视温振心阳的同时,宜强调引火归原,临证中可运用黄连阿胶汤、交泰丸等,以求阴阳平衡、上下交通。

(二)心气

中医理论认为心气为心阴与心阳和化而成,是推动心脏搏动、血液运行、振奋精神的动力。心气充沛则心脏搏动有力,血运畅通,精神振奋,思维敏捷。若心气虚衰则心脏搏动无力,血运失常,精神萎顿,出现心悸气短、乏力自汗,脉弱或结代等症状。心气虚系心阴失养,心阳不足失于和化,临证可结合营卫、宗气理论区别治疗。

1.心气与宗气

《灵枢·邪客》指出:"宗气积于胸中,出于喉咙,以贯心肺,而行呼吸焉。"宗气与心气相互协同,具有推动血液运行至全身的作用,并能协调心气与肺气,连接心之搏动和肺之呼吸吐纳,使心肺得以维持正常的呼吸和循环功能,故心气病变与宗气功能失调密切相关。宗气功能失调主要体现在宗气亏虚、宗气郁滞和宗气下陷。宗气亏虚,不能正常地司呼吸行血脉,则表现为胸闷、心悸、乏力,动则加剧;宗气郁滞,气机紊乱,阴阳气血失调,则表现为胸闷、心痛,病情受情绪影响;宗气下陷,丧失走息道以行呼吸之功能,则呼吸困难,动则喘甚,语声低微。治疗心气病变时必须兼顾宗气,如心气不足除补益心气外,常兼补肺脾之气,乃由于宗气来源于呼吸的清气及脾胃化生的水谷精微,同时宗气最易下陷,须时时顾护升提中上二焦之气,多选补中益气、升陷辈;心气郁滞时除宽胸理气外,必须兼顾脾胃升降,肺卫宣肃,多选藿梗、荷梗、苏梗、枇杷叶、厚朴等随症加减。

2.心气与营卫之气

《难经·十四难》云:"治损之法奈何……损其心者,调其荣卫。"《灵枢·营卫生会》曰:"人受气于谷,谷入于胃,以传于肺,五脏六腑,皆以受气,其清者为营,浊者为卫,营在脉中,卫在脉外,营周不休,五十度而复大会,阴阳相贯,如环无端。"可见营气在生理状态下,泌其津液注之于脉,化生为血,在心的动力作用下行于脉中,卫气与营气同起于中焦,营行脉中,卫亦与之相随而行于脉外,周行于人体五脏六腑,四肢百骸。营卫的充养之功及它们的运行与心气直接相关,因此营卫之气与心脏在病理上关系密切。如营卫不和之汗出,即为心液外泄,常损伤心脉,误汗或发汗过度,耗散营卫,每致心阳受损而见心动悸、脉结代等症。

治疗上《伤寒杂病论》桂枝汤类方为"损其心者,调其荣卫"的典范,其中桂枝甘草汤、桂枝加附子汤扶卫气助心阳,桂枝加桂汤、桂枝甘草龙骨牡蛎汤和阳护心,小建中汤、桂枝去芍药加蜀漆牡蛎龙骨救逆汤以调和营卫为本,变化而成资助气血、养心安神之用。卫气外固,营液内守,血脉充盈,心气充足,心阳振奋,心脉乃复,此即调营卫补治心脏虚损之机。例如,炙甘草汤中生地黄、麦冬、阿胶、麻仁、大枣益营血,人参补心气,桂枝补心阳,以治疗心律失常、胸痹心痛、心力衰竭,正如岳美中先生所说:"阴药非重量,则仓卒间无能生血补血,但阴本主静,无力自动,凭借阳药主动者以推之挽之而激促之,才能上入于心,催动血行,使结代之脉去,动悸之症止。"

二、心与血

《素问·五脏生成》有云:"心之合脉也……诸血者皆属于心。"正是由于心主血脉,故称之为"五脏六腑之大主""君主之官",主宰人体生命活动。心与血的关系包括主血、主脉两方面。

(一)心主血

《素问·经脉别论》曰:"浊气归心,淫精于脉。"饮食水谷之气经脾胃之气化为水谷之精,通过脾主运化、升清散精的作用,上输给心肺,在肺部吐故纳新之后,化为营气,贯注心脉,变化而赤,成为血液,新陈代替,血液得到补充,故《素问·阴阳应象大论》有云"心生血"。血行于脉中,心气推动血液循环运行,运载营养精微供养全身,濡润五脏六腑、四肢百骸、肌肉皮毛,维持其正常的功能活动。心血充盛,则血脉充盈,脉道流利,不疾不徐,周行往复。心血有广义、狭义之分,广义心血包括心精、心血(狭义)、心阴,虽功在滋养濡润,但又各有不同。

心精,即藏于心中之精,往往溶于心血之内,化生心血。《素问·经脉别论》有"惊而夺精",可见心精是神志活动的物质基础。心精不足,不能濡养心神,可见健忘少寐,惊悸怔忡,神识涣散,悲伤欲哭。心在志为喜,喜乐愉悦则心精充沛,气和志达,荣卫通利,喜乐过度则心精耗伤,神惮散而不藏。

狭义心血,即流经于心并行于脉,色赤稠厚者,与西医学的血液相似。《难经·二十二难》将血的这一作用概括为"血主濡之"。五脏六腑、四肢百骸均在血的濡养作用下而发挥功能,"目得之而能视,耳得之而能听,手得之而能摄,掌得之而能握,足得之而能步,脏得之而能液,腑得之而能气。是以出入升降,濡润宣通者,由此使然也"。故此血充足则精神振奋,精力充沛,活动敏捷,神志清楚。候心血之盈亏,首从舌象,次从面色。《灵枢·脉度》云:"心气通于舌,心和则舌能知五味矣。"心血旺盛则舌体红活荣润,柔软灵敏,语言流利;心血不足则舌淡瘦薄,舌强语謇;心血瘀阻则舌质紫滞;心血不足,心火上炎则舌红生疮。《灵枢·邪气脏腑病形》说:"十二经脉,三百六十五络,其血气皆上于面而走空窍。"心血旺盛则血脉充盈,面部红润光泽;心血亏虚则面色萎黄无华;心血瘀阻则面色青紫;心血不足,心火上炎则面色红赤。除心悸怔忡、失眠不寐等症从心血论治外,治疗血压相关疾病时也要重视调补心血。如高血压治疗中多以白芍、当归、鸡血藤等养血和血通络,滋养软化脉道;低血压治疗选用四物汤、荆防四物汤加减,补益心血,充养脉道,以维持正常血压。

心阴与心阳被认为是心气的阴阳两种不同属性的成分。心阴是心气的滋养、宁静、沉降等功能的表达,由心精中属阴的部分所化,能够抑制心火,防止心火亢盛,维持阴阳协调平衡。心阴不足,则凉润、沉静功能减退,虚火上炎,可见心悸而烦,手足心热,潮热盗汗,少寐多梦,舌红少苔,脉细数,临证可选天冬、麦冬、生地黄、百合等。

(二)心主脉

脉,即脉管,又称脉道,为血之府,是血液运行的通道。生理上心脏和脉管相连,形成一个密闭的系统,成为血液循环的枢纽。心脏不停地搏动,推动血液在全身脉管中循环无端,周流不息,成为血液循环的动力,如《素问·痿论》所云"心主身之血脉"。心脏有规律地跳动,与心脏相通的脉管亦随之产生有规律的搏动,称为"脉搏",这是狭义的心主脉。正常生理情况下,心脏的功能正常,气血运行通畅,全身的功能正常,则脉搏节律调匀,和缓有力,否则脉搏便会出现异常改变。中医临证历来强调脉诊,以了解全身气血的盛衰,同时掌握心之形质与功能。心脏阳气充沛,血液充盈,脉道流利是脉象和缓有力的前提。以弦脉为例,有弦长、弦紧、弦滑、虚弦之不同。《素问·平人气象论》认为弦脉应如长竿之直而乏柔和之象,但滑利尚有流动之象,倘如新张弓弦之紧急硬劲,则是气血将绝之真脏脉。《脉诀刊误》也云:"弦而软,其病轻;弦而硬,其病重。"临床上弦长、弦滑乃邪盛而正不衰,正邪交争,治当祛邪扶正,弦紧、虚弦为心脏阳气衰微,心血不足,脉道不利之象,必当扶正为本,逐邪为标。

广义的脉为血府,是容纳血液,运输血液的通道,血液通过脉道输送精微物质以营养五脏六腑、四肢百骸、肌肉皮毛。心在体合脉,《素问·六节藏象论》云:

"心者……其充在血脉。"脉道通利是指脉管富有弹性和畅通无阻,而脉管舒缩与心气推动调控、心阴心阳协调共济有关。心血充盈、心气充足、心阳振奋则脉管舒缩有度,血流通畅,既不过速而妄行,又不过缓而迟缓。活血化瘀、益气活血理论更多表现为心主脉,血脉空虚,而见面色无华,脉象细弱无力等,脉道不利,血液不畅,甚则发生气血瘀滞,血脉受阻,而见面色晦暗,唇舌青紫,心前区憋闷和刺痛,脉象结、代、促、涩等。

三、心与津液

津液是指由饮食水谷精微化生、富于营养的液体物质,是脏腑、经络等进行生理活动的物质基础。中医学认为津液代谢与肺、脾、肾、三焦关系密切,但临床中发现,很多心脏疾病特别是心脏疾病的晚期,患者往往出现津液代谢异常,表现为消瘦、口渴、水肿、舌苔光剥等现象。西医学也证实,心脏能够产生神经内分泌物质,作用于肺、肾等脏器,影响水液代谢。因此心与津液代谢有着密切的关系。

(一)心与津液代谢

有关津液代谢的论述以《素问·经脉别论》最为经典:"饮入于胃,游溢精气,上输于脾;脾气散精,上归于肺,通调水道,下输膀胱。水精四布,五经并行。"但是这里完全没有提及心对津液代谢的作用,因此目前多借助心为五脏六腑之主及血水相关的理论来阐述心与津液的关系。

心为君主之官,具有统摄协调其他脏腑生理活动的作用。心与小肠互为表里,小肠主液,心阳下煦小肠,助小肠受盛化物,吸收水液;心肺同居上焦,胸阳振奋,津液得以温煦输布,宣散运行;心与脾胃,母子相生,心阳旺盛,脾阳得助,中焦水液得运;心肾君相之火为一身阳气之根本,心火下降,温煦肾命,助气化而司水液代谢,肾水上潮,心肾交泰,水火既济,津液可免燔灼、凝滞之虞。心主血脉,水谷精微物质在体内的运行、转输、布散必须以血脉为通路。《灵枢·决气》云:"中焦受气取汁,变化而赤,是谓血。"此处的汁,即是含有精微营养物质的津液,水谷精微中清稀流动者渗入血脉,在心阳、心气的推动下环周不休,滋润脏腑经络、四肢百骸。同时中医理论认为津血同体,津液与血能够相互渗透,津入脉内则为血,血渗脉外则为津。因此血的运行也就包含了津液的运行,心主血行血的功能,也体现在主津液行津液。基于这一理论,临床中治疗津液不足诸症,往往有养阴润燥,养血润燥的不同。经典理论"血不利则为水"也是对心功能障碍导致痰湿水饮积聚的补充说明。因此对心虽然不似肾主水、肺通调水道、脾司运化有明确的论断,也是津液代谢的重要脏器。

(二)心与汗、溺

汗为五液之一,是津液通过阳气的蒸腾气化,从玄府排出的液体,发挥调节体温、润泽肌肤的作用。中医理论认为汗与血在生理上密切相关,故称"血汗同源",心主血脉,故又称"汗为心之液"。汗出过多,可耗伤心血,出现心悸怔忡、失眠不寐,大汗淋漓还可导致心阳暴脱,因此临证使用汗法要强调遍身微汗,并须患者啜饮热汤,温覆防风,以避免大量出汗导致脱水以致坏病。由于心的功能失调导致的多汗,主要见于3种情况:一是心经热盛,心经郁火,心经湿热熏蒸,迫津外泄,可选择栀子豉汤、导赤散等清心止汗;二是心阴虚,阳亢津泄,可选用酸枣仁汤、柏子养心汤等滋阴敛汗;三是心阳虚,心气虚,不能固摄津液,可选择四逆汤、桂枝汤等温阳固脱。

心为君主之官,心主神明,肾为水脏主津液,膀胱为州都之官,气化则溺出。然其职虽在肾,肾司膀胱开阖,其主却在心。尿液的排泄是受到心神的控制,所谓"肾为都会,关司之所,听命于心",条件允许,心行君主之令,肾司开合,膀胱开启,则尿出,条件限制,心令不行,肾不司开,膀胱不启,则能憋忍。心肺同居上焦,在心肺之阳气共同发挥温煦布散作用下,津液得以宣散运行;津液属阴,需要阳气的温煦气化,而心肾之阳息息相通,君相之火为一身阳气之根本,司温煦蒸腾之责,心在五行属火,肾则为水脏,心火下煦,肾水上潮,心肾交泰,君火不炎于上,上焦津液可免燔灼,肾水不寒于下,下焦无凝滞之虑,津液的代谢方可以正常运行,周流全身。

心在液为汗,肺司呼吸、主皮毛,汗的排泄关乎心之阴阳气血,心阳心气蒸津摄汗,心阴心血充津化汗。阴阳气血的相互协调,是汗出的基础。腠理的开阖为肺之卫气所司,而阴阳气血的协调,汗液之排泄有度,又赖心神为之主持。

综上所述,心参与并调节津液代谢,心病则致津液代谢失调,可见下肢水肿、痰饮、汗证及小便失常。治疗除了调理肺、脾、肾三脏,从心论治亦为重要途径之一。

第四节　心　与　经　络

一、心与十二经脉

十二经脉是经络系统的主要组成部分,也是最为重要的气血通行渠道,十二经脉通过手足阴阳表里经的连接而逐经相传,组成了一个周而复始,如循环无端的流注系统。心行君主之令,主血脉,十二经与君主之官息息相通。

(一)手少阴心经

手少阴心经是心脏最直接的附属经脉,其经属心络小肠,上接足太阴脾经于心中,下接手太阳小肠经于小指。《灵枢·经脉》言其循行:"起于心中,出属心系,下膈,络小肠;其支者,从心系上挟咽,系目系;其直者,复从心系却上肺,下出腋下,下循臑内后廉,行太阴、心主之后,下肘内,循臂内后廉,抵掌后锐骨之端,入掌内后廉,循小指之内,出其端。"

凡经脉及其分支循行处所出现症状及相关疾病皆可从心论治。

(二)手太阴肺经

《灵枢·经脉》言:"肺手太阴之脉,起于中焦,下络大肠,还循胃口,上膈属肺,从肺系横出腋下,下循臑内,行少阴、心主之前,下肘中,循臂内上骨下廉,入寸口,上鱼,循鱼际,出大指之端。"手少阴心经通过分支与手太阴肺经相连,"其直者,复从心系却上肺,下出腋下",即手少阴经从心中出来后,经心系上达肺部,使得心与肺之间相联系。

心肺同属上焦,心与肺相连,百脉朝会于肺,心肺血脉相通,肺主气,心主血,血之运行赖气之推动,而气之输布亦赖于血之运载,两者结合,才能敷布到全身,气血密不可分,所谓"气为血帅,血为气母""气行则血行,气滞则血瘀"。若肺气虚弱,宗气不足,则运血无力而导致心脉瘀阻,出现胸闷胸痛等症状,此即"肺心痛"也;若心气不足,血运不畅,也会影响肺之宣降功能而致胸闷、咳喘等症。

(三)手阳明大肠经

在经脉循行上,心与手阳明大肠经并无直接的联系,但因心肺同属上焦,肺主气,心主血,两者密不可分,而肺与大肠通过经络互相络属,构成表里关系,在生理病理上互相影响(如肺气肃降正常,则大肠传导如常,大便通畅;若肺失肃降,津液不能下达,则大便秘结;反之,若大肠实热,腑气不通,也可影响肺气不利而咳喘),故而心与手阳明大肠间接地通过手太阴肺经而有所联系。

(四)足阳明胃经

从经脉循行可以看出心与胃的密切关系。《灵枢·经脉》言:"胃足阳明之脉……从缺盆下乳内廉,下挟脐,入气街中。"并通过经别与心相联系,胃腑直接分出的大络脉,与十五别络不同。循行路线自胃上行,贯通横膈,连络肺,出于左乳下的虚里,即心尖冲动的部位。

从解剖结构上看,心胃两者关系密切。心居胸中,胃居膈下,位置相邻,关系密切。

在病候上,心与胃相互关联,《灵枢·经脉》:"是动则病……心欲动,独闭户塞牖而处。"《类经》:"虚里跳动,最为虚损病本,故凡患阴虚劳怯,则心下多有跳动,及为惊悸慌张者,是即此证。"

心与胃位置毗邻,生理功能上又密切相关,相互资生。足阳明胃经即为胃气循行之所,其循行范围广泛,联络到身体从上到下的许多部位,充分体现了胃受纳水谷之气之后,通过足阳明胃经将水谷之气运行到了全身,以起到营养的作用。病理上,心痛常因脾胃病变而发生,如暴饮暴食,胃气壅塞,或肠腑不通,排便费力,皆可加重心脏负担而引发心痛,此即"胃心痛"也。

(五)足太阴脾经

足太阴脾经在循行过程中"其支者,复从胃,别上膈,注心中",即足太阴经的一个分支,从胃中分出后,向上通过横膈,注入于心中,从而加强了心与脾之间的联系。经别乃别行之正经,为经脉的组成部分之一,足阳明胃经的经别通过脾与心相关联。经筋是十二经脉之气"结、聚、散、络"于筋肉、关节的体系,《灵枢·经筋》记载:"足太阴之筋……结于肋,散于胸中。"

心主血脉,但血液之所以能够在全身周流循环,主要依靠经气运行的力量。经气主要包括营气、卫气、宗气和元气。其中宗气和营气与血的生成和运行关系密切。生成上,《灵枢·决气》曰:"中焦受气取汁,变化而赤,是谓血。"运行上,心虽主血脉,但是其动力来源在于宗气。《灵枢·邪客》曰:"故宗气积于胸中,出于喉咙,以贯心脉,而行呼吸焉。"《灵枢·营气》亦云营气"从脾注心中"。而营卫和宗气的化生就是由中焦脾胃运化而成。《灵枢·五味》:"谷始入于胃,其精微者,先出于胃之两焦以溉五脏,别出两行营卫之道。"心主气血之盈亏,实则由脾胃之盛衰决定的。

与胃经相同,脾之大络布于胸胁,经脉所过,主治所及,可通过调节足太阴脾经来治疗心病,早在《灵枢·杂病》中即有记载:"心痛,腹胀,啬啬然大便不利,取足太阴。"

脾胃乃"后天之本""气血生化之源",如果脾胃之经气不足,则气血不能充盈旺盛,从而导致心失所养,进而出现心悸、心慌、胸闷、胸痛、乏力、短气等临床症状,同时常伴有脾胃经之症状,此即"脾心痛"。故每见心疾,不可单纯治心,而当溯本求源,寻诸脾胃。以冠状动脉粥样硬化性心脏病为例,早在 20 世纪 80 年代,即有医师对冠状动脉粥样硬化性心脏病的经络敏感穴位做过研究,结果发现在手少阴心经及手厥阴心包经上并未发现敏感穴位,而于足阳明胃经却可寻及。而冠状动脉粥样硬化性心脏病心绞痛的发病部位均为胃经、胃之大络、脾之大络循行之处。足阳明胃经经头行齿,至颈、咽及锁骨上,再经上腹部,而胃之大络正处左乳下,脾之大络布于胸胁,此皆为心绞痛发作时的主要或放射部位,在临床表现上,冠状动脉粥样硬化性心脏病发作时常伴有乏力、恶心、呕吐、上腹不适等症状,此皆为脾胃经病变的表现。这些均是心与脾、胃经密切相关的佐证。

(六)手太阳小肠经

《灵枢·经脉》云:"小肠手太阳之脉,起于小指之端……入缺盆,络心,循咽,下膈,抵胃,属小肠。"又云:"心手少阴之脉,起于心中,出属心系,下膈,络小肠。"心与小肠相表里,其间有经络相通,即手少阴心经属心络小肠,手太阳小肠经属小肠络心,心与小肠间通过经络的沟通而紧密联系,构成脏与腑间的相合关系。

手少阴心经与手太阳小肠经络脉、经别相通,心居胸中,心包络围护于外,为心主的宫城。其经脉下络小肠,两者相为表里,心主血脉,又主神明,开窍于舌。小肠分清泌浊,具有化物的功能。

在生理上心与小肠相互为用,心主血脉,心阳之温煦,心血之濡养,有助于小肠的化物;小肠化物,泌别清浊,吸收水谷精微,其精华部分经脾气转输于心,化血以养心脉。故说"浊气归心,淫精于脉"。

在病理上心与小肠相互影响,心经实火,可下移于小肠,"心主于血,与小肠合,若心家有热,结于小肠,故小便血也"。心经有热可出现口舌糜烂,若心经移热于小肠,则可兼见小便短赤,尿道涩痛等症。反之,小肠有热,亦可循经脉上熏于心。

(七)足太阳膀胱经

足太阳膀胱经的经别与心相连,《灵枢·经别》言:"足太阳之正,别入于腘中,其一道下尻五寸,别入于肛,属于膀胱,散之肾,循膂当心入散;直者,从膂上入于项,复属于太阳。"即足太阳经别散布联络肾脏后,沿脊柱两旁的肌肉,进入心散布开。

心俞穴位于背部,系足太阳膀胱经循行部位,而心俞穴对于心脏疾病是有一定治疗意义的。通过针灸心俞可以补心养血、温通心脉,治疗心脏疾病时常常使用。而心主神明,针灸心俞还可以起到安神定惊的作用。

足太阳膀胱经与心相联系不仅是通过背俞穴的方式,还通过足少阴肾经与心相联系。在生理情况下,心阳须下降于肾,以资肾阳,共同温煦肾阴;肾阴上济于心,以资心阴,共同滋养心阳,阴阳互相制约,心肾二脏处于这种"水火相济""心肾相交"的良性状态。而足少阴肾经的经络循行,既联络膀胱,又联络心脏,流注于胸中,与手厥阴心包经相接。可见无论从脏腑功能角度还是经络循行角度,膀胱都通过足少阴肾经与心紧密联系。

(八)足少阴肾经

《灵枢·经脉》言:"肾足少阴之脉,起于小指之下……贯脊,属肾络膀胱;其直者,从肾上贯肝膈,入肺中,循喉咙,挟舌本;其支者,从肺出络心,注胸中。"

足少阴肾经的支脉直接联络心脏,流注于胸中,所以心与足少阴肾经之间有着密切的联系,且足少阴肾经夹舌本,舌为心之苗,肾经连心,肾阴可靠元阳温煦气化,通过经脉上升至心。

足少阴肾经还进一步与手厥阴心包经相连,心包为心外的包膜,心通过心包来行使功能,而足少阴肾经通过心包进一步联系与心。使得心肾相交,水火既济。心居胸中,属阳,在五行属火;肾在腹中,属阴,在五行属水。心肾相交,水火相济。心肾相交是对心肾两脏之间相互资生、相互制约的生理功能的高度概括。它包括心肾之间的水火既济、阴阳互补、精血互化、精神互用等内容。而气机的升降,则依赖于足少阴肾经与心的沟通和联系。在病因方面,凡因年老体衰、房劳伤精、惊恐伤肾等因素导致肾虚,则水火不能相济,精血不能相生,心脉失养,因虚而血运无力,可致瘀滞不通,不通则痛,不荣亦可致痛,此即"肾心痛"也。

(九)手厥阴心包经

《灵枢·经脉》言:"心主手厥阴心包络之脉,起于胸中,出属心包络,下膈,历络三焦;其支者,循胸出胁,下腋三寸,上抵腋下,循臑内,行太阴少阴之间,入肘中,下臂,行两筋之间,入掌中,循中指出其端;其支者,别掌中,循小指次指出其端。"手厥阴之络脉,名内关,在腕关节后二寸处,出于两筋之间,分支走向手少阳经脉,并沿经向上联系心包,散络于心系。

心包紧贴心脏的外围,具有保卫心脏并能反映心脏某些功能的作用,可"代心行令"。正如《素问·灵兰秘典论》所说:"膻中者,臣使之官,喜乐出焉。"心为五脏六腑之主宰,如果受到外邪侵袭,极易发展为危急重症,故当邪气侵犯时,心包首当其冲,可"代心受邪",从而避免或减轻君主所受的伤害。除手少阴心经外,手厥阴心包经在脏腑络属及经脉循行上与心最为密切,在《黄帝内经》时期,心经与心包经在主治上并无区分。在针灸治疗时,心包经腧穴主要用来治疗心、胸、胃、神志病及经脉循行部位的其他病证。

(十)手少阳三焦经

手少阳络脉名外关,在腕关节后二寸处分出,绕行于臂膊的外侧,进入胸中,会合于心包。手少阳经之经别于头部从手少阳经分出,向下进入缺盆,经过上中下三焦,散布于胸中。手少阳三焦经并没有直接联系于心,而是分布于胸中,联络心包,通过心包而实现调整心功能的作用。

三焦有名而无形,主持诸气,总司全身的气机和气化。三焦是气机的升降出入的通道,又是气化的场所。气血之间密切的关系得益于三焦与心之间的密切联系,联系的通道则依赖于经脉。

(十一)足少阳胆经

《灵枢·经脉》言:"胆足少阳之脉……其支者,别锐眦,下大迎,合于手少阳……合缺盆,以下胸中,贯膈,络肝属胆。"足少阳胆经通过与手少阳三焦经间接与心相连。且《灵枢·经别》云:"足少阳之正,绕髀入毛际,合于厥阴;别者,入季胁之间,循胸里,属胆,散之肝,上贯心,以上挟咽,出颐颌中,散于面,系目系,合少阳于外眦也。"其经别循行通过心,与心密切相关。

少阳为枢,足少阳胆经循行于人体头、身侧面,如同掌管门户开合的转轴,为人体气机升降出入之枢纽,能够调节各脏腑功能,为十二经脉系统中非常重要的部分。足少阳胆经枢机不利、开合失司,可致多种病变。

胆气通于心,其经"上肝,贯心",胆经出现病变,胆气可循经上扰于心,心神紊乱,则出现心悸不宁、胸闷气短、惊恐畏惧、嗜睡或不眠等症。心病怔忡,可从胆治;胆病战栗、癫狂,尤当治心。

(十二)足厥阴肝经

《灵枢·经脉》言:"肝足厥阴之脉,起于大指丛毛之际……挟胃,属肝络胆,上贯膈,布胁肋,循喉咙之后,上入颃颡,连目系,上出额,与督脉会于巅;其支者,从目系下颊里,环唇内;其支者,复从肝别贯膈,上注肺。"足厥阴肝经亦是通过其他经脉间接与心相连。

肝胆之气皆属于木,而肝为体、属阴,胆为用、属阳。胆汁是由肝的精气所化生,故曰"肝胆相照"。可见肝经的气血亦可以通过足少阳胆经而联络于心。并且足厥阴肝经亦"上贯膈,布胁肋",其特点主要是循行分布于胸胁、体侧,以行胆经少阳枢机之气。肝胆经脉之气相辅相佐,同联于心,对于调解神志起到了巨大的作用。临床诸多不寐、心悸症状的患者,据其主症及伴随症状,可循经定位,多与肝失疏泄,肝血不足,肝经之气失于条达有关,治疗时当明辨。另外,劳伤虚损,心肝血虚,筋脉挛急,也可诱发心痛。七情所伤,紧张焦虑、惊恐烦躁等情绪变化,亦可诱发胸闷胸痛,此即"肝心痛"也。

二、心与奇经八脉

奇经八脉是任脉、督脉、冲脉、带脉、阴跷脉、阳跷脉、阴维脉、阳维脉的总称。

(一)任脉

任脉行于腹面正中,为阴脉之海,其脉多次与手足三阴经交会,《素问·骨空论》言:"任脉者,起于中极之下,以上毛际,循腹里,上关元,至咽喉,上颐循面入目。"巨阙穴、膻中穴皆为任脉的重要穴位,巨阙为心经募穴,膻中为心包经募穴。故对于与心相关的疾病亦可通过调理任脉来辅助治疗。

(二)督脉

督脉行于背部正中,为阳脉之海,其脉多次与手足三阳经交会,其支脉之一与心脏有着直接的络属关系。《素问·骨空论》曰:"其少腹直上者,贯脐中央,上贯心,入喉,上颐环唇,上系两目之下中央。此生病,从少腹上冲心而痛,不得前后,为冲疝。"督脉之神道穴是心中阳气往复循行于督脉的通道;灵台穴是心气蛰藏之处,有温煦心阳的功用;至阳穴为神道、灵台转输阳气,助其温煦心阳、调摄心神,故心之阳气不足,血脉瘀阻,皆可通过调节督脉来辅助治疗。

(三)冲脉

冲脉自小腹内起始,下出于会阴部,向上行于脊柱之内,其在体表走行的部分经腹股沟中央部位,与足少阴肾经交会,沿腹部两侧,上达咽喉,环绕口唇。《针灸甲乙经·奇经八脉》云:"冲脉者,起于气街,并少阴之经,挟脐而上,至胸中而散。"冲脉为"血海""十二经之海""五脏六腑之海"禀受一身气血,上通脑府。而心主神明,冲脉虽与心脏无直接交会,但其循行终于胸中,且与神志精神密切相关,故冲脉相关疾病可通过调节心之气血以辅助治疗,反之亦然。

(四)带脉

带脉出自季胁部,交会于足少阳胆经的带脉、五枢、维道穴,围绕腰腹部一周。带脉可约束纵行之经脉,对足之三阴、三阳以及阴阳跷脉皆有约束作用。带脉环绕腰部,约束交通各经脉,带脉与心经、心包经虽无交会,但亦可通过调理带脉而起到疏通经络的作用。

(五)阴跷脉、阳跷脉

阴阳两跷之脉与人身之动静关系密切,动则为阳,静则为阴,有濡养眼目、司眼睑开合和肢体运动的功能。阴跷脉下出于肾经，上通脑海，阴精循此上达，充益脑髓。阳跷脉下连膀胱经，上入脑中，主持阳气，与阴跷脉相合，"阴升阳降"，使脑有所主，神有所依。阴阳跷脉司眼睑开合，主持机体的动静与寤寐。而心藏神，主神明，不寐与心神失养关系密切，通过心与两跷脉的互动调整，可共同达到寤寐得宜的目的。

（六）阴维脉、阳维脉

阴维脉、阳维脉分别调节六阴经和六阳经的经气，以维持阴阳的协调和平衡，故与十二经脉及人体的气血阴阳密不可分。

奇经八脉交错循行于十二经脉之间，与正经在人体多处相互交会，可含蓄十二经气血并调节十二经的盛衰。提示在对多种心系疾病的辨证论治中，调整奇经八脉的气血均有一定意义。

第二章　和脉法概述

第一节　基础理论

一、学术源流

齐鲁杨氏"和脉法"治疗血管性疾病中医药特色技术是基于杨传华教授从"血脉"视角防治高血压病理论创建的，以"和脉法"为主治疗高血压、冠状动脉粥样硬化性心脏病、周围血管病变的特色疗法。

经典血脉理论肇始于内经时代，历代医家多有论述和发展，但尚未形成独立系统的以"血脉"为核心的辨证论治体系。《黄帝内经》中关于血脉的论述较为零散，见于《素问》《灵枢》的各篇之中。《素问·六节藏象论》曰："心者……其充在血脉"；《素问·平人气象论》中提到："心藏血脉之气也"；《素问·痿论》曰："心主身之血脉"；《素问·至真要大论》提到："血脉凝泣，络满色变"；《素问·脉要精微论》曰："夫脉者，血之府也"；《灵枢·九针十二原》说："血脉者，在腧横居，视之独澄，切之独坚"；《灵枢·五味论》曰："血脉者，中焦之道也，故咸入而走血矣"；《灵枢·血络论》："血脉者，盛坚横以赤，上下无常处，小者如针，大者如筋"等，以经典血脉视角从生理、病理、病机、治法等方面阐释了中医对人体的认识。后世医家多有论述，就地域性发展而言，深受扁鹊、淳于意、成无己、黄元御等齐鲁名医大家的学术思想熏陶，秉承齐鲁医家注重脉诊、经典与临床并重、继承与创新并举、中医科学与齐鲁文化相互交融的学术特色，逐步形成现代血脉理论的雏形。

中华人民共和国成立后，以山东省中医院首届院长刘惠民为代表的多位中医名家，在内科杂症、外感疾病、妇科疾病、儿科疾病等方面均有很深的造诣，且以其独创见解和鲜明特色推动了中医对心脑血管疾病等治疗和发展，逐步形成具有鲜明地域特色、根植于齐鲁大地的学说及理论。20世纪70年代，以周次清教授为代表的医家,受刘惠民学术思想的影响,在临床工作中主张将中医辨证论治同西医辨病求因、局部分析结合起来,努力探索每种西医疾病的中医辨证论治规律,专长于中西医结合诊疗,并以心系疾病作为重点研究方向,专研高血压、冠状动脉粥样硬化性心脏病、心律失常等心系疾病,结合流派思想提出了分期治疗高血压、心悸病"痰火学说"等代表性学术观点。周老一生致力于为国家培养优秀中医药人才,将毕生所学倾囊相授,门下弟子众多,大多成长为中医院校栋梁之材。

以杨传华教授为代表的医家,在继承周次清教授"肝肾分期论治高血压"专病学术思想的基础上,通过长期、系统的临床实践和大规模、系列化临床研究,重新梳理和分步归纳,逐步发展和形成了以肝、脾、肾三脏为病机轴心,涵盖高血压的病因辨识、病机演变、证候分期、治法方药的"从肝脾肾论治高血压"的应用理论框架。在继承周次清老先生"分期论治高血压的"的同时,杨传华教授还从病机出发,基于血脉理论审视高血压的发展,提出了高血压与"脉胀"极为相似,并有"气-血-脉"的高血压病程演变规律,首次提出"血脉理论"新学说,开创了高血压病从"血脉理论"研究的新局面,并以血脉理论为基础,进一步阐释以高血压、冠状动脉粥样硬化性心脏病、周围血管病为代表的全身血管性疾病,并系统提出"调肝、补肾、通络"为载体的"和脉"治法。

二、发展现状及学术影响

杨传华教授牵头制订的《高血压分级诊疗服务中医技术方案》由中华人民共和国国家卫生和计划生育委员会(现中华人民共和国国家卫生健康委员会)颁布,并受国家中医药管理局政策法规与监督司委托修订了《高血压中医临床诊疗实践指南》,由中华中医药学会发布;制订的《眩晕(原发性高血压)中医诊疗方案》和《眩晕(原发性高血压)中医临床路径》由国家中医药管理局医政司颁布;率先创建国内高血压中医规范化管理社区;获批国家中医药管理局"血脉理论及应用技术研究室",成为国家中医药管理局"十一五"重点专科建设项目老年病协作组、高血压协作分组组长单位;牵头成立世界中医药学会联合会高血压专业委员会,主办和承办"中国民族医药学会心血管分会成立会议""中国中西医结合学会心血管病专业委员会高血压专业组成立大会暨高血压中医临床诊疗实践指南专题委员会会议"等多项国家级学术会议,扩大了本学术流派在国内同领域中的影响力;带头研发的调肝降压颗粒和补肾和脉颗粒在临床上疗效确切,补肾和脉颗粒还成功进行技术转让,创造了一定的经济效益和良好的社会效益。

此外，流派还依托以杨传华教授为首席专家的高血压国家中医临床研究基地、国家中医药管理局重点研究室（血脉理论及应用技术研究室）等国家级、省级平台，开展学术传承和人才培养工作，籍以培养全国五级师承学术继承人、山东省五级师承学术继承人等，并围绕名家思想，进行科研研究和经验总结，出版《从肝脾肾论治高血压》《高血压中医治疗精粹》等著作，目前正在整理周次清医案，准备出版相关专著，在学术思想传承方面具有丰富经验。同时经常举办名老中医学术讲座，促进学术交流与发展。

三、代表性医家

周次清（1925－2003），男，汉族，山东省莱西县人。山东中医药大学心病科专业教授、主任医师。1957 年 4 月经青岛市卫生局（现青岛市卫生健康委员会）推荐参加山东省中医药研究班学习。结业后，留在山东省中医药研究所从事临床与基础研究工作。1958 年，山东中医学院（现山东中医药大学）成立，即被调至该院任教，并先后担任伤寒、温病教研室与内科教研室主任。后晋升为教授、主任医师、博士研究生导师、山东省名中医药专家、全国名老中医学术继承人指导老师。1985 年，山东中医学院授予他"从医四十周年荣誉证书"。2000 年，山东中医药大学授予他"终身教授"荣誉称号。周次清教授深受刘惠民学术思想影响，积极主张中西医结合，将中医辨证论治和西医的辨证求因、局部分析结合起来，并倡导充分利用现代科学技术和手段来研究中医和发展中医，努力探索中医辨证论治的规律和"证"的实质。在处方用药方面，周教授遵古而不泥古，勇于创新，善于在辨证原则下运用古方化裁治疗疾病，并借鉴现代药理研究用药，使二者有机地结合起来，方药既遵法度，又增加了新的内涵，提高了中医辨证论治的水平。

周次清教授在国家和省级医学杂志上发表过学术论文 30 余篇，如《急性心肌梗塞的中医治疗》《从病证结合探讨心律失常的证治规律》《病毒性心肌炎的证治体会》等，其中有的被译成外文在国外期刑上发表，有的被收入《名医经验集》等书籍，有的被评为山东省科学技术协会和山东中医药学会优秀论文。周次清教授先后主编了《中医临床实践与进展》和华东地区高等中医院校协编教材《中医内科学》等著作，主持校勘《四明心法》等 20 多篇著作。

杨传华，男，汉族，山东省德州市平原县人。医学博士、山东中医药大学附属医院心血管病科二级教授、主任医师（二级）、博士研究生导师、高血压国家中医临床研究基地首席专家、泰山学者特聘教授。1985 年 7 月本科毕业于山东中医学院(现山东中医药大学);1992 年 7 月硕士毕业于山东中医学院,师从周次清教授;1995 年 7 月博士毕业于山东中医学院,师从周次清教授。1985－1989 年于山东省胸科医院内科担任住院医师;1995－1998 年于山东中医药大学附属医院工作,历任副主任医师、主任医师、副院长、院长等职务。杨传华教授在继承周次清学术经验传承的基础上对高血压、冠状动脉粥样硬化性心脏病、心律失常等心系疾病的综合防治以及预后评估有了进一步认识。杨传华教授结合“高血压分期治疗”和“血脉理论”提出“肾虚为本、络脉自病”是高血压后期重要的病机特点,并创制补肾和脉方,目前由补肾和脉方所开发的院内制剂补肾和脉颗粒(鲁药制字 Z20120014)联合规范化抗高血压药物治疗效果显著,该方收录于《岐黄厚德-山东省中医院名中医学术经验集(第一辑)》等。

杨传华教授在国内核心医学期刊上发表学术论文 150 多篇,其中 SCI 收录论文 6 篇,其中代表性论文有《高血压血管重塑与络病的相关性》《高血压中医药应用研究述评》《“血脉理论”视角下高血压病中医病机探讨》《血脉理论视角下的高血压三期论治》等,主编《从肝脾肾论治高血压》《高血压中医治疗精粹》,参编著作 15 多部,主持制订的《眩晕病(原发性高血压)中医诊疗方案》和《眩晕病(原发性高血压)中医临床路径》,已由国家中医药管理局医政司正式发布实施成为行业标准。杨传华教授牵头制订了《高血压分级诊疗服务中医技术方案》,并于 2015年 12 月 1 日由中华人民共和国国家卫生和计划生育委员会(现中华人民共和国国家卫生健康委员会)颁布实施,并带领学科团队发布了具有循证医学特色的《高血压中医诊疗实践指南》(中华中医药学会团体标准发布公告 2019 年第 005号),建立了高血压(眩晕病)创新诊疗与评价体系。

四、主要学术思想

(一)提出从肝脾肾论治高血压的理论框架

杨传华教授在传承周次清教授“从肝肾分期论治高血压”专病学术思想的基础上,通过长期、系统的临床实践和大规模、系列化的临床研究,重新梳理和分步归纳,逐步发展和形成了以肝、脾、肾三脏为病机轴心,涵盖高血压的疾病辨识、病机演变、证候分期、治法方药的“从肝脾肾论治高血压”应用理论框架。高血压病病机变化以肝失疏泄、脾失健运、肾气亏虚为辨识着力点,呈现“初病在肝、病中由肝及脾、久病入肾”的病程进展特点和“中青年在肝,中老年及肾”的年龄分布特点;遵循方证对应原则,在肝、脾、肾的脏腑病位层面选取代表性证候,阐释从肝脾肾论治高血压的基本指导框架,为证治体系的创新提供了应用理论依据,进一步完善了从肝、从脾、从肾论治指导高血压中医防治学术体系。

根据方证对应的原则,在肝、脾、肾每一病理环节及其脏腑转化不同阶段灵活采用对应的治法和方药。初期在肝,代表证型为肝火亢盛证,自拟调肝降压散(柴胡、香附、佛手、夏枯草、栀子、黄芩、牡丹皮、菊花、钩藤);病情进展出现肝气乘脾,或脾胃损伤、脾失健运,代表证型为痰瘀互结证,方选归脾汤加味;久病由肝、脾及肾,由实转虚,代表证型为阴阳两虚证,自拟补肾和脉方(黄芪、黄精、桑寄生、淫羊藿、女贞子、怀牛膝、泽泻、川芎、当归、地龙)。

(二)建立"血脉同治与血管保护相关性"的科学假说

流派创新性开展了血脉理论的应用研究,建立了高血压病"血脉同治与血管保护相关性"的科学假说。率先在国内提出"血脉病"新概念,有计划地开展"构建血脉理论框架—探索'血脉病'演变规律—验证血脉方证对应疗效—明确血脉效应途径"等系统化研究,逐步建立"'血脉病'与血管疾病(主要是动脉疾病)的统一性""老年高血压肾虚证与大动脉功能改变的相关性""补肾气、和血脉治法指导方证对应辨治的有效性""提高早期血管保护和心脏保护效应"等系列化科学假说,利用研制有效复方新药、优化综合干预方案及发现效应途径等多种工作路径,阐述"血脉病"病因病机变化的完整性,显著提升中医临床诊疗水平,增强我国特色高血压防治技术的自主创新能力。

(三)提出"高血压病-络病相关"的科学假说

以高血压病心血管重塑作为研究切入点,通过探索具体疾病进程的病理生理机制,对络病理论予以诠释,进而形成了新的科学假说:血管重塑体现了络病的微观化自然病程,治络之法和治络之药可能有助于高血压结构改变的逆转,表现为血管保护作用,有希望改善疾病结局。

(四)提出快速心律失常"实在心肝、虚在心肾"的辨治规律

流派专注于中医药防治心系疾病的相关研究,在中医药防治快速性心律失常的分子生物学机制、新技术和新药开发领域,总结了快速心律失常"实在心肝、虚在心肾"的病证规律,在国内首次以"清心火、养心阴、安心神"新治法指导组方"快律宁",显著提高了抗室上性快速心律失常的疗效。认为本病病位在心,与其他脏器紧密相关,病因多归结于邪气扰心,心中气血阴阳亏虚,心主神明,气虚无力助血运行,血脉瘀滞,心神失养,心悸之疾故而发作。病机为本虚标实,本虚多以气血虚为主,或兼有阴阳亏虚,标实以血瘀为主,或兼有痰饮。中药组方以黄芪、党参、五味子、当归、川芎、生龙骨、生牡蛎等为主要组成。

(五)依"调畅气机,活血止痛"之法辨治胸痹心痛

"气为血之帅""气行则血行",心气虚不能帅血以行,血行缓慢,血瘀气阻,不通则痛,治疗上注重调和气血,以益气活血方为基本方,常用黄芪、丹参、赤芍、青皮、郁金、地龙、枳壳、红花、桃仁等。

(六)针对心衰病基本病机,确立治疗方法

流派针对心衰病心肾阳虚的基本病机,确立"温阳益气、活血利水"为治疗方法,方以生脉散合保元汤加减,常配以川芎、赤芍、丹参、当归、红花等活血药,泽泻、茯苓、猪苓、车前子、冬瓜皮等利水药,临证处方,随症加减,疗效显著。

(七)善用药对,中西药理相参

在治疗心血管系统相关疾病中,标本兼治,通补兼施,巧用药对,在具体组方时常中西医药理互参,选用当归、川芎活血行气,仙茅、淫羊藿温阳补肾,丹参、赤芍活血化瘀,益母草、桑寄生活血利水、温阳补肾,黄连、半夏辛开苦降,共同发挥协同作用,改善患者病情,提高临床疗效。

(八)博采众长,辨证与辨病相结合

综合近现代名老中医经验,认为辨病有助于对疾病发生发展的基本病理变化过程有总体的把握认识,辨证有助于抓住疾病某一阶段的病理变化特点,辨证与辨病相结合更能掌握疾病的内在变化规律

五、辨证论治

(一)调肝和脉法辨治高血压初期、中青年高血压

高血压病初期,多数为精神刺激、情志抑郁而诱发。因精神抑郁不舒,肝失疏泄,便可导致肝气郁结、肝火上炎、肝阳上亢,甚至肝风内动。整个病理变化过程以实证为主,病位在肝,表现为头晕、头痛、面红目赤、急躁易怒、口干口苦、失眠多梦、舌红苔黄,脉弦或数等主症,临证宜采用调肝和脉之法。

常用药:柴胡、香附、黄芩、栀子、夏枯草、牡丹皮、菊花等。

(二)补肾和脉法辨治高血压后期、老年高血压

高血压病发展至后期,往往因年老体弱、肾气虚衰,加之久病由肝及肾、由实转虚,而出现"髓海不足,脑转耳鸣""上气不足,脑为之不满"等肾虚为主的症状。结合高血压现代发病机制,提出"肾气亏虚,血脉自病"的老年高血压新病机,形成"补肾和脉"的治疗原则,临床表现为眩晕、头痛、腰酸、膝软、畏寒肢冷,或伴心

悸、气短、耳鸣、夜尿频、舌淡苔白或有瘀点瘀斑、脉沉细弱等症。

常用药:黄芪、黄精、女贞子、桑寄生、杜仲、泽泻等。

(三)通络和脉法治疗冠状动脉粥样硬化性心脏病

冠状动脉粥样硬化性心脏病病程一般较长,多为气滞、痰阻、寒凝等病证发展变化的结果,症见胸痛如刀割锥刺,疼痛部位固定不移,且疼痛持续时间较长,多在午后、夜间疼痛发作或加剧,伴有胸闷憋气,心前区紧压感,舌质紫黯或有瘀点、瘀斑,脉象沉涩或结代。多因体内脏腑气血阴阳失调所致,最为常见的原因为气虚帅血无力,不能推动血液正常运行而致心血瘀阻,即成气虚血瘀之证。临床除血瘀见症外,还兼有疲乏无力、气短自汗、活动后疼痛加剧或诱发、脉象沉涩无力等症,以通络和脉为法。

常用药:丹参、川芎、赤芍、鸡血藤、延胡索、黄芪等。

第二节　常用方药

一、常用中药

(一)柴胡

1.功用与主治

解表退热,疏肝解郁,升举阳气。用于表证发热,少阳证;肝郁气滞;气虚下陷,脏器脱垂。

2.药论

《本草纲目》:"治阳气下陷,平肝胆三焦包络相火,及头痛眩运,目昏赤痛障翳,耳聋鸣,诸疟,及肥气寒热,妇人热入血室,经水不调,小儿痘疹余热,五疳羸热。"

3.常用药对

(1)柴胡配黄芩:和解少阳、清解半表半里之热,治少阳寒热往来。

(2)柴胡配夏枯草:疏肝解郁、清肝散结,治肝热郁结。

4.现代研究

(1)化学成分:柴胡根含 α-菠菜甾醇,春福寿草醇及柴胡皂苷 a、柴胡皂苷 c、柴胡皂苷 d,另含挥发油等。

(2)药理作用:柴胡具有镇静、安定、镇痛、解热、镇咳等广泛的中枢抑制作用。柴胡皂苷有降低转氨酶、兴奋肠平滑肌、抑制胃酸分泌、抗溃疡、抑制胰蛋白酶等作用。

(3)临床研究:以大柴胡汤治疗高血压 23 例,通过加味治疗两个疗程后,临床血压下降有效率为 91.3%。大黄决明柴胡浸泡液治疗原发性高血压,取柴胡疏肝解郁清热泻火祛风之效,取得较好的疗效。大柴胡汤治无症状性高脂血症有效,基本方为柴胡 12 g、黄芩 9 g、芍药 9 g、半夏 9 g、枳实 9 g、大黄 6 g、生姜 15 g、大枣 4 枚,每天 1 剂,加水 500 mL,煎至 300 mL,分 2 次服。

(二)陈皮

1.功用与主治

理气健脾,燥湿化痰。用于脾胃气滞之脘腹胀满或疼痛,消化不良,湿浊中阻之胸闷腹胀,纳呆便溏,痰湿蕴肺之咳嗽气喘。

2.药论

《神农本草经》:"主胸不能消谷,气冲胸中,吐逆霍乱,止泄。"

3.常用药对

(1)橘皮配半夏:燥湿化痰,和中止呕,治痰湿滞中停肺。
(2)橘皮配苍术、厚朴:燥湿散寒,理气和中。
(3)橘红配黄芩:清热化痰,理气宽中。
(4)橘叶配夏枯草:疏肝理气、清热解毒。

4.现代研究

(1)化学成分:本品含挥发油,并含橙皮苷、新橙皮苷、柑橘素、川陈皮素、肌醇、B 族维生素等。

(2)药理作用:本品具有促进胃液分泌、助消化、松弛胃肠平滑肌、解痉、祛痰、平喘、抗溃疡、抗炎、强心、抗菌、抗过敏、利胆、抑制子宫平滑肌及治疗脚气病等作用。

(3)临床研究:用温胆汤方(半夏、竹茹、枳实、陈皮、甘草、茯苓、生姜、大枣)去甘草,加黄连、大黄、天麻、钩藤、丹参,治疗原发性高血压痰湿壅盛化热证,治疗 90 例,总有效率为 76.7%。临床可用于治疗各种胃炎及结肠炎,如以养胃冲剂(陈皮、黄芪、党参、白药、生甘草、食糖等)治疗慢性萎缩性胃炎;以陈荷散(陈皮 15 g、干荷叶 10 g、砂仁 2 g)治疗溃疡性结肠炎均获良效。

(三)川楝子

1.功用与主治

行气止痛,杀虫,疗癣。用于肝郁气滞或肝胃不和之胸肋、脘腹胀痛,疝气痛,虫积腹痛,头癣。

2.药论

《本草纲目》:"楝实导小肠、膀胱之热,因引心包相火下行,故心腹痛及疝气为要药。"

3.常用药对

川楝子配延胡索:行气活血止痛,治血瘀气滞脘胁痛。

4.现代研究

(1)化学成分:本品含有川楝素、生物碱、山柰醇、树脂、鞣质等。

(2)药理作用:本品所含川楝素为驱虫主要有效成分,作用缓慢而持久,对猪蛔虫、蚯蚓、水蛭有明显的杀灭作用;川楝子有松弛胆道口括约肌、收缩胆囊、促进胆汁排泄的作用,也有抗炎、抗癌作用。

(3)临床研究:一贯煎具有滋阴疏肝之效,用于治疗肝肾阴虚、肝阳上亢型高血压患者,取川楝子疏肝清热之功。以生大黄、郁金各 10 g,金铃子、山楂各 12 g,积雪草 20 g,每天 1 剂,水煎服,治疗急性胆囊炎 60 例,痊愈 13 例。以金铃泻肝汤(川楝子、乳香、没药、龙胆草、大黄等)治疗胆系感染 150 例,痊愈 130 例,好转 20 例。

(四)川芎

1.功用与主治

活血行气,祛风止痛。用于月经不调、痛经、闭经、难产、产后瘀阻腹痛、肢体麻木、跌打损伤、缺血性脑血管疾病。

2.药论

《本草汇言》:"上行头目,下调经水……中开郁结……血中气药也……味辛性阳,气善走窜,而无阴凝黏滞之态。虽入血分,又能去一切风。调一切气。"

3.常用药对

(1)川芎配柴胡、香附:疏风疏肝解郁,理气止痛,治肝郁气滞胸胁疼痛。

（2）川芎配菊花、天麻：散风平肝，活血止痛，治肝阳头痛。

（3）川芎配红花：活血化瘀止痛，治血瘀胸痹心痛或肢体痛麻。

（4）川芎配羌活、独活：散风寒湿，通痹止痛，治风寒湿头痛，肢体酸痛。

4.现代研究

（1）化学成分：本品主含藁本内脂、川芎嗪、阿魏酸、β-谷甾醇及维生素等。

（2）药理作用：本品具有强心、增加冠脉血流量、抑制血小板聚集、降低血管阻力、抗血栓、镇静、镇痛、利尿、影响子宫平滑肌。

（3）临床研究：川芎在临床上使用广泛。如用川芎、红花各等份压片，每天口服3次，每次4片（每片含川芎、红花各1.25 g），治疗冠心病心绞痛84例有效。川芎还能治疗心律失常，降低血压。

（五）郁金

1.功用与主治

行气化瘀，清心解郁，利胆退黄。用于经闭痛经、胸腹胀痛、刺痛、热病神昏、癫痫发狂、黄疸尿赤。

2.药论

《本草纲目》："治血气心腹痛，产后败血冲心欲死，失心颠狂蛊毒。"

《本草述》："方书主治发热，郁，咳嗽齿衄，咳嗽血，溲血，头痛眩晕，狂痫滞下，淋，并眼目鼻舌咽喉等证。"

3.常用药对

（1）郁金配柴胡：行气解郁，疏肝止痛。

（2）郁金配青皮：疏肝破气，活血化瘀。

4.现代研究

（1）化学成分：郁金块根含挥发油6.1%，内有姜黄烯、水芹烯、樟脑、莰烯等；还有姜黄素、去甲氧基姜黄素、姜黄酮、芳基姜黄酮、对甲苯基-甲基羟甲基姜黄素等。

（2）药理作用：抗肿瘤、抗炎镇痛、抗病毒、保护心血脑管、影响神经系统、保护肾脏、抗氧化、终止妊娠与抗早孕、保肝、细胞毒、抗抑郁、抗糖尿病作用。

（3）临床研究：丁香郁金配伍治疗带状疱疹后遗神经痛，临床疗效显著。

(六)丹参

1.功用与主治

祛瘀止痛,活血通经,清心除烦。用于月经不调、经闭痛经、症瘕积聚、胸腹刺痛、热痹疼痛、疮疡肿痛、心烦不眠、肝脾肿大、心绞痛。

2.药论

《神农本经》:"主心腹邪气,肠鸣幽幽如走水,寒热积聚,破癥除瘕,止烦满,益气。"

《本草纲目》:"活血,通心包络,治疝痛。"

3.常用药对

(1)丹参配三七:活血化瘀,补血止血。

(2)丹参配黄芪:益气化瘀,通络生脉。

4.现代研究

(1)化学成分:丹参中通过分离与鉴定的化学成分已有百余种,主要包括丹参酮类、丹酚酸类、挥发油类、多糖类、含氮类化合物等。

(2)药理作用:丹参成分具有清除自由基、抗炎、抗氧化、抑制血小板凝集、扩张血管等作用,用于保护心脑血管系统、保肝、抗炎、抗氧化、抗肿瘤、抗纤维化等。

(3)临床研究:临床通过109例冠状动脉粥样硬化性心脏病患者为对象,研究发现丹参注射液可抑制冠状动脉粥样硬化性心脏病患者血小板的活化与聚集,并可延长凝血时间,改善患者的高凝状态。丹参葛根配方颗粒治疗冠心病心绞痛患者疗效显著,同时能够明显改善心电图以及生化指标等。

(七)菊花

1.功用与主治

疏散风热,平抑肝阳,清肝明目,清热解毒。用于风热感冒、风温初起、目赤肿痛、眼目昏花、风热头痛、肝阳头痛、眩晕、热毒疮疡。

2.药论

(1)《神农本草经》:"主诸风头眩肿痛,目欲脱,泪出,皮肤死肌,恶风,湿痹。久服利血气,轻身耐劳延年。"

(2)《用药心法》:"去翳膜,明目。"

3.常用药对

(1)菊花配蝉蜕:疏散风热,清肝明目。

(2)菊花配枸杞子:补肝宜肾明目。

(3)菊花配金银花:疏散风热,解毒消肿。

4.现代研究

(1)化学成分:本品含挥发油,油中为龙脑、樟脑、菊花环酮等。

(2)药理作用:本品具有扩张冠状动脉、增加冠脉血流量、降低血压、抑制局部毛细血管通透性、抗菌、抗病毒、抑制钩端螺旋体、解热、抗炎、抗衰老、保护人红细胞膜等作用。

(3)临床研究:以玄参 2 g、麦冬 2 g、桔梗 2 g、菊花 1 g、甘草 0.5 g 等组成玄菊甘草茶,治疗慢性咽喉炎,热水冲泡饮用,1 次 1 包,每天 2～3 次,10 天为 1 个疗程。以菊黄汤(菊花 4 g、黄连 2 g、金银花 3 g、连翘 4 g、栀子 2 g、荆芥 3 g、甘草 4 g)加减治疗新生儿黄疸,用法为煎服,每天 1 剂,3 剂为 1 个疗程。菊花、双花各 24～30 g,混匀,此为 1 天的量,沸水冲泡当茶饮,观察 46 例,服药后 3～7 天,血压降至正常者 35 例。

(八)桑叶

1.功用与主治

疏散风热,平抑肝阳,清肝明目,清肺润燥。用于风热感冒、温病初起、肺热燥咳、肝阳眩晕、目赤肿痛、视物昏花、血热吐衄。

2.药论

(1)《本草纲目》:"治劳热咳嗽,明目长发。"

(2)《本草从新》:"滋燥,凉血,止血。"

3.常用药对

(1)桑叶配菊花:疏散风热,清肝明目。

(2)桑叶配黑芝麻:补肝益肾明目。

(3)桑叶配阿胶:清肺润燥,止血止咳。

(4)桑叶配白芍:敛阴止汗,治盗汗。

4.现代研究

(1)化学成分:本品含黄酮类、多糖类、酯类、挥发油、生物碱、植物甾醇、绿原酸、甾体及三萜类化合物等。

(2)药理作用:本品具有降血糖、降血脂、抗菌及抑制钩端螺旋体作用,所含蜕皮激素能促进细胞生长、刺激真皮细胞分裂、产生新生表皮。现代研究证明,桑叶具有降血糖、延年益寿、降血脂、清除氧自由基、抗炎与抗病毒等作用,这些作用与防治人体慢性疾病和高血压、糖尿病、动脉粥样硬化、肥胖症等现代病及延年益寿密切相关。

(3)临床研究:桑芦汤(桑叶 20 g、芦根 60 g、鱼腥草 60 g、白茅根 60 g、刺黄柏 30 g)水煎服,每天 1 剂,连续服药,定期复查,治愈后停药,疗程一般 14～47 天,共治疗肺脓肿 72 例,疗效较好。取市售桑叶 500 g 隔水蒸煮消毒,去杂质,干燥后备用。每 15 g 沸水浸泡后代茶饮,连服 1 个月为一个疗程,治疗褐色斑有效。

(九)夏枯草

1.功用与主治

清热泻火,明目,散结消肿。用于目赤肿痛、头痛眩晕、目珠夜痛、瘰疬、瘿瘤、乳痈肿痛。

2.药论

《本草纲目》:"夏枯草治目疼,用沙糖水浸一夜用,取其能解内热、缓肝火也……夏枯草治目珠疼至夜则甚者,神效。或用苦寒药点之反甚者,亦神效。盖目珠连目本,即系也,属厥阴之经。"

3.常用药对

(1)夏枯草配半夏:调和肝胆、平衡阴阳,治疗痰热中阻之胸闷失眠。
(2)夏枯草配钩藤:疏肝平肝,息风降压。
(3)夏枯草配连翘:清肝火,散瘀结,消肿毒。

4.现代研究

(1)化学成分:本品含有三萜皂苷、芸香苷、金丝桃苷等苷类物质及熊果酸、咖啡酸、齐墩果酸等有机酸。

(2)药理作用:本品煎剂、水浸出液、乙醇-水浸出液及乙醇浸出液均可明显降低试验动物血压。茎、叶、穗及全草均有降压作用,但穗的作用较明显。

(3)临床研究:结合传统上用于治疗头痛、眩晕,药理研究有降压作用,现代临床用于治疗高血压,有助降压。用夏枯草、白花蛇舌草、白茅根、甘草、板蓝根、山豆根,水煎服,治疗慢性乙型肝炎 50 例,近期治愈 33 例,好转 12 例。

(十)黄芩

1.功用与主治

清热燥湿,泻火解毒,止血,安胎。用于湿温、暑湿、胸闷呕恶、湿热痞满、黄疸泻痢、肺热咳嗽、高热烦渴、血热吐衄、痈肿疮毒、胎动不安。

2.药论

(1)《神农本草经》:"诸热黄疸,肠澼泻痢,逐水,下血闭,恶疮疽蚀火疡"。

(2)《滇南本草》:"上行泻肺火,下行泻膀胱火。男子五淋,女子暴崩,调经安胎,清热。胎有火热不安,清胎热,除六经实火、实热。"

3.常用药对

(1)黄芩配石膏:清泻肺胃之火。

(2)黄芩配黄连:清热燥湿,泻火解毒。

(3)黄芩配白术:清热燥湿,健脾安胎。

(4)黄芩配滑石:清热除湿,利尿通淋。

(5)青蒿配黄芩:清利肝胆湿热。

4.现代研究

(1)化学成分:本品含有黄芩苷元、黄芩苷、汉黄芩素、汉黄芩苷、黄芩新素、苯乙酮、棕榈酸、油酸等。

(2)药理作用:黄芩苷、黄芩苷元对豚鼠离体气管变应性收缩及整体动物变应性气喘,均有缓解作用,并与麻黄碱有协同作用,能降低小鼠耳毛细血管通透性。本品还有解热、降压、镇静、保肝、利胆、抑制肠管蠕动、降血脂、抗氧化、抗肿瘤等作用。黄芩水提物对前列腺素生物合成有抑制作用。

(3)临床研究:结合传统用本品治疗肺热咳嗽,现代临床常用以治疗小儿肺炎、支气管炎等。用黄芩、金银花水煎服,治疗睑腺炎150例,一般1~2天即愈。用双黄连粉针(由金银花、黄芩、连翘组成)加入生理盐水中缓慢静脉滴注,治疗男性非淋菌性尿道炎33例,痊愈30例。此外,临床上还有黄芩等制剂治疗高血压、病毒性肝炎、流行性脑脊髓膜炎带菌者、沙眼等。

(十一)栀子

1.功用与主治

泻火除烦,清热利湿,凉血解毒。焦栀子:凉血止血。用于热病心烦、湿热黄疸、血淋涩痛、血热吐衄、目赤肿痛、火毒疮疡。

2.药论

《本草正》:"若用佐使,治有不同:加茵陈,除湿热疸黄;加豆豉,除心火烦躁;加厚朴、枳实,可除烦满;加生姜、陈皮,可除呕秽;同玄胡索,破热滞淤血腹痛。"

3.常用药对

(1)栀子配大黄、茵陈:清热利胆退黄。

(2)栀子配黄柏:清热利胆退黄。

(3)焦栀子配白茅根:清热利尿,凉血止血。

4.现代研究

(1)化学成分:本品含异栀子苷、去羟栀子苷、栀子酮苷、山栀子苷、京尼平苷及黄酮类栀子素、熊果酸等。

(2)药理作用:栀子提取物对结扎胆总管动物的谷草转氨酶有明显的降低作用。栀子及其环烯醚萜有利胆作用,其提取物及藏红花苷、藏红花酸、格尼泊素等可使胆汁分泌量增加。栀子及其提取物有利胰及降胰酶作用,栀子煎剂及醇提取物有降压作用,其所含成分藏红花酸有减少动脉硬化发生率的作用。

(3)临床研究:用天麻钩藤饮方(内含栀子)加车前子,治疗102例原发性高血压肝阳上亢证,有效率88.24%。用栀子研为细末,取鸡蛋清、面粉、白酒适量,共调成糊状,贴扭伤部位,治疗闭合性软组织损伤300例,经一次治疗痊愈者298例。用由栀子、柴胡、大黄、败酱草、丹参等药组成的柴栀通瘀汤治疗急性水肿型胰腺炎37例,取得满意疗效。

(十二)龙胆草

1.功用与主治

清热燥湿,泻肝胆火。用于湿热黄疸、阴肿阴痒、带下、湿疹瘙痒、肝火头痛、目赤耳聋、胁痛口苦、惊风抽搐。

2.药论

《药品化义》:"故专泻肝胆之火。主治目痛颈痛,两胁疼痛,惊痫邪气,小儿疳积,凡属肝经热邪为患,用之神妙。其气味厚重而沉下,善清下焦湿热,若囊痈,便毒下疳,及小便涩滞,男子阳挺肿胀,或光亮出脓,或茎中痒痛,女人阴癃作痛,或发痒生疮,以此入龙胆泻肝汤治之,皆苦寒胜热之力也。"

3.常用药对

(1)龙胆草配夏枯草:清肝火,散瘀结。

（2）龙胆草配板蓝根：清泻肝火，凉血解毒。

（3）龙胆草配黄柏、苍术：清肝火，燥湿止痒。

4.现代研究

（1）化学成分：本品含龙胆苦苷、獐牙菜苦苷、三叶苷、苦龙苷、龙胆黄碱、龙胆碱、龙胆三糖等。

（2）药理作用：龙胆水浸剂对须癣毛癣菌等皮肤真菌有不同程度的抑制作用，对钩端螺旋体、铜绿假单胞菌、变形杆菌、伤寒沙门菌也有抑制作用，所含龙胆苦苷有抗炎、保肝及抗疟原虫作用。龙胆碱有镇静、肌肉松弛作用，大剂量龙胆碱有降压作用，并能抑制心脏，减缓心率。

（3）临床研究：结合传统药性用本品治疗湿热黄疸、目赤等症，现代临床用以治疗急性黄疸性肝炎、急性细菌性结膜炎、高血压等病。用龙胆草、丹参、川芎水煎服，大便秘结者加大黄，治疗带状疱疹42例，全部治愈。用龙胆泻肝汤加减治疗带状疱疹后遗神经痛30例，连续服药1个月，痊愈23例，显效5例。

（十三）桑寄生

1.功用与主治

祛风湿，补肝肾，强筋骨，安胎。用于风湿痹症、崩漏经多、妊娠露血、胎动不安。此外，本品尚能降血压，可用于治疗高血压。

2.药论

（1）《神农本草经》："主腰痛，小儿背强，痈肿，安胎，充肌肤，坚发齿，长须眉。"

（2）《名医别录》："主金疮，去痹，女子崩中，内伤不足，产后余疾，下乳汁。"

3.常用药对

（1）桑寄生配杜仲：祛风湿，补肝肾，强筋骨，安胎，降压。

（2）桑寄生配桑枝：补肝肾，通经络，舒筋骨。

4.现代研究

（1）化学成分：桑寄生叶中含齐墩果酸、β-香树脂醇、内消旋肌醇、黄酮类化合物，桑寄生带叶茎枝含槲皮素及萹蓄苷。

（2）药理作用：桑寄生有降压作用，注射液对冠状动脉血管有扩张作用，并能减慢心率，萹蓄苷有利尿作用。桑寄生煎剂或浸剂在体外对脊髓灰质炎病毒和多种肠道病毒均有明显抑制作用，抑制伤寒沙门菌及葡萄球菌的生长，提取物对乙型肝炎病毒表面抗原有抑制活性作用。

(3)临床研究:用桑寄生冲剂(每包相当于生药 39 g),每次 0.5～1.0 包,每天 2 次,治疗冠心病心绞痛 54 例,有效率 76%。桑寄生 60 g,决明子 50 g,水煎服,治疗高血压 65 例,总有效率达到 93.8%。以桑葛丹(桑寄生、葛根、丹参),每次 4 g,每天 3 次,治疗高脂血症 150 例,总有效率为 81% 以上。

(十四)杜仲

1.功用与主治

补肝肾,强筋骨,安胎。用于肾虚腰痛及各种腰痛、胎动不安、习惯性堕胎。

2.药论

《神农本草经》:"主腰脊痛,补中益精气,坚筋骨,强志,除阴下湿痒,小便余沥。久服轻身耐老。"

3.常用药对

(1)杜仲配续断:补肝肾,强筋骨,安胎。

(2)杜仲配菟丝子:补肝肾,强腰膝,安胎元。

4.现代研究

(1)化学成分:本品含杜仲胶、杜仲苷、松脂醇二葡萄糖苷、桃叶珊瑚苷、鞣质、黄酮类化合物等。

(2)药理作用:杜仲皮煎剂可减少小鼠活动次数。杜仲煎剂能延长戊巴比妥的睡眠时间,并能使试验动物反应迟钝、嗜睡等。生杜仲、炒杜仲和砂烫杜仲的水煎剂对家兔和狗都有明显的降压作用,但生杜仲降压作用较弱,炒杜仲和砂烫杜仲的作用几乎完全相同,其降压的绝对值相当于生杜仲的两倍。

(3)临床研究:用补肾安胎饮治疗习惯性流产。用杜仲叶和皮片剂治疗高血压,对主要症状均有一定程度改善。

(十五)墨旱莲

1.功用与主治

滋补肝肾,凉血止血。用于肝肾阴虚证和阴虚血热的失血证。

2.药论

(1)《新修本草》:"洪血不可止者,傅之立已。汁涂发眉,生速而繁。"

(2)《本草正义》:"入肾补阴而生长毛发,又能入血,为凉血止血之品。"

3.常用药对

(1)墨旱莲配女贞子:补肝益肾明目。

(2)墨旱莲配生地黄:滋阴清热,凉血止血。

4.现代研究

(1)化学成分:本品含有皂苷、鞣质、维生素 A 类物质、三赛恩甲醛、蟛蜞菊内酯、去甲蟛蜞菊内酯及烟碱等成分。

(2)药理作用:本品具有提高机体非特异性免疫功能,消除氧自由基以抑制5-脂氧合酶、保护染色体、保肝、促进肝细胞的再生、增加冠状动脉血流量、延长小鼠在常压缺氧下的生命、提高在减压缺氧情况下小鼠的存活率,并有镇静、镇痛、促进毛发生长、使头发变黑、止血、抗菌、抗癌等作用。

(3)临床研究:据报道,以墨旱莲水煎口服,治疗血小板减少症53例,服药平均53.5天后,临床症状消失或基本消失。将墨旱莲制成浸膏用治冠状动脉粥样硬化性心脏病,观察30例,有效率为96.7%。药理试验亦证明本品有扩张血管、增加冠状动脉流量及耐缺氧能力作用。

(十六)女贞子

1.功用与主治

滋补肝肾,乌须明目。用于肝肾阴虚证。

2.药论

《本草备要》:"益肝肾,安五脏,强腰膝,明耳目,乌髭发,补风虚,除百病。"

3.常用药对

女贞子配墨旱莲:补肝益肾明目。

4.现代研究

(1)化学成分:本品含齐墩果酸、乙酰齐墩果酸、熊果酸、甘露醇、葡萄糖、棕榈酸、硬脂酸、油酸、亚油酸等成分。

(2)药理作用:女贞子可增强非特异性免疫功能,对异常的免疫功能具有双向调节作用;对化学治疗和放射治疗所致的白细胞计数减少有升高作用;可降低试验动物的血清胆固醇,有预防和消减动脉粥样硬化斑块和减轻斑块厚度的作用,能减少冠状动脉粥样硬化病变数并减轻其阻塞程度;有强心、利尿、降血糖及保肝作用。

(3)临床研究:据报道,以女贞子注射液(每毫升含乙醇乙酯总提取物 10 mg),

治疗冠状动脉粥样硬化性心脏病,效果良好,对心绞痛的有效率为86.3%,显效率为23.5%。用半夏白术天麻汤方(半夏9g、天麻6g、茯苓6g、陈皮6g、白术15g、甘草3g、生姜1g、大枣2g)加车前子、桑寄生、女贞子、枸杞子,治疗单纯收缩期高血压肝肾阴虚者,治疗40例,有效率为95%。

(十七)白芍

1.功用与主治

养血敛阴,柔肝止痛,平抑肝阳。用于肝血亏虚、月经不调、肝脾不和、胸胁脘腹疼痛、四肢挛急疼痛、肝阳上亢、头痛眩晕。

2.药论

《神农本草经》:"主邪气腹痛……止痛,利小便,益气。"

3.常用药对

(1)白芍配甘草:缓急止痛。

(2)白芍配赤芍:养血敛阴,化瘀止痛。

(3)白芍配当归:养血柔肝,调经止痛。

(4)白芍配炒白术、陈皮、防风:泻肝健脾,止痛止泻。

4.现代研究

(1)化学成分:白芍含有芍药苷、芍药内酯、苯甲酸等。此外,还含挥发油、脂肪油、淀粉、蛋白质和三萜类成分。

(2)药理作用:白芍水煎剂给小鼠喂饲,小鼠腹腔巨噬细胞的吞噬百分率和吞噬指数均较对照组有明显提高,白芍能促进小鼠腹腔巨噬细胞的吞噬功能。白芍水煎剂可拮抗环磷酰胺对小鼠外周T淋巴细胞的抑制作用,使之恢复正常水平,表明白芍可使处于低下状态的细胞免疫功能恢复正常。芍药中的主要成分芍药苷具有较好的解痉作用。

(3)临床研究:杭芍、炙甘草水煎服,上肢肌肉痛加桂枝、伸筋草;下肢肌肉痛加续断、牛膝;肩背颈项肌肉痛加葛根、川芎;胸胁肌肉痛加柴胡、桔梗;腹部肌肉痛加佛手、白术治疗。用血府逐瘀汤方去赤芍、红花、桔梗、甘草,加丹参、白芍、夏枯草、生山楂,治疗原发性高血压瘀阻经络证,治疗151例,总有效率86.7%。

(十八)五味子

1.功用与主治

收敛固涩,益气生津,补肾宁心。用于久咳虚喘、自汗、盗汗、遗精、滑精、久泻不止、津伤口渴、消渴、心悸、失眠、多梦。

2.药论

《神农本草经》:"主益气,咳逆上气,劳伤羸瘦,补不足,强阴,益男子精。"

3.常用药对

(1)五味子配罂粟壳:滋肾敛肺止咳。

(2)五味子配肉豆蔻:滋肾温中,涩肠止泻。

4.现代研究

(1)化学成分:北五味子主含挥发油、有机酸、鞣质、维生素、糖及树脂等。种子挥发油中的主要成分为五味子素。

(2)药理作用:本品对神经系统各级中枢均有兴奋作用,对大脑皮质的兴奋和抑制过程均有影响,使之趋于平衡,对呼吸系统有兴奋作用,有镇咳和祛痰作用。能降低血压,能利胆,降低血清转氨酶,对肝细胞有保护作用。有与人参相似的适应原样作用,能增强机体对非特异性刺激的防御能力,能增加细胞免疫功能,使脑、肝、脾脏超氧化物歧化酶活性明显增强,故具有提高免疫、抗氧化、抗衰老作用。

(3)临床研究:据报道,以五味子、地龙、鱼腥草煎服,治疗重度咳喘50例效佳。以五味子制成蜜丸,内服;以五味子核仁用乙醇提取,浓缩干燥并制成片剂或胶囊,内服;取五味子、延胡索、黄芪,按1∶2∶1比例,制成片剂,内服,治冠状动脉粥样硬化性心脏病34例,获良效。另外,有用本药治疗心血管神经症、克山病等报道。

(十九)地黄

1.功用与主治

补血养阴,填精益髓。用于血虚诸证、肝肾阴虚诸证,并有止血作用。

2.药论

《药品化义》:"熟地……藉酒蒸熟制黑,而为纯阴,味苦化甘,性凉变温,专入肝脏补血。因肝苦急,用甘缓之,兼主温胆。又心为肝之子,能益心血。取色黑走肾,更补肾水。凡内伤不足,苦志劳神,忧患伤血,纵欲耗精,调经胎产,皆宜用此,安五脏、和血脉、润肌肤、养心神、宁魂魄,滋补真阴,封填骨髓,为圣药也。"

3.常用药对

(1)熟地黄配当归:补血活血,润肠。

(2)熟地黄配干地黄:养血补血,润肠。

4.现代研究

(1)化学成分:本品含梓醇、地黄素、甘露醇、维生素 A 类物质、糖类及氨基酸等。

(2)药理作用:地黄能对抗地塞米松连续服用后血浆皮质酮浓度的下降,并能防止肾上腺皮质萎缩。地黄煎剂灌胃能显著降低大白鼠肾上腺维生素 C 的含量,可见地黄具有对抗地塞米松对垂体-肾上腺皮质系统的抑制作用,并能促进肾上腺皮质激素的合成。六味地黄汤对大鼠试验性肾性高血压有明显的降血压,改善肾功能、降低病死率的作用。

(3)临床研究:熟地黄煎剂治疗高血压,血压、血清胆固醇和甘油三酯均有下降,且脑血流图和心电图也有所改善。用复方五子地黄口服液治疗男性不育症,总有效率为 84%。

(二十)龟甲

1.功用与主治

滋阴潜阳,益肾健骨,养血补心。用于阴虚阳亢、阴虚内热、虚风内动、肾虚骨痿、囟门不合、阴血亏虚、惊悸、失眠、健忘。

2.药论

《本草纲目》:"故取其甲以补心、补肾、补血,皆以养阴也……观龟甲所主诸病,皆属阴虚血弱。"

3.常用药对

(1)龟甲配鳖甲:滋阴潜阳清热。

(2)龟甲配生地黄:滋阴退热,凉血止血。

(3)龟甲配生白芍:滋阴养血,平肝潜阳。

4.现代研究

(1)化学成分:本品含动物胶、角蛋白、脂肪、骨胶原、18 种氨基酸及钙、磷、锶、锌、铜等多种常量及微量元素。龟上甲与下甲所含成分相似。

(2)药理作用:龟甲能改善阴虚证病理动物功能状态,使之恢复正常;能增强免疫功能;具有双向调节 DNA 合成率的效应;对离体和在体子宫均有兴奋作用;有解热、补血、镇静作用;尚有抗凝血、增加冠脉血流量和提高耐缺氧能力等作用;龟甲胶有一定提升白细胞计数的作用。

(3)临床研究:据报道,以龟甲、猪肚各 500 g,洗净切成小块,置砂锅内加水文火炖成糊状,不放或放少许盐,早晚各服 1 次,2 天服完;隔天再用 1 剂,3 剂为一个疗程,治疗慢性肾炎蛋白尿,有一定疗效。用全龟丸治疗肿瘤患者的胃肠道反应,对症状大有改善,患者精神好转,体力明显增强。本品还有用于治疗高血压、皮肤瘙痒症、小儿消化不良等疾病的报道。

(二十一)天麻

1.功用与主治

熄风止痉,平抑肝阳,祛风通络。用于肝风内动、惊痫抽搐、眩晕、头痛、肢体麻木、手足不遂、风湿痹痛。

2.药论

《本草汇言》:"故主头风头痛,头晕虚旋,癫痫强痉,四肢拘挛,语言不顺,一切中风风痰等症。"

3.常用药对

(1)天麻配半夏、白术:燥湿化痰,平肝熄风。

(2)天麻配生白芍:养血平肝熄风。

(3)天麻配菊花:清热平肝,散风止痛。

4.现代研究

(1)化学成分:本品含有天麻苷、天麻苷元、胡萝卜苷、柠檬酸、棕榈酸、琥珀酸和蔗糖等。

(2)药理作用:天麻水提取物、醇提取物及不同制剂,均能使小鼠自发性活动明显减少,且能延长苯巴比妥引起的小鼠睡眠时间。天麻还有降低外周血管、脑血管和冠状动脉血管的阻力,并有降压、减慢心率及镇痛、抗炎作用,天麻多糖有免疫性。

(3)临床研究:据报道,用天麻注射液肌内注射治疗以头痛、头晕、睡眠障碍为主要症状的脑外伤综合征 66 例,总有效率为 97%。用天麻注射液治疗轻型破伤风,用药后 15～120 分钟显效,患者安静,抽搐次数减少,显示出镇静作用。用天麻、川芎、法半夏治疗眩晕症 90 例,总有效率为 94.4%。另有用天麻等治疗神经衰弱、神经痛、面肌痉挛、高脂血症、血管性痴呆等。

(二十二)钩藤

1.功用与主治

清热平肝,息风定惊。用于头痛、眩晕、肝风内动、惊痫抽搐。

2.药论

(1)《名医别录》:"主小儿寒热,惊痫。"

(2)《本草纲目》:"大人头旋目眩,平肝风,除心热,小儿内钩腹痛,发斑疹。"

3.常用药对

(1)钩藤配天麻:平肝熄风止痉。

(2)钩藤配夏枯草:清热平肝熄风。

(3)钩藤配金银花:清热解毒,透表止痉。

4.现代研究

(1)化学成分:钩藤含多种吲哚类生物碱,主要有钩藤碱、异钩藤碱、柯诺辛因碱、异柯诺辛因碱。

(2)药理作用:钩藤、钩藤总碱对各种动物的正常血压和高血压都具有降压作用;钩藤水煎剂对小鼠有明显的镇静作用;钩藤乙醇浸液能制止豚鼠试验性癫痫的发作,并有一定的抗戊四氮惊厥作用;麻醉大鼠静脉注射钩藤可对抗乌头碱、氯化钡、氯化钙诱导的心律失常;此外,钩藤还有抑制血小板聚集及抗血栓、降血脂等作用。

(3)临床研究:据报道,用钩藤、全蝎等各 18 g,共研细末装胶囊,治疗偏头痛 26 例,均于服药后 12 小时内头痛缓解,48 小时后头痛明显减轻,继则疼痛消失。用钩藤、薄荷各 10 g,泡水代茶饮,治疗外感风热证,多年来使用均获满意效果。

(二十三)石决明

1.功用与主治

平肝潜阳,清肝明目。用于肝阳上亢、头晕目眩和目赤、翳障、视物昏花。此外煅石决明还有收敛、制酸、止痛、止血等作用。

2.药论

《医学衷中参西录》:"石决明味微咸,性微凉,为凉肝镇肝之要药。肝开窍于目,是以其性善明目。研细水飞作敷药,能治目外障;作丸、散内服,能消目内障。

为其能凉肝,兼能镇肝,故善治脑中充血作疼作眩晕,因此证多系肝气、肝火挟血上冲也。"

3.常用药对

(1)石决明配决明子:平肝潜阳,清肝明目,润肠通便。

(2)石决明配钩藤:平肝潜阳,清热熄风。

(3)石决明配天麻:平抑肝阳,通络明目。

4.现代研究

(1)化学成分:本品含碳酸钙、有机质,尚含少量镁、铁、硅酸盐、磷酸盐、氯化物和极微量的碘;煅烧后碳酸钙分解,产生氯化钙,有机质则破坏。此外,石决明还含锌、锰、铬、锶、铜等微量元素。

(2)药理作用:九孔鲍提取液有抑菌作用,其贝壳内层水解液经小鼠抗四氯化碳急性肝中毒试验表明,有保肝作用;其酸性提取液对家兔体内外的凝血试验表明,有显著的抗凝作用。

(3)临床研究:据报道,用天麻钩藤饮方(内含石决明)加车前子,治疗 102 例原发性高血压肝阳上亢证,总有效率 88.24%。用中药鸡胆汁电离子导入配合超声波石决明煎剂透入治疗白内障 52 例,获得较为满意的效果。用石决明 60 g 火锻,研为细末,分作 10 次服用,每天 3～4 次,治疗产后及经期因受风寒至四肢拘挛,手脚抽筋如鸡爪状,2 例均痊愈。

(二十四)龙骨

1.功用与主治

镇静安神,平肝潜阳,收敛固涩。用于心神不宁、心悸失眠、惊痫癫狂、肝阳眩晕、滑脱诸证、湿疮痒疹、疮疡久溃不敛。

2.药论

《本草从新》:"甘涩平……能收敛浮越之正气,涩肠益肾,安魂镇惊,辟邪解毒。治多梦纷纭,惊痫疟痢,吐衄崩带,滑精脱肛,大小肠利。固精止汗,定喘(气不归元则喘),敛疮,皆涩以止脱之义。"

3.常用药对

(1)生龙骨配生牡蛎:重镇安神,平肝潜阳。

(2)煅龙骨配煅牡蛎:收敛固涩。

(3)龙骨配龙齿:镇静安神,平肝潜阳。

4.现代研究

(1)化学成分:本品主要含主要为碳酸钙、磷酸钙,尚含铁、钾、钠、氯、硫酸根等。

(2)药理作用:小鼠口服总皂苷、水溶性或水不溶性皂苷或腹腔注射煎剂,都有明显的止咳作用。总皂苷 10 mg/kg 能显著降低兔血胆固醇及血压,延缓心率、增强心收缩振幅、增加尿量、降低 β/α 脂蛋白比例,改善冠脉循环,认为对轻度动脉粥样硬化患者有效。又有报道,总皂苷 3 mg/kg 对试验性动脉粥样硬化家兔之血胆固醇水平,并无明显降低作用,而对主动脉斑块、肝脏脂肪沉积有减轻作用。

(3)临床研究:据报道,用龙牡壮骨冲剂治疗佝偻病,能显著改善小儿多汗、夜惊、夜啼、发稀、齿迟和发育迟缓等症状。用龙骨、炉甘石、儿茶各 10 g,轻粉 2 g,冰片 1 g,制为散剂外用,可治疗内外痔、混合痔。

(二十五)鳖甲

1.功用与主治

滋阴潜阳,退热除蒸,软坚散结。用于肝肾阴虚、癥瘕积聚。

2.药论

《本草汇言》:"除阴虚热疟……解劳热骨蒸之药也……悉属厥阴血闭,邪结渐至寒热,为癥瘕,为痞胀,为疟疾,为淋沥,为骨蒸者,咸得主之。"

3.常用药对

(1)鳖甲配青蒿:滋阴退虚热。
(2)鳖甲配秦艽:滋阴退虚热,除骨蒸。
(3)鳖甲配丹参、三棱:软坚散结,破血消癥。

4.现代研究

(1)化学成分:本品含动物胶、骨胶原、角蛋白、17 种氨基酸、碳酸钙、碘、维生素 D 及锌、铜、锰等微量元素。

(2)药理作用:鳖甲能降低试验性甲状腺功能亢进动物血浆 cAMP 含量;能提高淋巴母细胞转化率,延长抗体存在时间,增强免疫功能;能保护肾上腺皮质功能;能促进造血功能,提高血红蛋白含量;能抑制结缔组织增生,故可消散肿块;有防止细胞突变作用;还有一定镇静作用。

(3)临床研究:用升麻鳖甲汤(升麻 15 g、当归 10 g、蜀椒 10 g、炙鳖甲 12 g、甘草 10 g、雄黄 5 g),每天 1 剂,治疗顽固性荨麻疹 30 例,有效率达 90%。

(二十六)磁石

1.功用与主治

镇静安神,平肝潜阳,聪耳明目,纳气平喘。用于心神不宁、惊悸、失眠、癫痫、头晕目眩、耳鸣耳聋、视物昏花、肾虚气喘。

2.药论

(1)《本草纲目》:"色黑而入肾,故治肾家诸病而通耳明目。"

(2)《本草从新》:"色黑属水,能引肺金之气入肾,补肾益精,除烦祛热。"

3.常用药对

(1)磁石配代赭石:平肝潜阳。

(2)磁石配朱砂:清热平肝,镇心安神。

4.现代研究

(1)化学成分:本品主要成分有钡盐、铁盐、铁酸盐以及钴、镍等很多元素和物质。

(2)药理作用:用 50 mg/kg 超分散磁铁微粒给大鼠静脉注射后,可使动物血液中血红蛋白水平、红细胞和白细胞计数增加,血液凝固时间延长及血浆纤维蛋白分解活性增加,同时中性粒细胞吞噬反应增加。磁石炮制后镇静及抗惊厥作用明显增强。炮制后磁石溶液 15 g/kg 给小鼠灌胃,能显著延长异戊巴比妥钠睡眠时间。对士的宁引起的小鼠惊厥有对抗作用,使惊厥潜伏期明显延长。

(3)临床研究:据报道,以煅磁石粉 60 g、朱砂粉 60 g、神曲 180 g,炼蜜为 80～120 丸,治疗精神分裂症、癫痫、癔症等。用磁石 5 g,商陆 5 g,麝香 0.1 g,研末外敷于脐眼、关元穴上,治疗产后尿潴留,数小时内即可见效。另有用磁石等治疗黄疸型肝炎、高血压、幻听症、疗疮、瘰疬等。

二、常用方剂

(一)古代医家经方、验方

1.柴胡舒肝散

(1)组成:陈皮(醋炒)、柴胡、川芎、香附、枳壳(麸炒)、芍药、甘草(炙)。

(2)方源:《医学统旨》。

(3)主治:肝气郁滞证,胁肋疼痛,胸闷善太息,情志抑郁,易怒,脘腹胀满,脉弦。

(4)功效:疏肝解郁,行气止痛。

(5)加减:胁肋痛甚者,酌加郁金、青皮、当归、乌药等以增强其行气活血之力;肝郁化火者,可酌加山栀、黄芩、川楝子以清热泻火。

(6)用法用量:水煎服,水二盅,煎八分,食前服。

(7)临床应用:现代本方可用于治疗高血压偏于肝郁气滞者。

2.丹栀逍遥散

(1)组成:当归、芍药、茯苓、白术(炒)、柴胡、牡丹皮、山栀子(炒)、甘草(炙)。

(2)方源:《内科摘要》卷下。

(3)主治:治肝脾血虚发热,或潮热晡热,或自汗盗汗,或头痛目涩,或怔忡不宁,或颊赤口干,或月经不调,或肚腹作痛,或小腹重坠,水道涩痛,或肿痛出脓,内热作渴等症。

(4)功效:疏肝清热,解郁和营。

(5)加减:肝火盛者,加龙胆草、黄芩;胃脘灼痛明显而伴泛酸、烧心者,加黄连、吴茱萸、瓦楞子;小便短赤者加芦根、车前子或滑石、通草;大便秘结者,加全瓜蒌、槟榔、熟大黄。

(6)用法用量:水煎服,每天1剂。忌气恼、劳碌。

(7)临床应用:现代本方可用于治疗高血压偏于肝经郁热者。

3.龙胆泻肝汤

(1)组成:龙胆草(酒炒)、黄芩(炒)、栀子(酒炒)、泽泻、木通、车前子、当归(酒洗)、生地黄(酒炒)、柴胡、甘草(生用)。

(2)方源:《医方集解》。

(3)主治:肝胆火盛之胁痛,口苦目赤,耳肿耳聋;肝胆湿热下注之阴肿阴痒,小便淋浊,尿血,带下等。

(4)功效:泻肝胆实火,清下焦湿热。

(5)加减:若肝胆实火较盛,可去木通、车前子,加黄连以助泻火之力;若湿盛热轻者,可去黄芩、生地黄,加滑石、薏苡仁以增强利湿之功。

(6)用法用量:用水3盏,煎至1盏,去滓,空心稍热服,便以美膳压之。上锉如麻豆大,都作一服。

(7)临床应用:现代本方常用于高血压、顽固性偏头痛、头部湿疹、急性结膜炎、虹膜睫状体炎、鼻炎、急性黄疸肝炎、急性胆囊炎及泌尿生殖系炎症、急性肾盂肾炎等属肝经实火、湿热者。

4.当归龙荟丸

（1）组成：当归（焙）、龙胆草、大栀子、黄连、黄柏、黄芩、大黄、芦荟、青黛、木香、麝香。

（2）方源：《黄帝素问宣明论方》。

（3）主治：肝胆实火，头痛，目赤晕眩，胸胁疼痛，惊悸抽搐，甚则躁扰狂越，便秘尿赤，或肝火犯肺之咳嗽。现用于慢性髓细胞性白血病及胆道蛔虫病；肾水阴虚，风热蕴积，时发惊悸，筋惕搐弱，神志不宁，荣卫壅滞，头目昏眩，胸高痞塞，咽嗌不利，肠胃燥涩，小便溺闭，筋脉拘急；肢体痿弱，暗风痫病；小儿急慢惊风；肝移热于肺，咳嗽而两肋痛，多怒脉弦者。

（4）功效：宣通血气，调顺阴阳，泻火通便。

（5）加减：证见目赤胁痛者，加菊花、柴胡，以疏肝明目；小便短涩刺痛者，加木通、生地黄，以清热养阴；肝火旺盛高血压者，加天麻、钩藤，以平肝熄风。

（6）用法用量：上为末，炼蜜为丸，如小豆大，小儿如麻子大。每服20丸，生姜汤送下，兼服防风通圣散。忌发热诸物，非实火者不可轻投。

（7）临床应用：现代本方可用于治疗高血压偏于有肝胆实火者。

5.天麻钩藤饮

（1）组成：天麻、栀子、黄芩、杜仲、益母草、桑寄生、夜交藤、朱茯神、川牛膝、钩藤（后下）、石决明（先煎）。

（2）方源：《中医内科杂病证治新义》。

（3）主治：肝经有热，肝阳偏亢，头痛头胀，耳鸣目眩，少寐多梦；或半身不遂，口眼㖞斜，舌红，脉弦数。

（4）功效：平肝降逆，镇静精神，降压缓痛，清热化痰，平肝潜阳。

（5）加减：重症者，可易决明为羚羊角，则药力益著；若进入后期血管硬化之症，可酌入槐花、海藻。

（6）用法用量：水煎，分2～3次服。

（7）临床应用：本方是治疗肝阳偏亢、肝风上扰的有效方剂。以头痛，眩晕，失眠，舌红苔黄，脉弦为证治要点。

6.镇肝熄风汤

（1）组成：怀牛膝、生赭石（轧细）、川楝子（捣碎）、生龙骨（捣碎）、生牡蛎（捣碎）、生龟甲（捣碎）、生杭芍、玄参、天冬、生麦芽、茵陈、甘草。

（2）方源：《医学衷中参西录》。

（3）主治：类中风，头目眩晕，目胀耳鸣，脑部热痛，心中烦热，面色如醉，时常噫气，肢体渐觉不利，口角渐形㖞斜；甚或眩晕颠仆，昏不知人，移时始醒；或醒后不能复原，脉弦长有力者。

（4）功效：镇肝熄风，滋阴潜阳。

（5）加减：心中热甚者，加生石膏；痰多者，加胆南星；尺脉重按虚者，加熟地黄、山茱萸；大便不实者，去龟甲、赭石，加赤石脂。

（6）用法用量：水煎服。

（7）临床应用：高血压、血管性头痛等，属肝肾阴亏，肝阳上亢者，均可加减应用。本方为治疗类中风的常用方剂。无论中风前后，如辨证为阴亏阳亢，肝风内动者，均可应用。以头目眩晕、脑部胀痛、面色如醉、心中烦热、脉弦长有力为证治要点。

7.建瓴汤

（1）组成：生龙骨、生地黄、生牡蛎（捣细）、怀牛膝、生怀山药、生赭石（轧细）、生杭芍、柏子仁。

（2）方源：《医学衷中参西录》。

（3）主治：肝阳上亢，头目眩晕，目胀耳鸣，心悸，多梦失眠，脉弦硬而长。

（4）功效：镇肝熄风，滋阴潜阳。

（5）加减：气虚，加人参、白术；血虚，加当归、黄芪。若大便不实者去赭石，加莲子（去心）。若畏凉者，以熟地黄易生地黄。

（6）用法用量：磨取铁锈浓水，以之煎药。

（7）临床应用：现代医学本方可治疗阴虚阳亢型高血压，症见头晕目眩、面赤耳鸣、心慌失眠、烦躁多怒、头重脚轻，同时有腰膝酸软、舌红无苔、脉弦细者。

8.羚羊角汤

（1）组成：羚羊角、龟甲、生地黄、白芍、牡丹皮、柴胡、薄荷、菊花、夏枯草、蝉蜕、红枣、生石决明（打碎）。

（2）方源：《医醇剩义》。

（3）主治：因于火，肝阳上升，头痛如劈，筋脉掣起，痛连目珠。

（4）功效：壮水柔肝，以息风火。

（5）加减：痰盛壅闭者，去柴胡、夏枯草，加石膏、胆南星，或加远志、石斛却惊定志。

(6)用法用量:上为粗末。每服 5 钱匕,以水 1 盏半,煎至 8 分,去滓,食后温服。

(7)临床应用:现代本方可用于治疗高血压偏于肝阳上亢者。

9.血府逐瘀汤

(1)组成:当归、生地黄、桃仁、红花、枳壳、赤芍、柴胡、甘草、桔梗、川芎、牛膝。

(2)方源:《医林改错》。

(3)主治:胸中血瘀,血行不畅;胸痛、头痛日久不愈,痛时如针刺而有定处;或呃逆日久不止,饮水即呛,干呕;或火热内生,心悸怔忡,夜不能睡,夜寐不安;或急躁善怒,入暮潮热;或舌质黯红,舌边有瘀斑;或舌面有瘀点,唇暗或两目黯黑,脉涩或弦紧。

(4)功效:活血祛瘀,行气止痛。

(5)加减:若瘀痛入络,可加全蝎、地龙、三棱、莪术等破血通络止痛;气机郁滞较重,加川楝子、香附、青皮等以疏肝理气止痛;血瘀经闭、痛经者,可酌加丹参、郁金、水蛭等以活血破瘀,消癥化滞。

(6)用法用量:水煎服,每天 1 剂。方中活血化瘀药物较多,孕妇忌用。

(7)临床应用:本方常用于冠心病心绞痛、风湿性心脏病、胸部外伤及肋软骨炎之胸痛,高血压、高脂血症、血栓闭塞性脉管炎、心血管神经症、头晕等属于瘀阻气滞者。

10.半夏白术天麻汤

(1)组成:半夏、白术、天麻、橘红、茯苓、甘草(炙)。

(2)方源:《医学心悟》。

(3)主治:痰厥头痛者,胸膈多痰,动则眩晕;恶心烦闷,气喘短促,心神颠倒,兀兀欲吐,目不敢开,如在风云中,头痛眩晕,身重如山,不得安卧。

(4)功效:平肝化痰,活血通络。

(5)加减:偏于痰热者加竹茹、胆南星等清降痰火。

(6)用法用量:加生姜 1 片,大枣 2 枚,每天 1 剂,水煎分 2 次服。

(7)临床应用:现代医学中多用于治疗肝阳夹痰上扰型高血压,症见头晕而重痛,面色晦暗,四肢倦怠,怵惕恻隐,胸膈满闷,呕吐不思饮食,舌苔白,苔白腻者。

11.当归补血汤

(1)组成:黄芪、当归(酒洗)。

(2)方源:《内外伤辨惑论》卷中。

(3)主治:补气生血。

(4)功效:劳倦内伤,气血虚弱,阳浮于外,肌肤燥热,面红目赤,烦渴引饮,脉洪大而虚,口舌生疮,以及妇人经行、产后血虚发热头痛、产后无乳,或疮疡溃后久不愈合者。

(5)加减:若血虚气弱出血不止者,可加煅龙骨、阿胶、山茱萸以固涩止血。

(6)用法用量:作1服,水2盏,煎至1盏,去滓,空心、食前温服。阴虚潮热者慎用。

(7)临床应用:现代医学可用于治疗肝血亏虚型高血压,症见眩晕,头痛,面红,目赤,烦渴引饮,脉大而虚。

12.当归芍药散

(1)组成:当归、芍药、茯苓、白术、泽泻、川芎。

(2)方源:《金匮要略》。

(3)主治:妇人妊娠或经期,肝脾两虚,腹中拘急,绵绵作痛,头晕心悸,或下肢浮肿,小便不利,舌质淡、苔白腻者。

(4)功效:养血调肝,健脾利湿。

(5)加减:若气郁胁胀者,加柴胡、枳实以疏肝理气;若气郁不食者,加香附、麦芽以行气消食;若气郁有热者,加栀子以清热;若血虚者,加阿胶、熟地黄等以养血补血。

(6)用法用量:上为散。每服方寸匕,酒和服,每天3次。

(7)临床应用:现代运用本方可治疗妇科杂病不孕者;内科杂病如高血压、慢性肾炎、神经衰弱;外科杂病如慢性下肢静脉炎等。

13.大补阴丸

(1)组成:黄柏(炒褐色)、知母(酒浸,炒)、熟地黄(酒蒸)、龟甲(酥炙)。

(2)方源:《丹溪心法》。

(3)主治:肝肾不足、阴虚火旺的骨蒸潮热,盗汗遗精,尿血淋浊,腰膝酸痛;或咳嗽咯血,烦热易饥,眩晕耳鸣,舌红少苔,脉细数等;水亏火炎,耳鸣耳聋,咳逆虚热,肾脉洪大,不能受峻补者;肾水亏败,小便淋浊如膏,阻火上炎,左尺空虚者。

(4)功效:降阴火,补肾水。

(5)加减:若阴虚较重者,可加天冬、麦冬以润燥养阴;阴虚盗汗者,可加地骨皮以退热除蒸;咯血吐血者,加仙鹤草、墨旱莲、白茅根止血凉血。

(6)用法用量:上为末,猪脊髓、蜜为丸。每服 6～9 g,空心盐白汤送下。虽有是证,若食少便溏,则为胃虚,不可轻用。此治阴火炽盛以致厥逆者则可,至内伤虚热,断不可用。

(7)临床应用:现代医学本方常用于甲状腺功能亢进、高血压、肾结核、骨结核、糖尿病的属阴虚火旺者。

(二)从肾论治方

1.六味地黄丸

(1)组成:熟地黄、山茱萸、干山药、泽泻、牡丹皮、白茯苓(去皮)。

(2)方源:《小儿药证直诀》。

(3)主治:肾阴虚,头晕目眩,耳聋耳鸣,腰膝酸软,遗精盗汗,骨蒸潮热,五心烦热,失血失声,消渴淋浊,妇女肾虚,血枯闭经;小儿囟开不合,五迟五软。

(4)功效:滋补肝肾。

(5)加减:若虚火明显者,加知母、玄参、黄柏等以加强清热降火之功;兼脾虚气滞者,加白术、砂仁、陈皮等以健脾和胃。

(6)用法用量:上为末,炼蜜为丸,如梧桐子大。每服 3 丸,空心温水化下。忌萝卜。忌铁器,忌三白。本方熟地黄滋腻滞脾,有碍消化,故脾虚食少及便溏者慎用。阴盛阳衰,手足厥冷,感冒头痛,高热,寒热往来者不宜用。又南方夏季暑热湿气较盛时,宜少服用。

(7)临床应用:现代医学本方常用于高血压、慢性肾炎、糖尿病、肺结核、肾结核、更年期综合征等属肾阴虚弱为主者。

2.金匮肾气丸

(1)组成:干地黄、薯蓣、山茱萸、泽泻、茯苓、牡丹皮、桂枝、附子(炮)。

(2)方源:《金匮要略》。

(3)主治:肾阳不足,腰痛脚软,下半身常有冷感,少腹拘急,小便不利或小便反多,舌质淡胖,脉虚弱尺部沉细,以及痰饮咳喘、水肿脚气、消渴、转胞、久泄、阴疽等属肾中阳气虚衰者。

(4)功效:温补肾阳,引火归元,阴阳双补。暖肾脏,补虚损,益颜色,壮筋骨。补老人元脏虚弱,脐气不顺,固精髓。久服壮元阳,活血驻颜,强志轻身。

（5）加减：若夜尿多者，宜加五味子；小便数多，色白体羸者宜加补骨脂、鹿茸等。

（6）用法用量：上为末，炼蜜为丸，如梧桐子大。每服 15 丸，加至 25 丸，酒送下，每天 2 次。忌猪肉、冷水、生葱、醋物、芜荑；有咽干口燥，舌红少苔等肾阴不足，肾火上炎表现者，不宜使用本方。

（7）临床应用：现代医学中本方常用于高血压偏于肾阳不足者，还用于慢性肾炎、糖尿病、醛固酮增多症、甲状腺功能低下、神经衰弱、更年期综合征等属肾阳不足者。

3.左归丸

（1）组成：大熟地黄、山药（炒）、枸杞、山茱萸、川牛膝（酒洗，蒸熟，精滑者不用）、菟丝子（制）、鹿胶（敲碎，炒珠）、龟甲胶（切碎，炒珠，无火者不必用）。

（2）方源：《景岳全书》。

（3）主治：真阴肾水不足，不能滋养营卫，渐至衰弱，或虚热往来，自汗盗汗；或神不守舍，血不归原；或虚损伤阴；或遗淋不禁；或气虚昏运；或眼花耳聋；或口燥舌干；或腰酸腿软，凡精髓内亏，津液枯涸之证。

（4）功效：壮水之主，培左肾之元阴；填补肝肾真阴。

（5）加减：如真阴失守，虚火上炎者，宜用纯阴至静之剂，于本方去枸杞、鹿胶，加女贞子、麦冬；如火烁肺金，干枯多嗽者，加百合；如夜热骨蒸，加地骨皮；如小便不利、不清，加茯苓；如大便燥结，去菟丝子，加肉苁蓉；如气虚者，加人参；如血虚微滞，加当归；如腰膝酸痛，加杜仲（盐水炒用）；如脏平无火而肾气不充者，加补骨脂（去心）、莲肉、胡桃肉，龟甲胶不必用。

（6）用法用量：每服百余丸，食前用滚汤或淡盐汤送下。上先将熟地黄蒸烂杵膏，炼蜜为丸，如梧桐子大。

（7）临床应用：现代本方常用于高血压、更年期综合征、老年骨质疏松症、闭经、月经量少等属于肾阴不足，精髓亏虚者。

4.右归丸

（1）组成：大熟地黄、山药（炒）、山茱萸（微炒）、枸杞（微炒）、鹿角胶（炒珠）、菟丝子（制）、杜仲（姜汤炒）、当归（便溏勿用）、肉桂、制附子。

（2）方源：《景岳全书》。

（3）主治：元阳不足，或先天禀衰，或劳伤过度，以致命门火衰，而为脾胃虚寒，饮食少进；或呕恶膨胀；或翻胃噎膈；或怯寒畏冷；或脐腹多痛；或大便不实，泻痢频作;或小水自遗,虚淋寒疝;或寒侵溪谷,而肢节痹痛;或寒在下焦而水邪浮肿;阳亏精滑,阳痿精冷。

(4)功效:温补肾阳,填精止遗。

(5)加减:如阳衰气虚,必加人参以为之主,随人虚实以为增减;如阳虚精滑,或带浊便溏,加补骨脂(酒炒);如飧泄肾泄不止,加北五味子、肉豆蔻(面炒,去油用);如饮食减少,或不易化,或呕恶吞酸,皆脾胃虚寒之证,加干姜(炒黄用);如腹痛不止,加吴茱萸(汤泡半日,炒用);如腰膝酸痛,加胡桃肉(连皮);如阴虚阳痿,加巴戟肉、肉苁蓉,或加黄狗外肾,以酒煮烂捣入之。

(6)用法用量:每服百余丸,食前用滚汤或淡盐汤送下。或丸如弹子大,每嚼服 2～3 丸,以滚白汤送下。

(7)临床应用:现代本方常用于高血压、老年骨质疏松症、精少不育等属于肾阳不足者。

5.炙甘草汤

(1)组成:甘草(炙)、生姜(切)、人参、生地黄、桂枝(去皮)、阿胶、麦冬(去心)、麻仁、大枣。

(2)方源:《伤寒杂病论》。

(3)主治:气阴两虚,心悸,脉结代;肺痿,心中温温液液者。

(4)功效:补气血而复脉通心。

(5)加减:方中可加用酸枣仁、柏子仁以增强养心安神定悸之力,或加龙齿、磁石重镇安神;阴虚而热盛者,易人参为南沙参,并减去桂枝、大枣、生姜,酌加知母、黄柏,则滋阴液降虚火之力更强。

(6)用法用量:水煎服,阿胶烊化,冲服。

(7)临床应用:现代医学中本方可用于治疗高血压、风湿性心脏病、冠状动脉粥样硬化性心脏病、功能性心律不齐、病毒性心肌炎等病偏于气阴两虚型者,高血压症见头晕耳鸣,腰酸腿软,心慌气短,胸闷,脉结代者。

6.二仙汤

(1)组成:仙茅、淫羊藿、当归、巴戟天、黄柏、知母。

(2)方源:《妇产科学》。

(3)主治:主妇女月经将绝未绝。周期或前或后,经量或多或少,头眩耳鸣,腰酸乏力,两足欠温,时或怕冷,时或轰热,舌质淡,脉沉细者。肾阳不足,虚火浮越,头晕,头痛,目眩,肢冷,尿频,阳痿,早泄;妇女月经不调。

(4)功效:温肾阳,补肾精,泻肾火,调理冲任。

(5)加减:伴有高血压、性功能减退、抑郁头痛、潮热者,加苏子、丹参、沉香、白薇;抑郁症者,加用菖蒲、夜交藤;纳呆畏寒者,去黄柏,加用干姜;情绪极度抑郁、难以入眠者,加合欢皮、茯神。

(6)用法用量:水煎,分2次服。

(7)临床应用:现代医学本方可用于肾阴、肾阳不足而虚火上炎之更年期综合征,高血压,肾炎,肾盂肾炎,尿路感染,闭经。

7.地黄饮子

(1)组成:熟地黄、巴戟天(去心)、山茱萸、石斛、肉苁蓉(浸酒,焙)、附子(炮)、五味子、官桂、白茯苓、麦冬(去心)、石菖蒲、远志(去心)、生姜、大枣、薄荷。

(2)方源:《黄帝素问宣明论方》

(3)主治:舌体强硬不能言语,筋骨软弱不能行走,患者口干但不思饮,脉象沉、细、弱。

(4)功效:滋肾阴,补肾阳,开窍化痰。

(5)加减:若阴虚而痰热盛,应去除肉桂、附子,加入天竺黄、胆南星、川贝母;若不能行走,且骨节虚热者,加地骨皮、桑枝;兼有气虚,可加党参、黄芪。

(6)用法用量:本证病因是肾中阴阳俱虚,虚火夹痰浊上犯,阻塞窍道。本方中熟地黄、山茱萸滋补肾阴;肉苁蓉、巴戟天温补肾阳;熟附子、肉桂补肾阳且吸纳浮阳;麦冬、石斛、五味子滋阴敛液;石菖蒲、远志、云苓交通心肾,开窍化痰;大枣、生姜、薄荷调和营卫。

(7)临床应用:现代本方常用于晚期高血压、脑动脉硬化、中风后遗症、脊髓炎等慢性疾病过程中出现的阴阳两虚者。

8.天王补心丹

(1)组成:人参(去芦)、茯苓、玄参、丹参、桔梗、远志、当归(酒浸)、五味子、麦冬(去心)、天冬、柏子仁、酸枣仁(炒)、生地黄。

(2)方源:《校注妇人良方》。

(3)主治:阴血亏少,虚烦少寐,心悸神疲,梦遗健忘,大便干结,口舌生疮,舌红少苔,脉细数。妇人热劳,心经血虚,心神烦躁,颊赤头痛,眼涩唇干,口舌生疮,神思昏倦,四肢壮热,饮食无味,肢体酸疼,心怔盗汗,肌肤日瘦,或寒热往来。过劳伤心,忽忽喜忘,大便难,或时溏利,口内生疮者。颤振,脉数而无力。心肾不交,水火不济之遗泄,性机能失常。

(4)功效:宁心保神,益血固精,壮力强志,令人不忘;清三焦,化痰涎,祛烦热,除惊悸,疗咽干,育养心神。

(5)加减:失眠重者可酌加龙骨、磁石以重镇安神;心悸怔忡,可酌加龙眼肉、夜交藤以增强养心安神之功。

(6)用法用量:上为末,炼蜜为丸,如梧桐子大,用朱砂为衣。每服20~30丸,临卧竹叶煎汤送下。方内天冬、麦冬、玄参、生地黄虽能降火,生血化痰,然其性沉寒,损伤脾胃,克伐生气,若人饮食少思,大便不实者,不宜用;忌胡荽、大蒜、萝卜、鱼腥草、烧酒。

(7)临床应用:现代本方可用于神经衰弱、冠状动脉粥样硬化性心脏病、神经分裂症、高血压等偏于心肾阴虚血少者。

9.归脾汤

(1)组成:白术、当归、白茯苓、黄芪(炒)、龙眼肉、远志、酸枣仁(炒)、木香、甘草(炙)、人参。

(2)方源:《严氏济生方》。

(3)主治:思虑伤脾,发热体倦,失眠少食,怔忡惊悸,自汗盗汗,吐血下血,妇女月经不调,赤白带下,以及虚劳、中风、厥逆、癫狂、眩晕等见有心脾血虚者。现代临床常用于血小板减少性紫癜、神经衰弱、脑外伤综合征、子宫功能性出血等属于心脾血虚者。

(4)功效:养血安神,补心益脾,调经。

(5)加减:偏热者,加生地黄炭、阿胶珠、棕榈炭,以清热止血。

(6)用法用量:加生姜、大枣,水煎服。

(7)临床应用:现代医学本方可用于治疗心脾气血两虚型高血压,症见眩晕,健忘失眠,盗汗,体倦食少,面色萎黄,舌淡,苔薄白,脉细弱。

10.真武汤

(1)组成:茯苓、芍药、生姜(切)、白术、附子(炮,去皮)。

(2)方源:《伤寒杂病论》。

(3)主治:脾肾阳虚,水气内停,小便不利,四肢沉重疼痛,腹痛下利,或肢体浮肿,苔白不渴,脉沉;太阳病误汗不解,发热,心下悸,头眩,身体振颤、站立不稳而欲仆倒在地者;少阴病腹痛,自下利者,此为有水气,其人或咳,或呕者。虚劳之人,憎寒壮热,咳嗽下利。治少阴肾证,水饮与里寒合而作嗽。

(4)功效:益阳气,散寒湿。散寒利水,济火而利水。

(5)加减:若咳者,加五味子、细辛、干姜;若小便利者,去茯苓;若下利者,去芍药,加干姜;若呕者,去附子,加生姜。

(6)用法用量:上五味,以水 800 mL,煮取 300 mL,去滓,每次温服 100 mL,每天 3 服。忌酢、猪肉、桃、李、雀肉;暴病之呕即用真武尚不相当。

(7)临床应用:现代本方常用于慢性肾小球肾炎、心源性水肿、高血压、心源性水肿、甲状腺功能低下等属脾肾阳虚,水湿内停者。

11.益气聪明汤

(1)组成:黄芪、甘草、芍药、黄柏(酒制,锉,炒黄)、人参、升麻、葛根、蔓荆子。

(2)方源:《东垣试效方》。

(3)主治:饮食不节,劳役形体,脾胃不足,得内障,耳鸣或多年目暗,视物不能。

(4)功效:令目广大,久服无内外障、耳鸣耳聋之患。又令精神过倍,元气自益,身轻体健,耳目聪明。

(5)加减:如烦闷或有热,渐加黄柏,春、夏加之,盛暑夏月倍之,如脾胃虚去之。

(6)用法用量:上㕮咀。每服9克,水 400 mL,煎至 200 mL,去滓温服,临卧近五更再煎服之。得睡更妙。忌烟火酸物。

(7)临床应用:现代本方可用于治疗高血压等偏于脾胃不足者。

12.补中益气汤

(1)组成:黄芪、人参、甘草(炙)、当归身(酒洗,焙干)、柴胡、陈皮、白术、升麻。

(2)方源:《内外伤辨惑论》。

(3)主治:内伤,喜怒过度,饮食失节,寒温不适,劳役所伤,以致中气不足,阴火独旺,上乘阳分,荣卫失守,气高而喘,身热而烦,短气上逆,鼻息不调,怠情嗜卧,四肢困倦不收,无气以动,亦无气以言。

(4)功效:补元气,泻火邪。

(5)加减:嗽者,黄芪用半,并去人参,不渴者,去葛根;头痛,加蔓荆子,痛甚,加川芎;顶痛、脑痛者,加藁本、细辛;头痛有痰,沉重懒倦者,乃太阴、厥阴头痛,加半夏、生姜;耳鸣目黄,颊颔肿,颈肩臑肘臂外后廉痛,面赤,脉洪大者,加羌活、防风、甘草、藁本,通其经血,加黄芩、黄连,消其肿;咽痛颔肿,脉洪大,面赤,加黄芩、桔梗、甘草;口干、咽干或渴者,加葛根,升胃气上行以润之;心下痞,督闷者,加芍药、黄连；如痞腹胀，加枳实、厚朴、木香、砂仁；如天寒，加干姜；腹中痛，加白芍药(炒)、炙甘草；如恶寒觉冷痛，加中桂(即桂心)；夏月腹中痛，不恶寒，不恶热者，加黄芩、芍药、甘草，以治时热；脐下痛者，加真熟地黄；如胸中滞气，加莲花、青皮，壅滞可用，气促少气者去之；如身体疼痛，乃风湿相搏，加羌活、防风、升麻、柴胡、藁本根、苍术，如病去，勿再服；若大便秘涩，加当归梢；若久病痰嗽者，去人参，冬月加不去节麻黄，秋凉亦加不去根节麻黄，春月天温，只加佛耳草、款花，勿加麻黄；若初病之人，虽痰嗽，不去人参，久病肺中伏火者，去人参，以防痰嗽增益；长夏湿土，客邪大旺，加苍术、白术、泽泻，上下分消其湿热之气；湿热大胜，主食不消，故食减不知谷味，则加曲以消之，加五味子、麦冬，助人参泻火，益肺气，助秋损也，在三伏中为圣药；胁下急或痛，俱加柴胡、甘草、人参；多唾或唾白沫，胃口上停寒也，加益智仁，或胃当心痛，加草豆蔻。

(6)用法用量：水煎，午前稍热服。

(7)临床应用：现代本方可用于内脏下垂、久泻、久痢、重症肌无力、慢性肝炎、高血压等属脾胃气虚或中气下陷者。

13.泽泻汤

(1)组成：泽泻、白术。

(2)方源：《金匮要略》。

(3)主治：饮停心下，头目眩晕，胸中痞满，咳逆水肿。

(4)功效：利水除饮，健脾制水。

(5)加减：如伴呕吐者，加半夏、陈皮以燥湿止呕；兼气虚者，加黄芪、白术健脾益气。

(6)用法用量：上二味，水煎，分温再服。

(7)临床应用：现代临床用于治疗梅尼埃病、颈源性眩晕、高血压、椎-基底动脉供血不足、高脂血症等病见水停心下，清阳不升者。

(三)从心论治方

1.安神定志丸

(1)组成：茯苓、茯神、人参、远志、石菖蒲、龙齿。

(2)方源：《医学心悟》。

(3)主治：主治心胆气虚，心神不宁，症见精神烦乱，失眠，梦中惊跳，怵惕，心悸胆怯，舌质淡，脉细弱。亦治癫痫及遗精。

(4)功效：安神定志，益气镇惊。

(5)用法用量:上药为末,炼蜜为丸,如梧桐子大,辰砂为衣。每服 6 g,开水送下。

(6)临床应用:现代医学本方可用于高血压、心律失常、失眠、焦虑症、梦游症等属于心胆气虚、心神不宁者。

2.开心散

(1)组成:远志、人参、茯苓、菖蒲。

(2)方源:《备急千金要方》。

(3)主治:好忘。

(4)功效:安神、补气、利湿化浊。

(5)用法用量:上四味治,下筛,饮服方寸匕,每天 3 次。

(6)临床应用:现代临床用于治疗痰阻所致的高血压、阿尔茨海默病等病症。

(四)杨传华教授经验方

1.调肝降压方

(1)组成:柴胡 15 g、香附 15 g、佛手 9 g、夏枯草 30 g、栀子 12 g、黄芩 12 g、牡丹皮 15 g、菊花 30 g、双钩藤(后下)30 g。

(2)用法:每天 1 剂,水煎分服。

(3)功效:疏肝理气、清肝泻火。

(4)主治:用于高血压,肝郁化火上炎型,症见眩晕、头痛、面红目赤、急躁易怒、口干口苦、失眠多梦、舌红苔黄,脉弦或数。

(5)方解:方中柴胡、香附、佛手有疏肝、行气、解郁之功,栀子、黄芩合用清肝热火,夏枯草、菊花清肝明目,牡丹皮清热凉血,活血通瘀,钩藤清热平肝,熄风定惊。诸药合用共奏疏肝理气,清肝泻火之效。

2.加味天麻钩藤饮

(1)组成:明天麻 12 g、双钩藤(后入)30 g、石决明 30 g、山栀子 12 g、黄芩 9 g、川牛膝 30 g、炒杜仲 15 g、益母草 30 g、桑寄生 12 g、夜交藤 30 g、茯神 12 g、牡丹皮 15 g。

(2)用法:每天 1 剂,水煎分服。

(3)功效:平肝熄风降逆,清热活血,补益肝肾。

(4)主治:症见眩晕、头痛、急躁易怒,或伴面红、目赤、口干、口苦、便秘、溲赤、舌红苔黄、脉弦数者。

(5)方解:方中天麻、钩藤平肝熄风,石决明咸寒质重,功能平肝潜阳,并能除热明目,与天麻、钩藤合用加强平肝熄风之力;牛膝引血下行,并能活血利水,杜仲、寄生补益肝肾以治本;栀子、黄芩清肝降火,以折其阳亢;益母草合川牛膝、牡丹皮活血祛瘀利水,有利于平降肝阳;夜交藤、茯神宁心安神,诸药合用,共成平肝熄风,清热活血,补益肝肾之剂。

3.补肾和脉方

(1)组成:生黄芪 30 g、黄精 15 g、桑寄生 15 g、淫羊藿 30 g、炒杜仲 15 g、女贞子 15 g、怀牛膝 15 g、泽泻 30 g、川芎 12 g、当归 15 g、地龙 10 g。

(2)用法:每天 1 剂,水煎分服。

(3)功效:补肾益气,活血祛瘀通络。

(4)主治:高血压偏于肾虚者。症见眩晕、头痛、腰酸、膝软、畏寒肢冷,或伴心悸、气短、耳鸣、夜尿频、舌淡苔白或有瘀点瘀斑,脉沉细弱。

(5)方解:方用生黄芪补中益气,与黄精、桑寄生配伍,滋肾填精髓,补肾益气;淫羊藿、炒杜仲滋补肾阳;女贞子,滋补肾阴;泽泻泄肾经之虚火。牛膝引血下行,川芎、当归行气活血,散瘀止痛;地龙活血通络。全方诸药配伍,补肾、泻火、活血通络,三法并举,标本兼顾,补泻结合,通中有补,共奏补肾益气、祛瘀通络之功。

第三章　心系疾病基础

第一节　病因病机

一、病因

(一)六淫外感

在正常情况下,风、寒、暑、湿、燥、火是自然界6种不同的气候变化,人类长期生活在六气交互更替的环境中,对其产生了一定的适应能力,一般不会致病。但在自然界气候异常变化,或人体抵抗力下降时,风、寒、暑、湿、燥、火6种外感病邪就会侵害人体,六气则成为病因,常可诱发心病。六淫之邪,多从肌表外袭,或从口鼻而入,穿卫入营,邪犯于心。风寒湿痹日久,复感外邪,内舍于心,痹阻心脉;或风湿热邪,内侵心脉;温病疫毒,灼伤营阴,或邪毒内扰心神,神明失主。

风为春季的主气。若春季风气太过,风气淫胜,伤人致病。风为阳邪,善动开泄,风为百病之长,凡寒、湿、暑、燥、热诸邪,常依附于风而侵犯人体。风邪侵入,无孔不入,侵害不同的脏腑组织。

寒为冬季的主气。若冬季寒冷太过,寒邪入侵,凝于脉中,胸阳受损,失其温煦,血脉痹阻,"不通则痛",多发为心病。如《素问·痹论》说:"痛者,寒气多也,有寒故痛也。"素体胸阳不足,阴寒之邪乘虚侵袭,亦成胸痹心痛。故孙思邈言:"寒气客于五脏六腑,因虚而发,上冲胸间即胸痹。"

湿为长夏的主气。长夏湿盛,故易感受湿邪。外感湿邪,常易困脾,致脾阳不振,运化无权,水湿停聚,乃生痰湿。湿邪壅盛,内外合邪,上犯心胸,胸阳不展,阻滞心脉,气机不畅,均能导致心系疾病的发生。除常见胸闷、心悸、不寐外,又兼见脘痞、腹胀、纳呆等证候表现。故《济生方·惊悸怔忡健忘门》指出湿邪内扰可见惊悸怔忡,而《金匮要略·胸痹心痛短气病脉证治》中也指胸痹、心痛的共同病机为"阳微阴弦",即胸阳不足为病之本虚,阴寒痰湿偏盛为病之标实。

暑为夏季的主气。暑为阳邪,其性升发,易上扰心神。心通于夏季,若夏季暑热之邪过亢,耗气伤津,热灼心阴,耗损心气,发为心病。轻则可见心烦、尿赤、汗多、口渴等伤暑之症;重则见猝然昏厥、项强、四肢抽搐等重症。

心在五行属火,火热与心相通应,故火热之邪入于营血,尤易影响心神。轻者心神不宁而心烦、失眠;重者可扰乱心神,出现狂躁不安、神昏、谵语等症。故《素问·至真要大论》说"诸热瞀瘛,皆属于火""诸躁狂越,皆属于火"。与火热之邪同类的还有温邪,初起温邪侵袭肺卫,若失治误治,或邪毒壅盛,留而不去,内舍于心,蕴久化热,既能损伤心体,导致心气阴两伤,又可与血搏结,导致血脉瘀滞,表现出心悸、胸闷、心痛、脉律失常等症。故叶天士曰:"温邪上受,首先犯肺,逆传心包。"

风寒湿三邪侵袭人体,使气血凝滞,经络痹阻,合而为痹;心气不足,血脉凝滞而发为脉痹;五脏外合五体,脉痹久不愈,病邪内传于心,复感风寒湿之邪则发为心痹,可见心烦、心悸、气逆而喘、嗳气、恐惧等症。如《素问·痹论》曰:"脉痹不已,复感于邪,内舍于心。""心痹者,脉不通,烦则心下鼓,暴上气而喘,嗌干善噫,厥气上则恐。"心痹既成,一则暗耗气血,使心之气营越发不足,血不养心,心失所养;二则痹阻于心之户牖,畸变后心体胀大。

(二)七情内伤

七情为喜、怒、忧、思、悲、恐、惊7种情志变化,由五脏生理功能所化生,是人体对外界事物不同的情绪反应,《素问·天元纪大论》中说"人有五脏化五气,以生喜怒思忧恐",而《素问·阴阳应象大论》云:"怒伤肝""喜伤心""思伤脾""忧伤肺""恐伤肾",五脏生五志,同时五志又作用于五脏,强烈持久的心理刺激,超出了人体本身生理活动的调节范围,阴阳失调,引起相应脏腑气血功能紊乱。心又是情志的发生之处和主宰者,统领五脏,倍受影响,《类经》曰"心为五脏六腑之大主,而总统魂魄,兼赅意志,故忧动于心则肺应,思动于心则脾应,怒动于心则肝应,恐动于心则肾应,此所以五志唯心所使也"。故精神情志所伤,首伤心神,次及相应脏腑,如《灵枢·口问》说:"心者,五脏六腑之大主也……故悲哀愁忧则心动,心动则五脏六腑皆摇。"故《类经·疾病类·情志九气》对此解释说:"情志所伤,虽五脏各有所属,然求其所由,则无不从心而发。"

一般情况下七情不会导致或诱发疾病,但当七情反应太过,超越了人体生理和心理的适应和调节能力,损伤脏腑精气,导致机能失调,或人体正气虚弱,脏腑精气虚衰,对情志刺激的适应和调节能力低下时,可引发或诱发疾病。七情致病,主要导致脏腑气机失调,而气机失调又可妨碍机体的气化过程,引起精气血津液的代谢失常,从而继发多种病证。气机郁滞日久,可化热化火;气血运行逆乱,亢奋有余,以致火热内生;精血津液输布不畅,产生瘀血、痰饮等病变,从而诱发心系疾病的发生。如《素问·举痛论》说:"余知百病生于气也。怒则气上,喜则气缓,悲则气消,恐则气下,寒则气收,炅则气泄,惊则气乱,劳则气耗,思则气结。"而心病的情绪变化多在喜、思、怒、惊、忧。

(三)饮食失宜

孙思邈云:"安身之本,必资于食。"故饮食是人类赖以生存和维持健康的基本条件,是人体后天生命活动所需精微物质的重要来源。《素问·经脉别论》曰:"食气入胃,散精于肝,淫气于筋。食气入胃,浊气归心,淫精于脉。脉气流经,经气归于肺,肺朝百脉,输精于皮毛。毛脉合精,行气于腑。腑精神明,留于四脏。"由此可见,饮食与脏腑机能密切相关。饮食失宜可影响人体的生理机能,导致脏腑机能失调或损伤正气而发生疾病。饮食失宜还可导致气血不足、食积、聚湿、化热、生痰等病变,引发多种病证,成为主要的致病因素之一。

1.饮食不节

(1)过饥:长期摄食不足、营养缺乏、气血生化乏源者,一方面可因气血亏虚而脏腑组织失养,功能活动衰退,全身虚弱;另一方面又因正气不足,抗病力弱,易招致外邪入侵,继发其他疾病。对心而言,可致心之气血亏虚,心神失养,出现心悸、气短、健忘等症状。

(2)过饱:长期饮食过量,或暴饮暴食,超过了脾胃的受纳运化能力,以致脾胃难于消化转输而致病。若食滞日久,则可郁而化热,聚湿生痰,变生他证,导致气机不畅,痰气交阻,痹阻胸中阳气,出现胸闷、心悸等症。甚者可因营养过剩,发展为消渴、肥胖等病证。消渴日久,阴液耗竭,使血液黏稠,血行不畅,又常形成心脉痹阻等病证。此外,在疾病过程中,饮食过量或进食不易消化的食物,尚可加重原有病情,或导致余邪复起,旧病复发。

2.饮食不洁

由于缺乏良好的卫生习惯,进食腐败变质或被疫毒、寄生虫等污染的食物,肠道受邪,化热内陷,重则毒气攻心,出现心烦躁扰、谵语妄言、神志昏迷等临床症状。《金匮要略·禽兽鱼虫禁忌并治》曰:"秽饭、馁肉、臭鱼,食之皆……六畜自死,皆疫死,则有毒,不可食之。"

3.饮食偏嗜

(1)五味偏嗜:《素问·至真要大论》说:"夫五味入胃,各归所喜,故酸先入肝,苦先入心,甘先入脾,辛先入肺,咸先入肾。"五味分别入五脏以养五脏之气,如果长期嗜好某种性味的食物,就会导致该脏的脏气偏盛,既可引起该脏的机能失调,又可致脏腑之间平衡关系失调而出现他脏的病理改变。例如,嗜食咸味,盐为咸苦而涩之品,苦入心,咸走血,长期服食,克伐心火,殃及血脉,且苦易化燥,耗伤阴血,则使血脉凝涩不通,更易遏阻而病,从而伤及心的功能,故《素问·五脏生成》曰:"是故多食咸,则脉凝泣而变色。"

(2)寒热偏嗜:食物也有寒热温凉的不同性质,若偏嗜寒热饮食,可导致人体阴阳失调而发生某些病变。如偏嗜寒凉之品,久则寒湿内生,诱发胸痹心痛等病证;若偏嗜辛温燥热之品,则致阳气偏亢,心火上炎而发病,故张景岳云:"心本属火,过热则病。"若嗜酒成癖,导致湿热内生,伤及心阴,虚火偏盛,临床出现心烦、心悸、失眠等症状,还可诱发病情复发,甚至猝死。

(3)食类偏嗜:若专食某种食物,或厌恶某类食物而不食,久之导致某些营养物质缺乏,也可发生多种病变。如久食肥甘厚味之品,不仅能损伤脾胃,使脾胃运化失健,胃不主降,脾不主升,致使膏粱厚味之品变生脂浊、痰湿,输注于血脉,蓄聚于脉络之中,导致脉道阻塞狭窄,气血不畅,易致肥胖、胸痹、消渴、中风等病变。

(4)嗜食烟酒:烟草为辛燥之品,长期吸用,易损害肺、心、肝三脏,浊气内入,耗伤气阴,营血暗耗,心脉失主,使原本血脉营气不足之道越发瘀滞不畅,壅塞胸中血脉而发病。酒虽为水谷之精,易酿生湿浊,以致脾胃受损,运化失健,聚湿生痰,上犯心胸清旷之区,胸阳不展,气机不畅,心脉闭阻而发病。

(四)劳逸失度

劳与逸是人体的不同状态,劳逸有节是保证人体健康的必要条件,而劳逸失度则是百病丛生的缘由。起病因为劳者,形神劳损,五脏内伤,调养失宜,发为不足之病证,故曰"劳则气耗";起病因为逸者,形神不用,气机郁滞,奉养过度,发为有余之病证,故曰"逸则气滞"。劳与逸作为一类致病因素,不仅能单独致病,在某些情况下也可相互错杂,相互影响,导致疾病进一步发展。

1.过劳

凡形与神劳伤太过,或二者兼而有之,皆可致五脏精气虚衰,而成虚劳之证。汉·张仲景于《金匮要略·血痹虚劳病脉证并治》首次提出"虚劳"病名,认为虚劳是因劳伤导致的五脏虚损性疾病,故劳倦日久,耗气伤阳,易变生内伤诸病。

2.过逸

适当劳作,气血才能通畅,阳气得以振奋。四体不勤,神机不用,又复奉养过度,因其正气不运,故身体机能多虚弱。

(五)素禀虚弱

不同的人,先天有差异,禀赋有强弱,而禀赋来自父母,即先天人所禀受的"精"与"气"等物质基础,而且还有"神""理"等生命功能。《灵枢·本神》云:"故生之来谓之精,两精相搏谓之神。"先天禀赋不足或遗传因素在发病中起着重要的作用。先天禀赋不足,则气血不充,荣卫不和,精神不济,脏腑功能低下,以致心之本脏失强,一旦受袭,易发为心病。故《灵枢·天年》曰:"以母为基,以父为楯,失神者死,得神者生也……血气已和,荣卫已通,五脏已成,神气舍心,魂魄毕具,乃成为人。"多因于受孕妊娠之时,父母身体虚弱或身心有疾,胎元失养,疾病由生。心为君主之官,先天有亏,气血匮乏,君失所养,则神明无主,易为邪害,如《幼幼集成》说:"禀心气为血脉,心气不足,则血不华色,面无光彩。"又有近亲婚配,使初生儿表现出多种异常,如先天性心脏病等。若于胎中受惊,母伤则胎易堕,子伤则脏气不和,易发痴呆、癫痫等心病,为病多端。

(六)年老体衰

中老年人,肾气自半,精血渐衰,《灵枢·天年》曰:"六十岁,心气始衰,苦忧悲,血气懈惰,故好卧。"故认为,年龄因素也是心病发生的主要因素之一。年过半百,心气不足,血脉失于气之鼓动,则气血运行涩滞不畅,发为胸痹心痛;若心阳不振,脉道失于阳之温煦,或阴寒痰饮乘于阳位,则心脉不利,发为惊悸怔忡;若肾阴亏虚,水火失济,则不能滋养心阴,阴亏则火旺,发为不寐或狂躁;若心肾阳虚,水饮凌心,则心失所养,发为心悸、心水。体虚之人因正气不足,易感受外邪,致血行不畅,故发而为病。

(七)药邪

药物本身是用来治疗疾病的,然而"是药三分毒",用药不当或长期用药,会产生诸多不良反应,即药毒。张景岳曰:"毒药即中药。药,谓草木虫鱼禽兽之类,以能治病,皆谓之毒。"如果药物炮制不当,或用量过大,或配伍不当,或用法不当,非助邪即伤正,一方面可使原有病情加重,或引发新的疾病;另一方面会导致中毒,重者出现昏迷乃至死亡。药物中毒或药量过大,耗伤心气,损伤心阴,甚至损伤心质,引起心悸,如附子、乌头、雄黄、蟾酥、麻黄等,或西药锑剂、洋地黄、奎尼丁、阿托品、肾上腺素等;寒热不辨,补泻误投,则正气受累,心脏功能失调,气血阴阳紊乱,均能引发心动悸、脉结代一类证候。故治病的原理当以药性之偏纠病性之偏。

(八)外伤

外伤既包括机械暴力等外力所致损伤,也包括冷冻、虫兽叮咬等意外因素所致形体组织的创伤。外力损伤,可使肌肉、血脉破损而见局部青紫、肿痛,易形成瘀血,瘀阻于心,血行不畅则胸闷心痛,甚或损伤严重,损及内脏,出血过多,危及生命;冻伤,多为外界阴寒太甚,御寒条件太差,胸阳不振,阴寒之邪乘虚而入,寒凝气滞,胸阳不展,血行不畅,发为胸痹、真心痛;虫兽所伤,多致局部肿痛,有时还可出现头晕、心悸、恶心呕吐等全身中毒症状,甚至昏迷。

二、病机

(一)本脏病机

1.心气、心阳失调

心的阳气,又称为心火、君火,具有温煦和推动作用,能促进人体正常的血液循环和促使心神振奋,进而维持人体正常的生命活动,使之生机不息。若君火虚衰,则温煦、推动功能减退,阴寒内生,则可见迟脉、心水、心悸、无脉症、多寐等病证。《灵枢·邪客》指出:"宗气积于胸中,出于喉咙,以贯心脉,而行呼吸焉。"心气与宗气相互协同,具有推动血液运行至全身的作用,并能协调心气与肺气,连接心之搏动和肺之呼吸吐纳,使心肺得以维持正常的呼吸和循环功能,故心气病变与宗气功能失调密切相关。若宗气不足,不能正常地司呼吸行血脉,则胸闷、心悸、乏力,动则加剧;宗气郁滞,气机紊乱,阴阳气血失调,则胸闷、心痛,病情受情绪影响。心气与营卫之气在生理病理上亦具有密切联系。卫气外固,营阴内守,血脉充盈,心气充足,心阳振奋,心脉乃复。如营卫不和,汗出过多,心液外泄,常损伤心脉,且误汗或发汗过度,耗散营卫,每致心阳受损而见心动悸、脉结代等症。心气、心阳失调在心系疾病中主要表现为各种原因导致心气不足、心阳不振、心阳暴脱等,以虚为主,如心气不足,鼓动脉搏无力,血行迟缓,则可见迟脉;心阳不振,心神失养则心悸;心阳暴脱,寒凝血瘀,血脉不畅则真心痛。与此同时,各种致病因素导致心阳偏盛,或其他脏腑功能失调,致使心阳偏盛,亦为心系疾病的重要病机。因此,心气、心阳失调是心系疾病发生的根本病机之一。

2.心血、心阴失调

心为五脏六腑之大主、心主血脉,《素问·五脏生成》云:"心之合脉也……诸血者皆属于心。"心血有广义、狭义之分。广义心血包括心精、心血(狭义)、心阴,虽功在滋养濡润,但又各有不同。心精,即藏于心中之精,往往溶于心血之内,化生心血。心精是神志活动的物质基础,若各种致病因素耗伤心精,心精不足,不能濡养心神,则可见健忘少寐,惊悸怔忡,神识涣散,悲伤欲哭。狭义心血是指流经于心并行于脉,色赤稠厚者,与西医学的血液相似。心血充足则精神振奋,精力充沛,活动敏捷,神志清楚。若思虑过度,心血暗耗,心血不足,心神失养,脉道不充,则可表现为心悸、不寐、健忘、脏躁、迟脉、无脉等;若情志郁结,气机不畅,气血运行不利,心血瘀阻则可表现为胸痹心痛、真心痛、五脏心痛等。心阴是心气的滋养、宁静、沉降等功能的表达,由心精中属阴的部分所化,能够抑制心火,防止心火亢盛,维持阴阳协调平衡。若情志不遂,肝郁化火,耗伤心阴,心阴不足,虚火上炎,影响心主神志功能,则可见心悸怔忡、虚烦不得寐等。心主一身之血脉,在生理情况下,心脏的功能正常,气血运行通畅,则脉搏节律调匀,和缓有力,否则脉搏便会出现异常改变,如心阳不振或痰湿瘀阻,脉道不利,血液不畅,则可见面色晦暗,唇舌青紫,心前区憋闷和刺痛,脉象迟、结、代、促、涩等。心血、心阴失调在心系疾病中主要表现为心血不足、心阴亏虚、血脉瘀阻、心脉痹阻等。心主脉,各种病理产物如痰湿、湿浊痹阻脉络,血脉不利,亦为心系疾病的重要病机之一。

(二)他脏病机

1.脾胃功能失调

脾胃同居中焦,以膜相连,为"后天之本""气血生化之源"。脾体阴而用阳,喜燥恶湿,以升为健,胃体阳而用阴,喜润而恶燥,以降为和,两者纳化相得,升降相因,燥湿相济。《素问·太阴阳明论》曰:"脾者土也,治中央,常以四时长四脏。"《素问·玉机真脏论》曰:"脾脉者土也,孤脏以灌四傍者也。""持中央,运四旁"就是围绕中央脾胃的特性与生理功能,结合脾胃和其他脏腑、经络、气血、津液等生理病理联系,治疗与脾胃相关的各种疾病。"怡情致,调升降"即和悦情志、调畅气机,强调了肝和脾的关系,治病时注重"怡情致"以调肝,"调升降"以恢复脾升胃降的功能。"顾润燥,纳化常"是从脾胃的特性和生理功能来阐述调理脾胃的方法,"顾润燥"即照顾"脾喜燥恶湿、胃喜润恶燥"的生理特性,"纳化常"即脾主运化和胃主受纳的生理功能,只有脾胃润燥相宜,才能纳化正常。医家认为脾胃失调,纳化失常,或升降失和,或气血亏虚,或心胃同病,是多种心系疾病的重要病理机制。

2.肺、肝胆、肾脏腑功能失调

肺、肝胆、肾脏腑通过经络直接或间接与心脏相连,在生理病理上与心脏存着密切联系。感受外邪、情志失调、久病体虚等各种致病因素导致肺、肝胆、肾脏腑功能失调时,常可波及于心,影响心主血脉和心主神志功能,导致多种心系疾病发生。因此,心肺功能失调、心肝(胆)功能失调、心肾功能失调,亦为心系疾病的常见病理机制。

(三)其他病机

1.痰湿

水湿浸淫,脾土受困,或脾胃纳运功能失调,水液代谢障碍,形成湿证。饮食结构不合理,细粮、高能量饮食比重过大,肥甘厚味太过则伤脾胃。肥厚之品黏腻滞浊易生湿热,甘味性缓使气机滞留,脾胃升降失司,清阳不升,浊阴不降,津液失于散布,聚而成湿。脾胃纳化失常则"脾虚不分清浊,停留津液而痰生"。水谷不能正常化生精微为机体所用,反而酿湿成痰,痰性属阴,为病理产物,乃湿聚所成,非但不能营养机体,反而黏腻滞浊,容易化积,与瘀血并行。痰湿阻碍气机升降,影响气血正常运行,心脉痹阻,血脉不利,则可表现为胸痹心痛;痰湿郁久化热,痰热上扰心神,心神不宁则心悸怔忡、不寐。

2.水饮

水饮的形成乃因外伤寒湿、饮食不节、劳欲久病等致肺、脾、肾三脏的气化功能失调,肺之通调涩滞,脾之转输无权,肾之蒸化失职,津液不得运化输布所致。三脏之中,脾运失司,又首当其冲。因脾阳一虚,水谷精气不能运化,上不能输精以养肺,下不能助肾以制水,必然导致水液停滞中焦,流溢四末,波及五脏。水饮的生成除与脾胃关系密切外,尚与肾的蒸腾气化有直接关系,脾阳根于肾阳,"脾胃之腐化,尤赖肾中一点真阳蒸变",肾之蒸腾气化功能直接影响脾运化水饮的功能;所以《景岳全书·痰饮》认为:"五脏之病,虽皆能生痰饮,然无不由于脾肾。"在临床上,脾肾阳虚,水饮内生,心阳不振,凌心射肺,则致心悸;心肾阳虚,水饮泛溢四肢肌肤,则可表现为心水。

3.瘀血

瘀血是血液运行不畅,阻滞于脉中,或溢于脉外,凝聚于某一局部而形成的病理产物。瘀血为有形之邪,停积体内,不仅丧失了血液的濡养作用,而且常常阻滞气机,导致气机升降失常,可出现血瘀气滞、气滞血瘀的恶性循环。肺失宣肃,心脉血行不畅,可发为肺心痛;由于情志失调、体虚劳倦、六淫邪客等致气血逆乱,肝(胆)功能失调,筋脉失于濡养,心脉挛急而发为肝心痛或胆心痛;肾之阴阳虚损,使心君失于濡养温煦,而致心脉痹阻,则发为肾心痛;各种因素导致脾胃功能受损,脾土受邪、胃气上逆,从而导致心胸憋闷疼痛,发为胃心痛;瘀血阻滞,血脉不利,则可发为无脉症、脉痹。

第二节 常见症状

一、胸痛

(一)定义

胸痛是一种常见症状,其临床意义可大可小,起源于局部轻微损害者,无关紧要,由内脏疾病所致者,则往往有重要意义。但须注意,胸痛的剧烈程度不一定和病情轻重相一致。

中医学认为胸为清阳所聚、心肺所居,心肺又为气血运行的主宰。所以外邪侵袭、情志所伤、痰浊、瘀血或体外创伤等原因均可影响气血流通,不通则痛;各种原因所致的阴阳气血不足,血运无力,经脉滞涩,组织器官失荣亦可引起疼痛,不荣则痛。前者为实痛,后者为虚痛。

胸痛在心血管疾病中极为常见,主要原因在于血脉痹阻不通,不通则痛。因于寒者,多兼有畏寒肢冷,面白等症;因于痰者则兼有胸闷不畅、纳呆、苔腻;因于热者多兼肢体红肿,触之痛甚,遇热痛增,得凉痛减,舌红,脉数;因于湿者或为头重而痛,或为肢体沉重而痛、伴有肢体肿大,舌苔厚腻,脉滑。

(二)临床表现

1.胸痛的部位

(1)胸痹胸痛多为膻中(即上脘之上、胸骨正中之后)的疼痛,甚则痛及左肩背、咽喉、牙齿、左上臂内侧等部位;若胸痛发展为真心痛,则胸痛广泛,但仍以左侧胸前为主。

(2)悬饮、胁痛多位于两胁部,少有引及后背者。

(3)结胸则位于胸胁部或从心下至腹部疼痛。

(4)胸部肌表、骨骼之疼痛,部位多局限于患处固定不移。

(5)胃脘部疾病所致胸痛常位于膻中及上脘部。

2.胸痛的性质

根据疼痛的症状辨疼痛的性质,分为以下5种。

(1)闷痛:胸闷痛,窒息感或如物压,或闷重而痛轻,兼有多痰、多涎、口黏、苔厚,多为痰浊所致。

(2)刺痛:胸痛固定不移如针刺样,兼有舌色紫暗、瘀点瘀斑,多为瘀血所致。

(3)绞痛:疼痛如绞,常因寒冷发作或加剧,兼有手足发凉、畏寒、舌淡苔白滑,多为寒凝所致。

(4)隐痛:心前区隐痛,绵绵不休,兼有气短乏力、舌淡苔白,多为气血不足所致。

(5)灼痛:胸痛如灼而阵发,兼有烦躁、气粗,或兼痰黄稠,口干苦,舌红脉数,多为火邪所致。

以上各种疼痛均可分为实证与虚证。初病、年轻体壮者结合其他实证症状多辨为实证。久病,年老体弱者结合其他虚证症状多辨为虚证。

3.疼痛的持续时间

胸痛可呈阵发性或持续性,疼痛时间长短对于确定疼痛的原因具有重要作用。胸痹心痛为阵发性,一般持续1～5分钟,很少超过半小时。当真心痛发作时,则疼痛持续不解。悬饮胁痛、结胸痛及肌表、骨骼之痛多持续存在,呼吸、咳嗽等运动时疼痛加剧。胃脘痛可呈阵发性或呈持续性,但均较心痛时间长,与饮食相关。

4.伴随症状

胸痹心痛多伴有心悸、惊惕、失眠等。悬饮胁痛多有咳嗽、咳痰等肺系症状。胃脘痛常有嘈杂、嗳气、泛酸等症状。肌表、骨骼之疼痛多伴有压痛或局部红肿热痛等。

(三)分类

根据疼痛的起源,胸痛可概括为下列5类。

1.胸壁皮肤、肌肉、骨骼和神经疾病

急性皮炎、皮下疏松结缔组织炎、带状疱疹、肌炎、肋软骨炎、颈或胸椎疾病、肋间神经痛、创伤等。

2.肺胸膜和纵隔疾病

胸膜炎、胸膜肿瘤、气胸、支气管炎、肺炎、肺梗死、纵隔炎、纵隔气肿和纵隔肿瘤等。

3.心血管疾病

冠状动脉粥样硬化性心脏病(心绞痛、心肌梗死)、肥厚型心肌病、心包疾病(心包炎、心肌梗死后综合征)、胸主动脉瘤、主动脉窦瘤破裂、主动脉夹层动脉瘤和肺动脉高压等。

4.膈肌疾病

膈疝和膈下脓肿等。

5.消化系统疾病

食管炎、消化性溃疡、胆囊炎、胰腺炎、肝瘀等。

二、呼吸困难

(一)定义

呼吸困难是指患者主观上有空气不足或呼吸费力的感觉,而客观上表现为呼吸频率、深度(如呼吸速而浅或慢而深)和节律的改变,患者用力呼吸,可见辅助呼吸肌参与呼吸运动,严重者可呈端坐呼吸及发绀。

(二)临床表现

呼吸困难包括气喘和气短。气喘和气短同属呼吸异常,但气喘以呼吸困难、张口抬肩、甚至不能平卧为特征;气短亦即少气,呼吸微弱而浅促或短气不足以息,似喘而无声,亦无抬肩,但呼为快,如《证治汇补·喘病》曰:"若夫少气不足以息,呼吸不相接续,出多入少,名曰气短,气短者,气微力弱,非喘证之气粗奔迫也。"气喘与气短均有虚实之分,实证之中以寒、热、痰、瘀、水邪为多见,虚证中则以肺脾肾亏虚为关键,因肺主宣气、肾主纳气,共同维系正常气机;而脾胃后天之本,肺肾的正常功能全赖脾胃的供养,又脾主运化,脾虚失运,则痰饮内生,水邪泛发,发为气短、喘促。因此,呼吸困难除气喘、气短的表现之外,往往还兼有寒热、痰瘀、水邪等实证的表现以及肺脾肾亏虚等虚证的表现。

(三)分类

根据主要的发病机理,可将呼吸困难区分为下列 5 种基本类型。

1.肺源性呼吸困难

(1)呼吸道疾病:咽喉壁脓肿、咽喉及气管内异、喉水肿、白喉、喉瘀。

（2）支气管与肺脏疾病。①感染性疾病:急性细支气管炎、急性纤维性支气管炎、肺炎、肺结核。②变态反应性或原因未明疾病:支气管哮喘、职业性哮喘、花粉症、肺嗜酸细胞浸润症、变应性肉芽肿性血管炎、淋巴组织样间质性肺炎。③阻塞性疾病:慢性阻塞性肺气肿、特发性肺纤维化、阻塞性肺不张。④肺血管病变:急性肺水肿、肺栓塞、肺梗死。⑤其他原因:成人急性呼吸窘迫综合征、肺羊水栓塞症、肺泡蛋白沉着症、肝肺综合征、硅肺等。

（3）胸膜疾病:自发性气胸、大量胸腔积液。

（4）纵隔疾病:急性纵隔炎、慢性纤维性纵隔炎、纵隔肿瘤及囊肿、纵隔气肿等。

（5）胸廓运动及呼吸肌功能障碍:各种原因引起的胸廓运动受限、呼吸肌及膈肌麻痹、膈高位等疾病。

2.心源性呼吸困难

充血性心力衰竭、动力不足性心力衰竭、心包积液。

3.中毒性呼吸困难

酸中毒、化学毒物中毒、药物中毒、毒血症。

4.血源性呼吸困难

重症贫血、大出血或休克。

5.神经精神性与肌病性呼吸困难

重症脑部疾病、癔症、高通气综合征、重症肌无力危象。

三、心悸

（一）定义

心悸之名出自《伤寒杂病论》:"伤寒,脉结代,心动悸,炙甘草汤主之。""动即为惊,弱则为悸。"心悸以阵发性反复发作或持续发作为特点,患者自觉心中急剧跳动,或缓慢跳动、惊慌不安,可见脉率参差不齐,并伴有胸闷气短,眩晕不宁,甚而喘促难卧等症状。每因情志波动或劳累过度而发,且常与失眠、健忘、耳鸣等症同时并见。

（二）临床表现

自觉心跳剧烈,心中悸动不安,心脏搏动异常,或快速或缓慢,或忽跳忽止,呈阵发性或持续不解,神情紧张,惊慌不安,不能自主。

伴胸闷不适,心烦寐差,容易激动,气短乏力,神疲懒言,惊恐胆怯及头晕等症;中老年人发作频繁者,可伴有心胸疼痛,甚至喘促,肢冷汗出,或见晕厥。

(三)分类

心悸包括惊悸、怔忡。惊悸、怔忡虽属心悸,但两者亦有区别。惊悸常由外因而成,偶因情绪激动、惊恐、劳累而诱发,时作时辍,不发时一如常人,病来虽速,但全身情况较好,病势浅而发作持续短暂,以实证居多,但也有内虚的因素存在。怔忡每由内因引起,并无外惊,多因久病劳损、脏腑失调而成,终日觉心中悸动不安,稍劳尤甚,病来虽渐,但全身情况较差,病情较为深重,缠绵难愈,以虚证居多。但两者又有密切关系。惊悸日久可发展为怔忡,怔忡患者,又容易受外惊所扰,而使病情加重。惊悸、怔忡两者颇难截然分开,故多一起讨论。本病多发于青壮年,女性多见。

四、晕厥

(一)定义

晕厥是突然发生的短暂的意识丧失状态,突然昏仆、不省人事,或伴四肢厥冷,移时苏醒、醒后如常;重者转为厥脱而见汗出如珠,口开目合,脉微欲绝,甚则一厥不复而亡。厥可转脱,脱必兼厥,二者可单见,亦可同见。

晕厥是一个证候,可见于多种疾病的发病过程中。其总的病机为阴阳失调,气机逆乱、气血运行悖逆。一般而言,本证可分为虚实两个方面:实证者,多由气盛有余,气逆上冲,血随气升或气逆夹痰或暑邪郁冒,致使清窍闭塞,发生晕厥。虚证者,多因气血不足,清阳不展,血不上承,精明失养所致。厥证初发,多为实证,及时治疗,即刻恢复;失治误治,伤阴损阳,耗伤正气,转化为虚证则见阴阳离决之厥脱危候。

引起晕厥的疾病很多,可由严重心律失常、心脏排血受阻、心肌缺血等所致。由于心脏的病变导致心阳虚衰,运血无力或心脉痹阻,血行不畅,心脉、脑神失常之厥脱证,称为心厥或心源性晕厥。从西医角度来讲,是由于心脏输出量减少或心脏停搏,导致脑组织缺血而发生。一般心脏搏动停止5～10秒便引起晕厥,停搏15秒以上便发生晕厥和抽搐。心源性晕厥的严重者成为阿-斯综合征,主要因心脏停搏、心室颤动或扑动,导致急性脑缺血而发生晕厥和抽搐,心脏搏动和脉搏均消失,病情凶险。

发病前多有心脏病史,当厥心痛、胸痹、心力衰竭、心悸等病出现肢厥脉微,血压显著降低,神昏不知时,诊为心厥。其他厥脱症,则无心病史,或原有心病但与此次发病关系不大。

（二）临床表现

1.神志异常

神昏、不省人事,其时较短。

2.肌肤色泽与温觉改变

面色苍白或潮红或青紫或晦暗。

3.多汗

轻者,气短自汗;重者,冷汗淋漓或汗出如珠。亡阳之汗,汗冷而味淡微黏,口不渴喜热饮;亡阴之汗,汗热而味咸,口渴喜冷饮。

4.呼吸变化

气息微弱或气促息粗。

5.脉象

脉细数或浮数而空或微细欲绝或不能触及。

（三）分类

根据发生晕厥的病因大致可分为4类。

1.血管舒缩障碍引起的晕厥

血管迷走神经性晕厥、直立性低血压、仰卧位低血压综合征、晕厥型癫痫、颈动脉窦综合征、舌咽神经痛所致的晕厥、排尿性晕厥、咳嗽性晕厥。

2.心脏病引起的晕厥

阵发性心动过速、阵发性房颤、病态窦房结综合征、高度房室传导阻滞、特发性QT间期延长综合征、主动脉狭窄、先天性心脏病的某些类型、原发性心肌病、心绞痛与急性心肌梗死、左心房黏液瘤、左心房血栓形成、心脏变态反应。

3.血管疾病引起的晕厥

脑动脉硬化、短暂性脑缺血发作、偏头痛、多发性大动脉炎、慢性铅毒性脑病。

4.血液成分异常引起的晕厥

低血糖状态、换气过度综合征、重度贫血、高原性晕厥。

五、水肿

(一)定义

人体组织间隙有过多的液体积聚使组织肿胀称为水肿,以头面、眼睑、四肢、腹背甚至全身水肿等为临床特征的病症,是临床上常见的一种症状。正常情况下,血管和组织之间的液体存在着动态平衡,因而组织间隙无过多的液体积聚。当维持体液平衡的因素发生障碍而出现组织间隙液体的生成大于回收,就可以产生水肿。

中医学认为,人体水液的运行,有赖于脏腑气化,如肺的通调、脾的转运、肾的蒸腾等。反之,由于感受外邪,或劳倦内伤脏气亏虚,或饮食失调,使三焦决渎失职,膀胱气化不利,津液输布失常,导致水液潴留而发水肿。

(二)临床表现

水肿先从眼睑或下肢开始,继及四肢、全身,轻者仅眼睑或足胫水肿,重者全身皆肿,甚至腹大胀满,喘咳倚息,不能平卧,咳吐粉红色泡沫样痰,严重者可见尿闭,恶水少饮,呕恶,口有秽味,齿鼻出血,甚则头痛,抽搐,神昏谵语等危象。伴有身体沉重乏力,心悸气短,动则尤甚,烦躁不安,或见肝脏肿大、颈静脉怒张、口唇、爪甲发绀等。舌质胖淡,舌苔白滑;脉象沉伏,或沉弦或弦滑。

水肿有在心、肝、脾、肺、肾之分,心水多见面浮肢肿,心悸怔忡,乏力气短,动则尤甚;肝水多见腹部水肿,胁肋胀满,嗳气不舒;脾水多见周身水肿,肢体困重,脘腹满闷,纳食不振;肺水多见眼睑水肿,四肢皆肿,恶寒发热,咳嗽气逆;肾水多见面浮肢肿,腰以下为甚,伴腰膝酸软,怯寒肢冷。

水肿有外感和内伤之分,外感常有恶寒、发热、头痛、身痛,脉浮等表证;内伤多由内脏亏虚,正气不足,或反复外感,损伤正气所致。故外感多实,内伤多虚。不过外感日久不愈,其病亦可由实转虚;内伤正气不足,抗病能力下降,也容易导致外感。

凡感受风邪、水气、湿毒、湿热病邪,发病较急,青少年初病,或新感外邪,发为水肿,证见表、热、实证者,多按阳水论治;凡饮食劳倦,房劳过度,年老或体弱之人,正气虚衰,水液潴留,发为水肿者,或久病,起病较缓,病程较长,反复发作,证见里、虚、寒证者,多从阴水论治。心水虽以气虚阳虚为本,但由于阴阳互根,晚期亦可见阳损及阴的情况,阳水日久损伤正气,或阴水复感外邪,因虚致实等均可形成虚实夹杂之证,阴水阳水不能截然分开。

心水的病性为本虚标实。以气虚、阳虚为本,少数患者为气阴两虚或阴阳两虚;以血瘀、水结为标,亦有夹痰浊或外邪束表者。心水的过程中几乎各个阶段都可以伴见瘀血,如胸胁疼痛不适、发绀、舌暗、颈脉怒张等。心水为虚实夹杂之证,应注意邪正关系,辨别标本缓急。

一般而言,阳水属热属实,以邪实为主;阴水属寒属虚,多以正虚为本,邪实为标。临床上除单纯的热证和寒证外,往往是寒热兼夹,较难辨识。

(三)分类

1.按水肿的性质分类

(1)凹陷性水肿与非凹陷性水肿:凹陷性水肿是由于体液渗聚于皮下疏松结缔组织间隙所致;非凹陷性水肿是由于慢性淋巴回流受阻、黏液性水肿等所致。

(2)炎症水肿与非炎症水肿:炎症水肿以局部潮红、灼热、疼痛与压痛为特征,与非炎症水肿不难鉴别。

2.按水肿的范围分类

水肿可分为全身性水肿和局限性水肿,当身体内各部分(主要是皮下组织)的血管组织间隙均有体液积聚时,称为全身性水肿;体液积聚于局部组织间隙中时,称为局限性水肿。发生于体腔内的水肿称积液,如胸腔积液、腹水、心包积液等。一般情况下,水肿这一术语,不包括内脏器官局部的水肿,如脑水肿、肺水肿等。

(1)全身性水肿:水肿的发生与多个脏腑有关,病因也是多方面的。病由感受外邪而来,一般眼睑颜面先肿,继则四肢全身,多为风水相搏,其病在肺。水肿以腰以下为甚,反复消长,劳动后或午后加重,甚则全身水肿,则为脾肾阳虚或心肾气虚、阳虚,水湿内停。水肿若伴心悸、唇紫、脉虚数或结或代,乃水邪凌心,瘀血内阻;若伴喘促、汗出、痰多呈泡沫样、脉虚浮而数,是水邪凌肺,肾不纳气;若伴呕吐不食,脘腹胀满,是水邪滞胃,脾气不运;若伴身颤动、神昏,是水湿之邪内盛,暗耗肝阴,虚风内动;若伴脘腹胀满、畏寒神倦、肢冷面白,是脾肾阳虚,水寒内盛。

西医根据不同的病变脏器,可分为以下几种。①心源性水肿:心源性水肿一般认为是右心衰竭的表现,水肿可自轻度的踝部水肿以至严重的全身性水肿,其先兆往往表现为体重迅速增加。心源性水肿的特点是首先发生于下垂部位,为凹陷性。患者一般有心脏病病史、体征及慢性右心衰竭的临床表现,一般不难确定。②肾源性水肿:肾病性水肿的特点是疾病早期只于早晨起床时发现眼睑或颜面水肿,以后便可发展为全身性水肿,常伴有高血压、蛋白尿、管型尿、血尿表现。③肝源性水肿：由于营养不良与肝功能不全所致的低蛋白血症，是本病发生水肿的一个重要因素。肝硬化在腹水出现之前常先有轻度下肢水肿，其引起水肿的基本原因是水、钠潴留过多。④营养不良性水肿：主要是由于低蛋白血症引起血管内胶体渗透压降低所致。一般给予高热量高蛋白质膳食，水肿不难确诊。⑤其他原因的全身性水肿：如黏液性水肿、经前期紧张综合征、药物性水肿、特发性水肿和其他可见于妊娠中毒症、硬皮病、间脑综合征、血管神经性水肿等。

（2）局限性水肿：主要见于局部静脉、淋巴回流受阻或毛细血管通透性增加所致。如肢体血栓形成导致血栓性静脉炎、丝虫病导致的象皮腿、局部炎症、创伤或过敏等。

六、发绀

（一）定义

发绀是指血中含有过量的还原血红蛋白，致皮肤和黏膜出现广泛的青紫颜色。全身皮肤与黏膜均可出现发绀，但以口唇、舌、口腔黏膜、鼻尖、颊部、耳垂与指/趾末端等部皮肤最为明显。中医属于"血瘀"证范畴。

血液是运行于脉中的红色液体，它是构成人体和维持人体生命活动的基本物质之一。血液的正常运行依赖于五脏功能活动的正常，主要是气的推动和统摄作用，也与津液的功能密切有关，此外还与脉道的畅通和完整性有关。在各种致病因素的作用下，引起血行缓慢或血流阻滞，血液停积于脏腑经络以及皮肤腠理之间，或离经之血停积于内而未能及时消散，或血管痉挛、血栓形成、血管阻塞均可形成瘀血。其中瘀停于皮肤腠理，则可见瘀斑、瘀点，也即发绀。

（二）临床表现

瘀血形成后，因瘀阻部位不同，形成瘀血的原因不同，其病症也有不同。如瘀阻于肢体末端，则见肢端、甲床青紫，重者可形成脱骨疽；瘀阻于局部皮肤，则见局部青紫肿胀；瘀阻于心，可见心悸、胸闷心痛、唇甲青紫或心前区疼痛以及神昏、出汗等，其心痛以刺痛为主，伴见舌暗、脉细涩或结代等。瘀阻于其他脏器，均有相关的表现。

（三）分类

1.中心性发绀

因肺通气或换气功能障碍，或血液在肺内达到正常的氧饱和度，但在流入左心室后混有大量静脉血，如房间隔缺损、室间隔缺损、卢滕巴赫综合征等有相反方向的分流导致。

(1)肺性发绀:包括急性呼吸系统疾病、慢性呼吸系统疾病以及肺血管疾病,如肺动脉硬化、原发性肺动脉高压症、肺淤血、肺动静脉瘘以及大气中氧分压过低所致的发绀。

(2)心源性发绀:包括早显性发绀,如法洛四联症、大血管错位、完全性肺静脉畸形引流、三尖瓣闭锁、永存动脉干、单心室(二房三腔心)。

(3)迟显性发绀:艾森曼格病与艾森曼格综合征、法洛三联症、埃布斯坦综合征合并卵圆孔未闭、先天性肺动脉瓣狭窄。

2.周围性发绀

周围性发绀是由于血液通过周围循环毛细血管时,因血液流速缓慢、淤滞、组织耗氧率增加,致还原血红蛋白增加(达到或超过 6.5％容积),因而产生发绀。这种情况可见于全身性病变或局限性病变。周围性发绀常出现于肢体的下垂部分及周围部位,如肢端与颜面,这些部位是冰冷的;皮肤温暖后,发绀即消失。而中心性发绀为全身性,见于四肢及颜面,也可累及黏膜和躯干的皮肤,这些部位皮肤是温暖的,即使皮肤温暖发绀也不消失。

七、咯血

(一)定义

喉及喉部以下的呼吸道及肺任何部位的出血,由肺及气管外溢,经口而咯出,表现为痰中带血,或痰血相兼,或纯血鲜红,间夹泡沫,均称为咯血。少量咯血有时仅表现为痰中带血,大咯血时血液从口鼻涌出,常可阻塞呼吸道,造成窒息死亡。一旦出现经口腔排血,究竟是口腔、鼻腔、上消化道的出血还是咯血,需要仔细鉴别。咯血主要见于呼吸系统和心血管疾病。

中医学认为,咯血属中医学"血证"范畴,多由肺热壅盛、肝火犯肺及阴虚肺热导致肺络受伤,肺气上逆,或气虚不摄,血溢气道,导致咯血。

(二)临床表现

1.症状与体征

最常见的临床表现为喉痒、咳嗽,咯鲜血或痰中带血,伴或不伴有呼吸困难。两肺可出现局限性、散在的干湿性啰音。日咯血量＜100 mL 为小量咯血,日咯血量在 100～500 mL 的为中量咯血,日咯血量＞500 mL 或单次咯血量＞300 mL 的为大咯血。大咯血主要见于肺结核空洞、支气管扩张症和慢性肺脓肿。

2.伴随症状

因原发病的不同,临床表现各异。如支气管扩张表现为慢性咳嗽、大量脓痰、反复咯血和肺部固定湿性啰音,胸部 X 线检查可见卷发影及双轨征等;肺结核患者常表现为午后低热、盗汗、乏力消瘦、胸部 X 线检查可见结核病灶等,多见于青年男性;肺癌常表现为咯血伴有声嘶、呛咳、体重减轻,胸部 X 线检查见肿块影等,多见于有长期吸烟史中老年男性;咯血同时伴有胸痛、晕厥、呼吸困难者多见于肺栓塞,这类患者多有长期卧床、骨折、外伤、心脏病等病史;年轻女性反复咯血应考虑支气管内膜结核或支气管腺瘤;女性若有伴随月经期出现的咯血则应考虑子宫内膜异位症及绒毛膜癌肺转移;左心衰竭表现为咯粉红色泡沫痰,伴有端坐呼吸,双肺可闻及湿性啰音,心尖部可闻及舒张期奔马律,胸部 X 线检查可见以肺门为中心的蝶翼状阴影;咯血伴全身出血常见于血液系统疾病;咯血患者有疫水接触史者要考虑钩端螺旋体病,有鼠类接触史者要考虑流行性出血热,有生食螃蟹或蝲蛄病史者要考虑肺吸虫病等。

3.大咯血

除原发疾病表现外,还可有呼吸困难和发绀、轻度发热、窒息、失血性休克等征象。

(三)分类

常见的引起咯血的疾病分为以下几类。

1.支气管疾病

常见的有支气管扩张、支气管肺癌、支气管结核和急、慢性支气管炎等;少见的有支气管结石、支气管腺瘤、支气管黏膜非特异性溃疡等。其发病机制主要是炎症、肿瘤、结石致支气管黏膜或毛细血管通透性增加,或黏膜下血管破裂所致。

2.肺部疾病

常见的有肺结核、肺炎、肺脓肿等,较少见于肺淤血、肺栓塞、肺寄生虫病、肺真菌病、肺泡炎、肺含铁血黄素沉着症和肺出血肾炎综合征等。肺炎出现的咯血,常见于肺炎球菌肺炎、金黄色葡萄球菌肺炎、肺炎杆菌肺炎和军团菌肺炎,支原体肺炎有时也可出现痰中带血。在我国,引起咯血的首要原因仍为肺结核。发生咯血的肺结核多为浸润型、空洞型肺结核和干酪样肺炎,急性血型播散性肺结核较少出现咯血。肺结核咯血的机制为结核病变使毛细血管通透性增高,血液渗出,导致痰中带血或小血块;如病变累及小血管使管壁破溃,则造成中等量咯血;如空洞壁肺动脉分支形成的小动脉瘤破裂,或继发的结核性支气管扩张形成的动静脉瘘破裂,则造成大量咯血,甚至危及生命。

3.肺血管及其他循环系统疾病

较常见于二尖瓣狭窄,其次为先天性心脏病所致肺动脉高压或原发性肺动脉高压,高血压病在恶性或急进型高血压导致肺毛细血管破裂也会引起咯血,另有肺栓塞、肺血管炎、肺动静脉瘘、肺淤血等。心血管疾病引起咯血可表现为小量咯血或痰中带血、大量咯血、粉红色泡沫样血痰和黏稠暗红色血痰。其发生机制多因肺淤血造成肺泡壁或支气管内膜毛细血管破裂和支气管黏膜下层支气管静脉曲张破裂所致。

4.其他

血液病(如白血病、血小板减少性紫癜、血友病、再生障碍性贫血等)、某些急性传染病(如流行性出血热、肺出血型钩端螺旋体病等)、风湿性疾病(如结节性多动脉炎、系统性红斑狼疮、Wegener 肉芽肿、白塞病等)或气管、支气管子宫内膜异位症等均可引起咯血。

第三节 常用诊断方法

一、望诊

望诊是医师运用视觉对患者全身和局部的体表情况及排泄物等进行有目的的观察,以了解健康状况,测知病情的一种方法。望全身情况包括望神、色、形、态四个方面,望局部情况包括望头面、五官、颈项、躯体、四肢、二阴及皮肤等,望舌包括望舌质、舌苔等,望排出物包括望分泌物、呕吐物及排泄物等。

(一)望神

神是人体生命活动的总称。神来源于先天之精,又靠后天水谷之精的滋养。故精能生神,神能御精,精足则形健,形健则神旺。望神可以了解精气的盈亏、五脏的盛衰,进而判断疾病的轻重及预后。

1.得神

心血管疾病患者若神志清楚,言语清晰,目光明亮,精彩内含,面色荣润含蓄,表情丰富自然,反应灵敏,动作灵活体态自如,呼吸平稳,肌肉不削,则提示虽有病而正气未伤,病情较轻,病位较浅。

2.失神

心血管疾病患者若见神志昏迷,或语无伦次,或循衣摸床,撮空理线;面色晦暗,目光呆滞,表情淡漠;反应迟钝,动作失灵,强迫体位;呼吸异常,大肉已脱,提示病重正气已伤,脏腑功能衰败,预后不良。

3.假神

心血管疾病患者若面色突见颧红如妆,目光突然转亮,浮光外露;突然声音转亮;突然精神转佳,意识似清;突然索要食物。这是阴不敛阳,虚阳外越的表现,提示脏腑精气耗竭,阴阳即将离决,病情危重。

(二)望面色

医师通过观察患者面部颜色与光泽的变化判断患者健康状况的一种方法。正常人面色因个体特征显现不同主色,随四时变化及生活条件的改变呈现不同客色,但皆红黄隐隐,明润含蓄。而心血管疾病面色可晦暗枯槁;或鲜明暴露,或虽明润含蓄、但不应时应位,或某色独见。临床上五色主病,即青、赤、黄、白、黑5种病色所主的病证。心血管疾病中五色主病具体包括以下内容。

1.青色

青色多见于心血管疾病的心绞痛,心肌梗死之寒证、痛证、瘀血证。寒凝则气滞血瘀,经脉拘急收引,故面色发青,甚至青紫;经脉瘀阻,不通则痛,心阳不振,寒凝气滞,心血瘀阻,以致心胸憋闷剧痛,面色青灰、口唇青紫等。

2.赤色

赤色多见于高血压、感染性心内膜炎之热证。满面通红,多为阳盛之外感发热,或脏腑实热;若两颧潮红娇嫩,则属阴虚火旺的虚热证。热盛则血脉充盈,血色上荣,多见于高血压。心有实热,血脉充盈,面色赤红心悸气促,多见于感染性心内膜炎。

3.黄色

黄色多见于心血管疾病兼见脾虚之证。黄色乃脾虚湿蕴之征象,脾失健运,则水湿内停,气血不能上荣,故面色发黄。

4.白色

白色多见于扩张型心肌病、心力衰竭、心源性休克或心脏骤停之虚证、寒证、脱血、夺气。心气、心阳虚损,无力鼓动气血,血不上荣,常见面色㿠白。

5.黑色

黑色多见于心血管疾病兼见肾虚证、寒证、痛证、水饮和瘀血。肾阳虚衰,阴寒内盛,水饮不化,血失温养,故面色黧黑。心脏病患者面现黑色多为逆证。

(三)望形态

医师通过观察患者形体和神态的变化判断健康状况的一种方法。心血管疾病中,辨证属阳者多欲得凉而恶热,欲得见人,声高气粗,仰面伸足而卧,卧而喜向外,身轻能自转侧。辨证属阴者则欲得温而恶寒,欲闭户处,恶闻人声,神疲喜卧,蜷卧成团,卧而喜向里,身重不能转侧。

临床上,高血压表现为阳证者,多以头晕头痛、急躁易怒、呼吸气粗等为主;心律失常表现为阳证者,多因惊而悸,心率加快,甚则头晕目眩。冠状动脉粥样硬化性心脏病心绞痛表现为阴证者,多以胸痛喜按、遇冷加重、痛而喜温等为主;心功能不全表现为阴证者,多以水肿按之不起、神疲乏力、怕冷喜温、动则气喘等为主,甚则但坐不能卧,卧则胸闷气逆。

(四)望舌

医师通过观察患者舌质和舌苔的变化判断病情。由于舌象是反映体内变化的标尺,它可以客观地反映正气盛衰、病邪深浅、邪气性质及病情进退等,因此可以用于判断疾病转归和预后,进而指导处方遣药。

1.望舌质

望舌质主要包括望舌神、舌色、舌形、舌态4个方面。

(1)舌神:舌质荣润红活,有生气,有光泽,谓之有神,虽病中但预后良好;舌质干枯,无生气,无光泽,谓之无神,多提示有病且预后不良。可见舌神之有无,反映了脏腑、气血、津液之盛衰,关系到疾病预后的吉凶。

(2)舌色:色,即舌质的颜色。一般可分为淡白、淡红、红、绛、紫、青几种。其中淡红舌属正常舌色,其余均为主病之色。①淡白舌:主虚证,寒证或气血两亏。心血管疾病患者若舌质淡白湿润,舌体胖嫩,多为虚寒证,可见于冠状动脉粥样硬化性心脏病、心力衰竭;若淡白光莹或舌体瘦薄,则属气血两亏证,可见于低血压、先天性心脏病、心力衰竭。②红舌:舌色较淡红色深,甚至呈鲜红色,称红舌。若舌色鲜红而起芒刺,或兼黄苔者,多属实热证,可见于高血压、血脂异常、冠状动脉粥样硬化性心脏病;若鲜红而少苔,或有裂纹或光红无苔,则属阴虚内热或气阴两虚证,可见于心肌病、病毒性心肌炎、肺源性心脏病。③绛舌:较红舌更深的红色,称为绛舌。可见于冠状动脉粥样硬化性心脏病血瘀证、病毒性心肌炎阴虚火旺证。④紫舌:舌质紫,即为紫舌。主病有寒热之分。绛紫而干枯少津,可见于感染性心内膜炎热盛伤津证;淡紫或青紫湿润者,可见于冠状动脉粥样硬化性心脏病寒凝血瘀证。⑤青舌:舌色如皮肤上暴露之"青筋",称为青舌。主寒凝阳郁和血瘀。全舌青者,多是寒邪直中肝肾,阳郁而不宣;舌边青者,或口燥但欲漱水不欲咽,是有瘀血。

(3)舌形:是指舌体的形状,包括老嫩、胖瘦、胀瘪、裂纹、芒刺、齿痕等异常变化。①老嫩:心血管疾病患者若舌质纹理粗糙,形色坚敛苍老,属实证;若舌质纹理细腻,形色浮胖娇嫩,属虚证。②胖大:心血管疾病患者若舌淡白胖嫩,舌苔水滑,可见于水肿、心力衰竭脾肾阳虚之证;若舌淡红或红而胖大,伴黄腻苔,可见于心脏瓣膜病脾胃湿热证。③瘦薄:心血管疾病患者若舌瘦薄色淡者,可见于心力衰竭、冠状动脉粥样硬化性心脏病、低血压心律失常之气血两虚证;若瘦薄面色红干燥者,可见于血栓性动脉疾病。④瘀斑:心血管病不兼外感热病时,若见瘀斑舌多为血瘀之证。⑤裂纹:心血管疾病若见淡白舌而有裂纹,多为血虚之证;若淡白胖嫩,边有齿痕而又有裂纹者,则属脾虚湿浸。⑥光滑:舌面光滑无苔,洁如镜面,也称"镜面舌",属胃气将绝的危候。⑦齿痕:心血管疾病若见齿痕舌淡白而湿润,可见于冠状动脉粥样硬化性心脏病、心力衰竭等寒湿壅盛之证;若见淡红而有齿痕,多是脾虚或气虚之证。

(4)舌态:是指舌体的动态,包括强硬舌、痿软舌、颤动舌及歪斜舌等异常变化。①强硬舌:舌体强硬,伸缩不利,舌淡红或青紫,多见于高血压脑病、高血压危象及中风先兆等。②痿软舌:舌体痿软无力,心血管疾病患者若见舌淡而痿,多是慢性心力衰竭等久病气血亏虚所致;久病舌绛而痿,则是高血压、风心病之证。③颤动舌:舌体颤动,多见于高血压脑病、高血压危象等心血管疾病。④歪斜舌:舌体歪斜,多见于脑梗死或脑出血后遗症等。

2.望舌苔

望舌苔主要是观察舌苔的苔色和苔质。

(1)苔色:苔色主要有白苔、黄苔、灰苔及黑苔等。①白苔:心血管疾病不兼表证时,若见舌淡苔白而湿润者,常是里寒证或寒湿证。②黄苔:一般主里证、热证。多见于高血压、血脂异常、病毒性心肌炎。③灰苔:除了主里证、热证,也见于寒湿证。苔灰而润,可见于心力衰竭、肺源性心脏病之寒湿内阻证。④黑苔:或为热极,或为寒盛。若苔黑而燥裂,多为热极津枯,可见于感染性心内膜炎;若苔黑而滑润,多属寒盛阳衰,多为危重之征。

(2)苔质:即苔的形质,分为厚薄、润燥、腐腻、偏全、剥落、消长、真假。①厚薄:心血管疾病见厚苔主病情较重,邪盛入里,或有痰饮湿食积滞。②润燥:润燥可反映体内水分之多少。心血管疾病若见燥苔,提示热盛伤津,阴液亏耗,或阳虚气不化津,津液不上承。③腐腻:腐苔多见于胃中阳热有余,蒸腾食积痰浊。腻苔可见于热盛津伤、痰饮、食积壅滞、阳气被遏所致的高血压、血脂异常。④偏全:全苔主邪气散漫;苔偏舌尖是邪气入里未深;苔偏舌内是表邪虽减,仍有胃滞;苔偏舌中是素有痰饮,或胃有积滞。⑤剥脱:心血管疾病患者若见之,多主胃之气阴两伤。观察剥落苔的消长,可测胃气、胃阴之存亡,判断疾病的预后。⑥消长:心血管疾病若得到正确的治疗后可见舌苔由薄变厚,是疾病向愈的表现,反之是疾病恶化的表现。⑦真假:通过辨舌苔真假,预测心血管疾病的轻重和预后吉凶。

二、闻诊

(一)听声音

健康人的声音,发声自然,音调和谐,刚柔相济。在病理情况下,声音常常发生变异。

1.气喘

心血管疾病多见于左心功能不全,重者表现为夜间阵发性呼吸困难,端坐呼吸,张口抬肩,咳粉红色泡沫痰。

2.咳嗽

咳嗽是肺气上逆而发声,常见于心血管疾病,如风湿性瓣膜病二尖瓣狭窄,常在夜间体力活动时或活动后发生咳嗽;左心功能不全常发生咳嗽。

3.呃逆

心血管疾病中的急性冠脉综合征发病早期,特别是疼痛剧烈时常发生胃肠道症状,有的患者出现顽固性呃逆。疾病晚期若见呃逆频发,则提示胃气衰败,病情危重。

(二)嗅气味

机体在疾病状态下,脏腑功能失调,气血津液代谢失常,常常会产生异常的气味。其中病体或病室气味酸腐臭秽者,多属心血管实热证;气味无臭,或略有腥气者,多属心血管虚寒证;而尸臭恶味,多属脏腑败坏之绝症。

三、问诊

问诊为临床最常用的获得患者疾病信息的方法之一,主要内容包括一般情况、主诉、现病史、既往史、个人生活史、家族史等。询问现在症状常用的有《临床十问歌》:"一问寒热二问汗,三问疼痛四问眠,五问头身不适感,六问耳目七咳喘,八问饮食九问便,十问精性经带变。"可根据患者的具体病情,灵活而有主次地进行询问。

(一)问情志

中医学把人的情志精神活动归纳为"五志""七情",并分属五脏所主。但心主神明,为五脏六腑之大主,故从整体观而言,人的情志活动主要由心所主。询问患者情志异常与否对于了解患者的情绪状态、判断相关心系疾病及时进行心理疏导具有重要意义。问情志主要通过询问患者的主观体验,同时注意观察患者的面部表情、姿势、动作等加以综合判断,并根据情绪反应的强度、持续时间和性质等确定患者是否存在情志的异常。

(二)问主症

1.心悸

心悸是指患者不因受惊吓等外因,而在主观上对心脏搏动感到不适的病证。患者自觉心慌、悸动不安,多伴有心前区不适感,临床表现为心脏搏动增强、心率加快或减慢、心律失常等。多由气虚、血虚、停饮、气滞血瘀等所致。

心悸有阵发与持续发作之别,发作时患者自觉心中跳动、慌乱不安、难以自主,常兼见气短乏力、神疲懒言等症。心悸者常有脉象异常,可见促、结、代、数、疾、迟、涩、细及三五不调等异常脉象。心悸之重者,望诊或触诊虚里跳动,其动应衣。心悸常见于西医学所述的多种疾病导致的心律失常,如心动过速、心动过缓、房性期前收缩或室性期前收缩、心房颤动或扑动、房室传导阻滞、束支传导阻滞、病态窦房结综合征、预激综合征等。

2.心痛

"心痛"之证,最早见于马王堆汉墓帛书《足臂十一脉灸经》。《黄帝内经》中多篇论及"心痛",并有"卒心痛""厥心痛""真心痛"等病名。《金匮要略·胸痹心痛短气病脉证治》专门论及"心痛"证治。在古医籍中"心痛"为脘部和心前区疼痛的统称。①指心绞痛:如《灵枢·厥病》的真心痛、《辨证录》的去来心痛、《医学心悟》的注心痛都包括现代所称的心绞痛。②指胃脘痛:《丹溪心法》中有"心痛,即胃脘痛。"其主要特征是阵发性或转为持续性的胸闷、胸痛、肩背痛,或两臂内侧痛,痛有压榨感。其病位主要在心,但与脾、肾也有关系,是"本虚标实"之证。多因心气不足、邪闭心脉所致,甚者心阳衰微、心脉不通。临床上与西医学的冠状动脉粥样硬化性心脏病心绞痛、心肌梗死相类似,可互相参考。

3.心水

《金匮要略》首发其端,提出"五水"之说,指出因五脏病变引起的水肿,分别表现为心水、肝水、脾水、肺水、肾水等证候。其中,"心水者,其身重而少气,不得卧,烦而躁,其人阴肿。"明确论述了心水的特征为身体沉重,少气息短,不得平卧,烦躁心悸,下肢先肿。但在此之前,《黄帝内经》对心水部分症候已有描述,如《素问·气交变大论》说:"岁水太过,寒气流行,邪害心火。民病身热烦心躁悸,阴厥上下中寒,谵妄心痛,寒气早至,上应辰星。甚则腹大胫肿。"又说:"水病,下为胕肿大腹,上为喘呼不得卧者,标本俱病,故肺为喘乎。"由此可见,《黄帝内经》的论述,除描述了心水的一般症状外,还提出了以下值得深究的问题:①"寒气流行,邪害心火"可引起心水。②由心可影响肺,标本俱病,出现呼吸困难。诸心病,如心痹、胸痹、真心痛、眩晕等,多因心气损伤,气虚血凝,或气滞血瘀,脉道不通,无以运行,血不养心。心脉与肺通,心病及肺,肺脉瘀阻,肺气损伤,司呼吸、主治节、通调水道等功能失调;心脉与肾连,心病及肾,肾主水,水液平衡失调;心郁则肝郁,心病累肝,肝藏血,疏泄障碍。即如《素问·大奇论》所谓"肝满肾满肺满皆实,即为肿",引起水肿、喘咳、胀满(肝大)、黄疸,即能引起心水。心水类似于西医学所述的右心衰竭;引起右心衰竭的原因以肺源性心脏病最为常见;也可见于某些先天性心脏病。

4.失眠

失眠又名不得卧、不得眠、不能眠、不寐等,指由阳不入阴,神不归舍,或邪气干扰,神藏不宁所致,是以经常不易入眠,或睡眠浅短易醒,甚至整夜不能入眠为主要表现的神志失藏类病证。《灵枢·大惑论》云:"卫气不得入于阴,常留于阳,留于阳则阳气满,阳气满则阳跷盛,不得入于阴则阴气虚,故目不瞑矣。"失眠可由阴血亏虚,中气不足,心脾两虚,或多痰、停饮等多种因素造成心神不安。其诊断要点:轻者入睡困难,或眠而不酣,或时寐时醒;重者彻夜难眠,常伴有心烦或心悸、多梦易惊醒、健忘、神疲等症状。失眠与西医学所述的神经衰弱、睡眠失调综合征、心血管神经症等相类似。

5.多寐

其特点是不分昼夜,时时欲睡,唤之能醒,醒后复睡。《灵枢·寒热病》说:"阳气盛则瞋目,阴气盛则瞑目。"说明多寐的病理主要由于阴盛阳虚所致,因阳主动,阴主静,阴盛故多寐。其诊断要点为精神不振,时时欲睡,呼之即醒。多寐常见于老年人,如西医学所述的脑动脉硬化、老年痴呆等病患者。此外,肥胖之人睡眠亦多。

6.昏迷

昏迷是突然出现的不省人事、神志不清的急症。中医学认为,昏迷是由元气、元阴耗竭,清窍失养,或因邪热内陷心包,痰浊蒙蔽,阳明腑实,痰热交阻,闭塞清窍所导致。古代文献对昏迷的命名较多,如"神昏""昏厥""昏蒙""昏愦"等。而现代医家多宗"昏迷"之说,且渐趋统一。昏迷的诊断要点为以神志不清、不省人事为特征。以实证多见,多因外感时疫之毒,热毒内攻或内伤脏腑而致头脑受邪,清窍闭塞,神明失用,发为昏迷。症状可突然出现或在疾病过程中逐渐出现。其轻者神志恍惚、谵妄、烦躁不安、表情淡漠与嗜睡;重者昏不知人、呼之不应。患者常有外感热病与内伤杂病史,如中暑、中风、消渴等。西医学认为,昏迷与各种脑病脑炎、肝病、糖尿病酸中毒、尿毒症,以及药物、化学品中毒、电击伤等有关。

7.健忘

健忘是指记忆力减退、遇事易忘的一种病证,这里指的健忘是指后天所得,而非先天的智力发育不全。《黄帝内经》指出,健忘是由于心气虚和肾亏所引起。后世加以补充,认为其与心、脾、肾有关。汪昂说:"人之精与志,皆藏于肾,肾精不足则志气衰,不能上通于心,故迷惑善忘也。"盖心者,君主之官,神明出焉,故曰愁忧思虑则伤心,心伤则喜忘。心藏神志,脾志为思,若思虑过度,或劳心伤神,致心脾两亏,神不守舍,而见健忘。其诊断要点是记忆力减退,遇事好忘。以虚证多见,多因心脾虚损、心肾不交、年迈神衰、痰瘀闭阻所致。健忘很少孤立出现,常兼见心悸、少寐等心脾肾虚证候。健忘多见于西医学所述的神经衰弱、脑动脉硬化等疾病中。

8.烦躁

烦躁是指情绪不宁、急躁易怒、手足动作或行为举止躁动不宁。烦躁可见于内伤、外感诸病,常由火热引起,以实证居多。在精神疾病和很多躯体疾病的发病过程中均可出现烦躁,类似于西医学所述的广泛性焦虑症。

四、切诊

切诊指医师用手对患者体表某些部位进行触、摸、按、压,以获得病情资料的诊察方法。切诊包括脉诊和按诊,其中脉诊为医师用手指触摸患者的脉搏;按诊为触摸按压患者的肌肤、手足、胸腹及其他部位。

(一)脉诊

医师以手指感知患者脉搏的形象,以了解病情,辅助诊断病证的诊察方法。临床上脉诊最常用的方法是寸口诊法,其解剖部位为桡动脉。根据脉象的位、数、形、势四要素,以及与疾病的相关性,可以将脉象大体分为平脉和病脉。

1.平脉

平脉是正常人的脉象,一息四至或五至,不浮不沉,不大不小,三部有脉,从容和缓,柔和有力,节律规整,并随生理活动和气候环境的不同而有相应正常变化。有胃、有神、有根是平脉的特点。平脉随四季气候、地理环境、性别的差异而有相应的生理变化。

2.病脉

疾病反映于脉象的变化为病脉。我国最早的脉学专著《脉经》提出 24 种脉象,后经《诊家正眼》丰富至 28 种。临床上心血管疾病常见的脉象集中表现为 17 种,即浮、沉、迟、数、虚、实、滑、涩、弦、紧、细、微、濡、弱、结、代、促。

(1)浮脉:轻取即得,重按稍减而不空。主病:表证,虚证。心血管疾病兼外感,脉多浮而有力;心血管疾病久病体虚,脉多浮大无力。

(2)沉脉:轻取不应,重按始得。心血管疾病若见脉沉而有力,提示里实;若脉沉而无力,提示脏腑虚弱,正气不足,阳虚气陷。

(3)迟脉:脉来迟缓,一息不足四至。心血管疾病若见脉迟而有力为冷积实证;若迟而无力,多属虚寒之证。

(4)数脉:一息脉来五至以上。心血管疾病患者若见脉数而有力,多为实热;若脉数,按之豁然而空,多为虚热内生。

(5)虚脉:三部脉举之无力,按之空虚。心血管疾病患者若见虚脉提示气血亏虚或脏腑亏虚。

(6)实脉:三部脉举按均有力。心血管疾病患者若见实脉提示邪气亢盛而正气不虚。

(7)滑脉:脉往来流利,如珠走盘,应指圆滑。心血管疾病患者若见滑脉,提示内有痰饮、食滞或实热。正常人、妊娠妇女亦可见滑脉。

(8)涩脉:往来艰涩不畅,如轻刀刮竹。心血管疾病患者若见涩脉,提示脉管不畅,可见气滞血瘀、痰食内阻之证。

(9)弦脉:脉端直而长,如按琴弦。高血压患者常见此脉象。

(10)紧脉:脉来绷急,状如牵绳转索,寒邪内生或疼痛剧烈的急性冠脉综合征、冠状动脉粥样硬化性心脏病心绞痛可见此脉象。

(11)细脉:脉细如线,应指明显。心血管疾病久病气血两虚、诸虚劳损可见此脉象。

(12)微脉:极细极软,按之欲绝,若有若无。心源性休克、心力衰竭可见此脉象。

(13)濡脉:脉浮而细软,可见于心血管各疾病精血亏虚之证。

(14)弱脉:脉象沉而细软,可见于心血管各疾病气血亏虚之证。

(15)结脉:脉来缓而时止,止无定数。心律失常常见此脉象。主病为阴盛气结,寒痰血瘀,症瘕积聚。

(16)代脉:脉来止,止有定数,良久方来。心律失常常见此脉象。主病为脏气衰微,风证,七情惊恐,跌打损伤。

(17)促脉:脉来数而时一止,止无定数,可见于心律失常。

3.脉症顺逆与从舍

临床症状与脉象,一般情况下是脉症相应的,即表证多见浮脉,里证多见沉脉,新病多见实脉,久病多见虚脉,有是症则有是脉。但是,临证时疾病变化十分复杂,亦存在脉与症不相符的情况,如表证反见沉脉,热结腑实而反见脉迟细者。因此,从脉症的相应、不相应来判断疾病的顺逆称为"脉症顺逆"。其中脉症相应者为顺,而脉症不相应者为逆。又如暴病脉来浮、洪、数、实者为顺,反映正气充盛能抗邪;久病脉见沉、微细、弱为顺,说明有邪衰正复之机。反之,若新病脉见沉细、微、弱,说明正气已衰;久病脉见浮、洪、数、实,则表现正衰而邪不退,均属逆证。故而,临床上脉症当有从舍,对于脉症不相应者,必当辨明脉症真假以决定取舍,或舍脉从症,或舍症从脉。

(二)按诊

临床上按诊的应用范围很广,常用的按诊部位包括胸胁、脘腹、肌肤、手足和腧穴等。其中尤以按尺肤和腧穴最具特色。

1.按尺肤

尺肤是从掌后横纹至肘部的手臂内侧肌肤。临床上通过按触尺肤的缓急、滑涩、寒热和肿胀可以辨别病证的性质,尤其适用于小儿。若尺肤热甚,脉象洪滑数盛者,为温热证;尺肤凉,脉象细小者,多为泄泻、少气;按尺肤窅而不起者,为风水;尺肤粗糙如枯鱼之鳞者,为精血亏虚,或脾阳不足,饮水不化之痰饮病。

2.按腧穴

腧穴是脏腑经络之气转输之处,是内脏病变表现于外的反应点。通过腧穴按诊与脉症相参,能对疾病病位的诊断有重要的临床价值。

第四节 治 则 治 法

一、治则

治则是指治疗疾病的基本原则。它是基于中医整体观念和辨证论治理论形成的治疗疾病的准绳,指导着临床确立治法和处方施治。在心血管疾病中常用的中医治则有标本缓急、扶正祛邪、整体论治、三因制宜等方面。

(一)标本缓急

1.急则治其标

心血管疾病出现标急的情况多见于心肌梗死、急性心力衰竭、恶性心律失常及高血压危象等急危重症。若不立即采取针对性救治,则很有可能危及生命。因此,急则治其标的目的是迅速缓解病情,解除疾病进一步恶化的诱导因素,以维持机体正常的生命状态。待危险因素缓解,临床症状改善之后,再依据疾病的病机本质,采取针对性的治疗。

2.缓则治其本

当病情平稳,病势和缓或病程较长时,应当针对疾病本质进行治疗。根据其病因病机,确立基本治则,采取相应的治法方药。心血管疾病中"缓则治其本"多用于冠状动脉粥样硬化性心脏病稳定型心绞痛、慢性心力衰竭、高血压血压控制平稳及心脏的康复治疗。通过综合调理心的气血阴阳,及其与他脏他腑的相关性,能够从本质上缓解或消除心血管疾病的病理改变,从而达到治疗疾病或防止疾病进一步进展的目的。

3.标本兼治

当标本俱急或标本俱缓时应当标本兼治。临床上"治标"与"治本"并不违背,前者针对疾病表现出的外在表象进行治疗;后者则基于病机本质采取治疗措施。通过标本并治,一表一里,更能发挥中医药的临床疗效。

(二)扶正祛邪

1.扶正

扶正是指扶助正气以治疗疾病的原则。通过运用具有扶正培本的药物或其他疗法,并适当辅以营养和功能锻炼等,以增强体质,提高机体的抗病能力,从而祛邪外出,或防御外邪侵袭,恢复机体正常的生理状态。

扶正适用于虚证的治疗,表现为正虚为主而邪实不盛,是"虚者补之"的体现。临床上正虚包括气血阴阳亏虚或脏腑虚损,应该补益相应脏腑的气血阴阳,使之恢复到平衡和谐状态。心血管疾病常见虚证为心气虚、心血虚、心阴虚、心阳虚、肝血虚、肾阴虚及肾阳虚等。例如,心阳虚之心悸,当温补阳气,平心定悸。

2.祛邪

祛邪则是消除邪气的治疗原则。通过使用具有祛邪作用的药物或其他疗法,以祛除致病因素,邪去正安,使机体发挥正常的生理功能。

祛邪适用于实证的治疗,表现为邪实为主而正气未衰,是"实者泻之"的体现。临床上常用祛邪法包括汗法、吐法、下法、清热、利湿、化痰、消导、行气、活血等,根据致病邪气的不同而分别采用不同的具体治法。心血管疾病常见邪实包括瘀血、痰浊、气滞、寒凝及火热等。

3.攻补并用

攻补并用即扶正与祛邪并施。适用于正虚与邪实同时存在,但正虚不甚,邪实不亢的病证。临床运用时需分清正虚邪实的主次关系,灵活运用扶正与祛邪的先后和偏重,根据病情实际情况采用先攻后补、先补后攻和攻补兼施的不同方法。

(三)整体论治

1.调和阴阳

心病者因本虚标实多见,故常常用到补其不足。补其不足指对于阴阳偏衰的病证,采用"虚则补之"的方法予以治疗的原则。病有阴虚、阳虚、阴阳两虚之分,其治则有滋阴、补阳、阴阳双补之别。

此外,心病中有少数是肝阳上亢导致的,需要损其有余。损其有余,又称损其偏盛,是指阴或阳的一方偏盛有余的病证,应当用"实则泻之"的方法来治疗。如抑其阳盛,"阳盛则热"所致的实热证,应用清泄阳热、"治热以寒"的法则治疗。

2.调和气血

心病与气血失调密切相关,常见的有气虚血瘀、气滞血瘀、气血亏虚等。临证要细辨气血之间的关系,酌情调和气血。

3.调和津液

(1)滋补津液:用于治疗津液不足之证。原因是实热伤津,宜清热生津,所以治宜滋阴生津、滋补阴液、敛液救阴,同时尚可对造成津液亏虚的原因采取相应的治法。

(2)祛除水湿痰饮:用于治疗水湿痰饮内停之证。其因水液代谢障碍,其中湿盛者宜祛湿、化湿或利湿;水肿或水臌者,宜利水消肿;痰饮为患者,宜化痰逐饮。多责之肺、脾、肾、肝,故水湿痰饮的调治,从脏腑而言,多从肺、脾、肾、肝入手。

(四)三因制宜

人的生理活动、病理变化、疾病治疗都要考虑季节气候、地域环境及人的体质、年龄等不同因素,针对个体的不同特征予以相应治疗,将此称作"三因制宜",即因时、因地、因人制宜。

二、治法

方随法出,法依证立,临床上根据心血管疾病的常见中医证型,采取相应的治法方药,具体治疗方法包括补益心气、补养心血、滋养心阴、益气养阴、温补心阳、温阳利水、清心泻火等。

(一)补益心气法

1.适应证

该法适用于思虑劳倦,耗伤心气;或先天禀赋不足,心气本虚;或后天失养,气血化源不足;或年高体弱,脏腑功能减退;或久病不愈,耗伤正气等证见心气不足者。心气虚则行血无力,日久可影响肺、脾、肾三脏功能失调,极易出现瘀血、痰浊等病理产物。本证常见于心悸、怔忡、不寐、胸痹、心痛、百合病等疾病。西医学中的冠状动脉粥样硬化性心脏病、心力衰竭、心律失常,以及各种原因所致的心肌病、心血管神经症等证见心气亏虚者,可参考本治法。

2.常用方药

养心汤加减。

3.功能

补益心气,养血安神。

4.常用药

黄芪、党参补脾益气;当归补血养心,与黄芪、人参配伍,以培气生血;茯苓养心安神,以治神志不宁;酸枣仁、柏子仁、远志、五味子补心安神;半夏曲和胃消食,配黄芪、人参补脾和中,以资气血生化之源;桂枝温通血脉而增本方温养之效;川芎调肝和血,且使诸药补而不滞;煎加生姜、大枣更增加益脾和中、调和气血之功。甘草调和诸药,且与参、芪为伍,以增强益气之功。

(二)补养心血法

1.适应证

该法适用于凡劳倦过度,心血耗损过度;或先天禀赋不足,心血亏虚;或后天失养,脾胃虚弱,化源不足;或久病体弱,血液生化无力;或汗出过度,耗伤心营;或长期慢性失血等证见心血不足,营血亏损者。心血亏虚则血脉不充,则不能荣养周身形体、脏腑、官窍等。心血不足,累及他脏,亦可导致脾血不足,或脾气虚弱。引起两脏的功能失调。心血不足,血行不畅,又可引起气滞。心血虚损,演变发展,则又可导致心血暗耗而出现虚火内扰等症。本证常见于心悸、怔忡、不寐、健忘、头晕等病证。西医学中各种器质性心脏病、各种原因导致的贫血、心脏神经症、甲状腺功能亢进、慢性白血病、出血性疾病等证见心血亏虚者,可参考本治法。

2.常用方药

四物汤或归脾汤加减。

3.功能

益气健脾,养血宁心。

4.常用药

当归、熟地黄、川芎养血补血活血;人参、黄芪、白术、甘草甘温之品补脾益气以生血,使气旺而血生;龙眼肉甘温补血养心;茯神、酸枣仁、远志宁心安神;木香辛香而散,理气醒脾,与大量益气健脾药配伍,复中焦运化之功,又能防大量益气补血药滋腻碍胃,使补而不滞,滋而不腻;用姜、枣调和脾胃,以资化源。

(三)滋养心阴法

1.适应证

该法适用于凡思虑劳伤太过,心阴暗耗,心神失养;或五志过极、化火伤阴;或热病伤阴,心阴亏损,阴虚火旺;或年老久病肾阴亏虚,心火亢盛,以致心肾不交者。心阴虚证常见于心悸、怔忡、虚劳、不寐等病证。西医学中各种原因引起心律失常、心肌炎、心血管神经症、甲状腺功能亢进、功能性低热等见心阴虚者,可参考本法论治。

2.常用方药

天王补心丹加减。

3.功能

滋阴清热,养心安神。

4.常用药

生地黄入心能养血,入肾能滋阴,故能滋阴养血,壮水以制虚。天冬、麦冬滋阴清热,酸枣仁、柏子仁养心安神,当归补血润燥,共助生地黄滋阴补血,并养心安神。玄参滋阴降火;茯苓、远志养心安神;人参补气以生血,并能安神益智;五味子之酸以敛心气,安心神;丹参清心活血,使补而不滞,则心血易生;朱砂镇心安神;桔梗载药上行以使药力缓留于上。若心阴虚损,心火偏旺者,加黄柏、栀子、木通等,以清心泻火;若心阴不足,气虚乏力,神疲自汗者,加黄芪、太子参等,以益气养阴;若兼见肾阴亏损,腰酸耳鸣,口干咽燥者,加女贞子、墨旱莲等,以滋养肾阴;若心悸不宁,难以入寐者,加龙骨、合欢皮、夜交藤等,以养心安神。

(四)益气养阴法

1.适应证

该法适用于先天禀赋不足,素体虚弱,心气阴耗伤;或思虑过度,劳伤虚损,耗伤气阴者。常见于心悸、怔忡、胸痹、心痹、不寐、汗证等病证之中。西医学之风湿性心脏病、肺源性心脏病、高血压性心脏病、心力衰竭、心律失常、心血管神经症、甲状腺功能亢进、病毒性心肌炎等证见有气阴两虚者,可参考本治法。

2.常用方药

生脉散加减。

3.功能

益气生津,敛阴止汗。

4.常用药

方中人参甘温,益元气,补肺气,生津液,故为君药。麦冬甘寒养阴清热,润肺生津,故为臣药。人参、麦冬合用,则益气养阴之功益彰。五味子酸温,敛肺止汗,生津止渴,为佐药。三药合用,一补一润一敛,益气养阴,生津止渴,敛阴止汗,使气复津生,汗止阴存,气充脉复,故名"生脉"。《医方集解》说:"人有将死脉绝者,服此能复生之,其功甚大。"至于久咳肺伤,气阴两虚证,取其益气养阴,敛肺止咳,令气阴两复,肺润津生,诸症可平。

(五)温补心阳法

1.适应证

该法适用于心阳虚证,或因心气、心阴大伤,气损及阳,阴损及阳者;或脾阳素虚,不能运化水湿,聚湿成饮,饮邪上逆,损伤心阳;或思虑劳心过度,心阳受损;或久病体弱,脏气虚弱,心阳虚证者。若久病不治,疾病迁延可出现心阳暴脱等危重症。常见于心悸、胸痹、厥心痛、真心痛、虚劳等疾病中。西医学之冠状动脉粥样硬化性心脏病、心肌病、心律失常、心肌梗死、心血管神经症、心力衰竭等证见心阳虚者,可参考本治法。

2.常用方药

桂枝甘草龙骨牡蛎汤加减,或参附汤、四逆汤加减。

3.功能

参附汤功能回阳益气,以汗出如脱,心阳衰微者为宜;四逆汤重在回阳救逆,以四肢厥逆,正虚阳脱者为宜。

4.常用药

桂枝扶助心阳;炙甘草补虚益气;配以牡蛎、龙骨重镇安神。生附子入心、脾、肾经,温壮元阳,破散阴寒,回阳救逆。生用则能速达内外以温热逐寒。干姜温中散寒,助阳通脉。附子与干姜同用,一温先天以生后天,一温后天以养先天,相须为用,相得益彰,温里回阳之力大增,是回阳救逆的常用组合。甘草益气补中。如见失眠,加石菖蒲、酸枣仁、远志;气虚,加党参、黄芪;寒甚,加重桂枝量,也可酌加干姜、熟附子;伴阴虚者,酌加生地黄、麦冬等。综观本方,药简力专,大辛大热,使阳复厥回,故名"四逆汤"。

(六)温阳利水法

1.适应证

该法适用于凡脾肾阳虚,不能运化水液,停聚为饮,上凌于心;或寒饮内停,水饮上逆,上凌心肺者。若疾病演变,可波及肺脾肾,出现脾肾阳虚、心肾阳虚、痰饮阻肺等复杂的病理变化。常见于心悸、怔忡、眩晕、喘证、水肿等病证。西医学中风湿性心脏病、肺源性心脏病、心力衰竭、慢性肾炎、肾病综合征等证见水气凌心者,可参考本治法。

2.常用方药

苓桂术甘汤加减。

3.功能

温阳化饮,健脾利湿。

4.常用药

茯苓甘淡健脾利水,渗湿化饮,既能消除已聚之痰饮,又善平饮邪之上逆。桂枝功能温阳化气,平冲降逆。茯苓、桂枝相合为温阳化气,利水平冲之常用组合。白术健脾燥湿,茯苓、白术相须,为健脾祛湿的常用组合,体现了治生痰之源以治本之意;桂枝、白术同用,也是温阳健脾的常用组合。炙甘草其用有三:一可合桂枝以辛甘化阳,以襄助温补中阳之力;二可合白术益气健脾,崇土以利制水;三可调和诸药,功兼佐使之用。若下肢肿甚,加泽泻、车前子、防己以化气行水;若水气凌心,兼气机不畅,胸闷疼痛者,加瓜蒌皮、枳壳、沉香、檀香等,以宣通气机。若脾肾阳虚冷,小便清长而量多者,加菟丝子、补骨脂、巴戟天等,以温补肾脾肾;正虚阳脱者,宜重用熟附片;若心肺气虚,呼吸急促,不能平卧,汗出肢冷者,加人参、麦冬、五味子、山茱萸等。

(七)清心泻火法

1.适应证

该法适用于凡感受火热之邪,心经热盛;或情志过极化火,耗伤心阴;或饮食偏嗜,嗜食辛辣,致使心火亢盛者。证见心悸阵作,烦热躁动不安,寐多噩梦,目赤面红,口干口苦,舌尖红绛,脉数有力。常见于心悸、不寐、口疮等病证。西医学中之失眠、各种原因导致的心律失常、高血压、口腔溃疡等证见心经热盛者,可参考本证法。

2.常用方药

朱砂安神丸加减。

3.功能

镇心安神、养阴清热。

4.常用药

朱砂甘寒质重,专入心经,寒能清热,重可镇怯,既能重镇安神,又可清心火。黄连苦寒,入心经,清心泻火,以除烦热。生地黄甘苦寒,滋阴清热;当归辛甘温润,补血,合生地黄滋补阴血以养心。炙甘草调药和中,防黄连苦寒、朱砂质重碍胃。

第五节 预防与调护

一、避外邪

(一)概述

外邪指的是风、寒、暑、湿、燥、火 6 种外感致病因素。在正常情况下,风、寒、暑、湿、燥、火被称为"六气",是自然界 6 种不同的气候变化,对机体并无损害,不会使人生病。避外邪,是指避免自然界各种有害人体的因素,使之不影响人体的功能调节,维护机体对外邪的抵抗力,从而达到强身防病、健康长寿的目的。

正如《素问·宝命全形论》所说:"人以天地之气生,四时之法成。"即说明了人依靠天地之间的大气和水谷之气而生存,同时遵从四时生长、收藏的规律而成长发育。

但当气候变化异常、六气变化过快或不及时,或人长期处于寒冷、燥热、潮湿的环境中时,极易使六气成为致病的因素,这时六气便被称为"六淫"。

在引发心血管病的外邪诸因中,尤以寒邪致病最为常见。如《素问·举痛论》说:"寒气客于背俞之脉,则脉泣……其俞注于心,故相引而痛。"又说,"寒气入经而稽迟,泣而不行,客于脉外则血少,客于脉中则气不通,故卒然而痛。"《素问·痹论》中也说:"痛者,寒气多也,有寒故痛也。"

"六淫"虽为心血管病发病的原因,但它属于外因,只有在人体正气不足、阳虚体弱时,外邪才能侵袭致病。如《灵枢·百病始生篇》曰:"夫百病之始生也,皆生于风雨寒暑,清湿喜怒。"而"风雨寒热,不得虚,邪不能独伤人"。

隋代的巢元方在《诸病源候论》中指出:"寒气客于五脏六腑,因虚而发,上冲胸间,则胸痹。"明代的王肯堂在所著的《证治准绳》中说:"心虚则邪干之,故心主包络受其邪而痛也。"

而心气不足或胸阳不振时,再加上寒邪侵袭,就会致使寒凝胸中,胸阳失展,痹阻心脉。或是当突然遇到气候变化,尤其是突然遇冷时,心脉也极易发生拘急挛缩,而引起猝然心痛。《素问·调经论》有云:"寒邪积于胸中而不泻,不泻则温气去,寒独留则血凝泣,凝则脉不通。"

另外,若是酷暑炎热侵犯心脉,亦可耗伤心气,致使血脉运行不畅,引发心痛。

(二)避四时不正之气

严寒、酷暑、大旱、淫湿,此即四时不正之气。四时不正之气致使自然环境急剧变化,大大超过人体的适应能力,人若感之,即易患病。为避免四时不正之气的危害,一方面要经常保养精神,锻炼身体,增强体质,提高机体的适应能力;另一方面则应适时回避,这样才能保持健康。

1.酷暑

夏季气候炎热,也是人体新陈代谢旺盛的时候,如暑邪侵犯人体则会形成中暑之症。暑多挟湿,并可使人生痤疮、痱疹之类病变,故暑邪袭人,必须谨避之。另外,在饮食起居上要注意保阴养阳,阳热亢盛,常使阴气不足,起居上应晚睡早起,顺应自然,保存阴津,摄养阳气。由于晚睡早起,故中午当要午睡以恢复体力。此外,饮食不可贪凉太过,以免肠胃受寒,发生腹泻腹痛等症。

2.严寒

寒为冬季主气,起居宜早卧晚起,运动当去寒就温。冬季室外运动,可增强人的抵抗力,但锻炼时要注意头部、躯干的保暖,并避免在大寒、大风、大雪及雾露中锻炼,尤其注意防止流感的发生。

(三)避疫气

疫气是一类具有强烈传染性的病邪。该病发病急,危害大。根据疫邪致病的特点采取多种措施。严防疫气流行,其具体措施有防止疫气污染环境,隔离疫病患者,加强运动锻炼,提高疫气的抵抗力等。

(四)避雾露

雾露对人体健康有害,亦当注意回避。雾露四季皆有,尤其春季较多。

致病原因:①雾露使空气湿度增大,人若不避,易为湿邪所伤;②雾露有含毒气者,谓之毒雾;③清晨大雾之中,悬浮着地面气层中受凝结的大量小水滴,小水滴中含有大量苯、酚、胺等工业废物,这些有害物质不易畅快散开,也会飘浮在雾露的水汽中,使人发病。因此,在大雾弥漫的早晨和黄昏,不要冒雾远行、运动、劳动,要关窗闭户,防止大雾进入屋内。

(五)避其他有害因素

1.噪声

人类进入工业化以来,噪声越来越多,来源越来越广,对人体的危害也越来越大,除国家政府采取的限制噪声的措施外,个人也应积极加强防护。

2.空气污染

现代科学的发展使空气的污染加大,对人体造成危害,尽量创造良好、清新的空气环境是保证健康的前提。

3.水源污染

重视饮水卫生,不被病原微生物污染,重视地方病区饮水,防止如碘缺乏疾病。

4.不良职业环境

职业人群长期暴露在职业环境中,不良的物理因素,如异常气象条件(如高温、高湿、低温、高气压、低气压)、噪声、振动、非电离辐射、电离辐射等,可对人体产生危害。生活中尽量避免接触各种伤损性命的因素,做好监测和防护,如职业环境监测、生物监测等,做好作业场所通风、照明等,都是避免外邪侵害职业人群的方法措施。

二、调饮食

(一)概述

中医饮食是指在中医理论思想指导下,根据食物的性味、归经、功效,选用能养生、益寿、防病、治病的不同食品,进行辨证施食,从而达到防治疾病、延年益寿、康复身心的治疗方法。其内容主要有饮食调摄和药膳治疗。

饮食的"养""治"结合的特点是中医"治未病"思想的体现。清代曹廷栋云："以方药治已病,不若以起居饮食调摄于未病。""治未病"理论思想包括了"未病先防""已病防变""瘥后防复"三方面内容。其理论提示人们必须调摄、预防于平素健康无病之时,慎防疾病发生;积极及时调治于已病之际,促进疾病早日治愈;而在疾病初愈时,亦应慎为保养,康复正气,防止疾病复发或迁延痼结。通过饮食的调摄,既能提高正气与抗邪能力而预防疾病的发生,又可祛其饮食的致邪因素,进一步防止疾病的蔓延、恶化,是防控心血管疾病的有效措施。而以药膳治疗是积极地对疾病进行干预和治疗,减轻疾病带来的危害,促进机体的康复。饮食康复基于"治未病"的理念,饮食调摄和药膳治疗将预防和治疗融为一体,防中有治,治中有防,以防为治而又用治于防。

(二)饮食调摄

饮食调摄,即注意饮食宜忌,通过多食用对疾病康复有利的食物及少食或不食用对健康有害的食物而建立起来的良好饮食习惯。众所周知,良好的生活方式是健康的重要保证,对疾病的预防和传变也起到重要作用。《素问·上古天真论》曰："食饮有节,起居有常,不妄作劳,故能形与神俱。"指出健康的生活方式是延年益寿的重要条件。生活方式包括了饮食调节和起居活动两方面,而良好的饮食习惯是保证身体健康、预防疾病的首要因素。一旦饮食失常,就容易使人体的脏腑阴阳失衡而导致疾病发生,如张璐《张氏医通·诸血门》所说："饮食起居,一失其节,皆能使血瘀滞不行也。"因此,健康的生活方式需要从饮食调摄开始,这也是心血管疾病患者进行心脏康复需要关注的。

尽量避免食用或少食用加重心血管疾病进展的食品,如高脂肪、高糖类食品及烟酒等。如《饮膳正要》中说："少饮为佳,多饮伤形损寿""饮酒过度,丧生之源。"指出过多摄入酒类伤及身体健康。《灵枢·五味论》说："心病禁咸。"又《素问·五脏生成》提到："多食咸,则脉凝泣而变色。"过食咸味易致血脉病变。现代医学也表明钠的摄入过多,引起体内钠潴留,体液增加,造成组织水肿或血压升高。

死于心血管疾病的人群中,有 3/4 以上归因于吸烟、高血压和高胆固醇血症。吸烟可诱发冠状动脉痉挛,阻碍内皮舒张因子的合成,还可以对血管内膜造成直接损坏。吸烟还可降低 β-受体阻滞剂的抗缺血效果,使急性心肌梗死死亡率倍增。另外,高血压患者体重减少 10%,则可使胰岛素抵抗、糖尿病、高脂血症和左心室肥厚改善。现代医学表明改变不良生活习惯是防治冠状动脉粥样硬化性心脏病的基本措施。通过一或二级预防控制或减少心血管疾病的危险因素,对预防和控制心血管病变、降低总死亡率有重要意义。龚居中《痰火点雪》曰:"如器物已损,必爱恤护持,乃可恒用而不敝……治之愈与不愈,亦在人之调摄何如尔。"其强调了自身调摄的重要性。

多摄取对健康有益的食物,注意膳食结构的平衡及合理的营养搭配。《黄帝内经》也提出食物对于疾病康复有重要的价值,如《素问·五常政大论》所云:"谷肉果菜,食养尽之。"《素问·脏气法时论》也有"毒药攻邪,五谷为养,五果为助,五畜为益,五菜为充"之说。不同的食物都有其不同的性味,而性味与五脏相配,各有所入,"酸入肝,甘入脾,苦入心,辛入肺,咸入肾",根据脏腑盛衰与食物性味之间的关系,利用五味特性补益人体脏腑精气,合理调配膳食营养,可达到养身祛病效果。故《素问·脏气法时论》曰:"心色赤,宜食酸,小豆、犬肉、李、韭皆酸。"《灵枢·五味》也有"心病者,宜食薤"之记载。

(三)药膳治疗

药膳是极具中华民族特色的饮食形式,也是中医学的一种治疗方法。它以中医辨证论治为指导,将中药与具有药用价值的食物配伍,经加工烹饪制成色、香、味、形俱佳的有治疗价值的食品。这种饮食形式由药物、食物和调料三者调配精制而成。它既是美味佳肴,同时又使食用者身体得到滋补调养,利于疾病的康复。同时,药膳饮食在日常生活中还易于普及。因此,成为人们所青睐和喜欢的康复治疗方法。

药膳既营养,又有药效。它汲取了药物之性和食材的味,药借食力,循经入脏,调补功能明显增强,食助药威,患者喜食善用。治疾而不损正气,服药无妨胃气。药物与食物两者相辅相成,相得益彰。药膳具有注重整体、辨证施食的特点,应在综合分析患者体质、健康状况、疾病性质、季节时令、地理环境等多方面情况的基础上,辨其证型,确立相应的食疗原则,而给予适当的药膳治疗。比如胸痹患者,证属寒凝心脉者,宜用薤白汤;证属痰浊闭阻者,宜选茯苓饼。心悸患者,证属气阴两虚者,宜选枸杞黄芪炖鸡;证属心阳不足者,宜用当归生姜羊肉汤。

药膳的种类十分丰富,历代医家对其分类方法也较多,目前一般按功效和品种分为两大类。按功效分类,是以中医治法理论为依据,作用明确,便于辨证选食,为临床所常用,主要有解表药膳、清热药膳、理气药膳、理血药膳等;按药膳品种分类,是以烹饪制作后的成品形态特点为依据,主要有菜肴类、粥食类、糕点蜜饯类、饮品类和其他类。药膳各具特色,应结合患者整体情况经中医辨证选用合适的方子。

另外,还要注意药膳配伍的禁忌。一是药食性能与病证性质或体质不符者,则不宜配用;二是药物之间、食物之间以及药食之间具有相畏、相恶及相反作用者,则不宜配用;三是用膳禁忌,俗称忌口,是指在服用某些药膳时不宜进食某些药食。同时,还可以借鉴和参考现代营养学的饮食配伍禁忌来取长补短。

三、畅情志

情志是人对其所感受到的客观事物是否符合自身需求而产生的内心体验与意志过程。情志活动以感知觉为基础,受禀赋、年龄、文化修养及健康状况的影响。

情志活动与人体五脏功能密切联系,五脏功能正常则情志发生正常,反之,则会出现情志过激、情志淡漠等异常现象。同样,情志的异常还会对五脏功能造成损伤,如情志过激或持续时间过长则使五脏气机失调,出现怒伤肝、喜伤心、思伤脾、忧伤肺、恐伤肾等。五脏生理活动异常可影响人的健康及衰老过程,故医学养生重视情志的调节。

中医所谓的情志,是指七情,即喜、怒、忧、思、悲、恐、惊 7 种情志的变化。如果受到突然或强烈持久的情志刺激,超出了正常生理活动范围,人体气机紊乱,脏腑阴阳气血失调可导致疾病产生。

心主神明,指出心是情志之主宰,统领和协调全身脏腑功能及其精神活动,使人对外界事物能做出正确的判断和反应。情志活动与脏腑病变关系极为密切。人的形体与精神是一个有机的整体,形是神的物质基础,神是形的主宰,形损可伤及神,神伤也可损及形。因此,形全有利于神复,神复也可促进形全。《灵枢·口问》篇有"心者,五脏六腑之主也,故悲哀愁忧则心动,心动则五脏六腑皆摇",指出了情志异常引起气机逆乱,可以导致心脏受累而后波及其他脏腑。

首先,患者对疾病治疗的认知程度会影响患者的配合和精神情绪等方面。因此,需要了解患者心理变化,正确评估其治疗的心理状态,争取患者的信任,建立良好的医患关系。《素问·五脏别论》曰:"凡治病必察其下,适其脉,观其志意,与其病也。拘于鬼神者,不可与言至德;恶于针石者,不可与言至巧。病不许治者,病必不治,治之无功矣。"提出在诊疗疾病中需要考虑患者的情志精神状态,患者对疾病治疗的认识及态度也决定疗效的成败。

其次,心血管疾病患者出现的心理问题往往是患者对自我健康及心脏疾病的错误认识造成的。因此,需要医师通过开导、安抚及暗示等方法,使患者能正确地认识自身疾病或伤残的来龙去脉,纠正不良的情绪,鼓励患者面对现实,增强康复信心,让其积极参与疾病控制,摆脱疾病困扰的心理障碍。如《灵枢·师传》所说"人之情,莫不恶死而乐生,告之以其败,语之以其善,导之以其所便,开之以其所苦",提出医务人员要积极地有礼、有节、有法地给患者进行心理疏导。

另外,还有运用情志相胜的理论,通过医师使用语言和情绪等刺激促使患者产生情志变化,调节脏腑气血的关系,使患者达到心身的康复。所谓情志相胜法,是指以情胜情。其理论出自《黄帝内经》,《素问·阴阳应象大论》有"悲胜怒""恐胜喜""怒胜思""喜胜悲""思胜恐"的论述,经后世医家逐步发展而建立起中医特色的心理学理论体系和治疗方法。历代医书中也有不少医案记载,如《儒门事亲·卷起·内伤形》中记载:"息城司侯,闻父死于贼,乃大悲哭之,罢,便觉心痛,日增不已,月余成块,状若覆杯,大痛不住,药皆无功""戴人至,适巫者在其旁,乃学巫者,杂以狂言以谑病者,至是大笑,不忍回。面向壁,一二天,心下结块皆散。"实践证明,情志相胜是一种能够使患者身心得以康复的有效方法。

四、康复锻炼

(一)概述

运动作为心脏康复核心手段,主要作用是改善心肺功能,提高心脏的生理功能储备。运动可降低患者危险因素,避免今后发生心脏事件,最大限度调动患者潜能,保持乐观、积极的生活方式。中医认为运动多具有疏通气血、畅达经络、调和脏腑等作用。气血通畅离不开适量的运动,《红炉点雪·却病秘诀》所说运动能使"血气循视而不乱,精神内固而不摇,衰者起,萎者愈,疲癃转康健之躯,枯槁回温润之色",指的就是运动促进人体气血运行通畅,全身功能和谐,心主血脉功能正常发挥,心脏搏动正常,脉搏节律调匀,脉象和缓有力,面色红润而有光泽。

运动康复方式以有氧运动为佳,强调运动强度和运动持续性。陶弘景也强调运动需适宜,在《养性延命录·教诫》曰:"体欲常劳……劳无过极。"运动养生的原则是动静平衡,运动不足则气血运行迟滞,脏腑功能衰退;运动太过则耗伤气血,损伤筋骨、内脏,也可致病。只有动静平衡、恰到好处的运动,才可祛病养生。运动锻炼还可以调摄情志,外而历练筋骨,内而修养精气神,形神兼备,阴阳协调,达到形神共养。

此外,康复运动的选择及实现需要以患者的医疗情况、兴趣和目标为依据。中医康复的传统运动具有趣味性和易进行的特点。患者可根据自身情况和兴趣爱好选择能持之以恒、量力而行的锻炼方式。

(二)导引

导引是以肢体运动配合呼吸吐纳的养生方法,通过形态引导气的运行达到张而不紧、松而不懈状态,可舒畅身心,宣导气血。导引术作为重要的传统体育康复法,内容丰富,形式多样。通常有八段锦、五禽戏、太极、易筋经等锻炼方法。《老老恒言·导引》曰:"导引之法甚多,如八段锦、华佗五禽戏、婆罗门十二法、天竺按摩诀之类,不过宣畅气血,展舒筋骸,有益无损。"

1.太极拳

太极拳运动是一种顺应自然的康复医疗方法。它要求呼吸、意识、动作三者紧密结合,达到内外合一、浑然无间的境地。坚持练习太极拳,能协调脏腑,调畅气机,调理阴阳,强壮身体,故有较好的康复医疗作用。临床常用于高血压、心肌梗死、低血压、慢性阻塞性肺疾病、胃下垂、慢性肝炎等患者的康复期。

2.易筋经

易筋经是古代流传下来的一种动功,其动作是仿效古代的各种劳动姿势演化而来,如舂米、载运、进仓、收囤等。本功以形体屈伸、俯仰、扭转为特点,可达"伸筋拔骨"的效用,故称为"易筋经"。它共有 12 个姿势,每个姿势都要求做到力灌全臂,精神内守,心数呼吸,气守丹田。可根据个人身体状况每个姿势练习6～12 次。易筋经具有强筋壮骨、协调脏腑功能、促进气血流通等作用。因本功法有内养外壮之效,故可用于防治各种慢性病,如心脑血管疾病,神经衰弱,急慢性胃肠病,呼吸系统疾病,颈、腰椎疾病等。

3.五禽戏

五禽戏相传由东汉名医华佗模仿动物动作创编而成,用以防病治病、延年益寿。主要包含了熊戏、虎戏、猿戏、鹿戏、鸟戏等 5 种仿生功法。每种功法又各具有不同的动静特点。如练虎戏时表现威武勇猛的神态,练鹿戏时需要体现静谧怡然之神态。五禽戏还重视调息,将五禽动作配合呼吸进行锻炼,动静结合,形神合一。五禽戏既有形体动作,又要求排除杂念,意守丹田及呼吸配合,能调理阴阳,流通气血,扶正祛邪,故对于心血管疾病有较好的康复医疗作用。

4.八段锦

八段锦也是古代传统功法之一,锻炼时躯体四肢的运动与调心、调息相结合,具有动作简单易行,效果显著的特点。其七言要诀:"两手托天理三焦,左右开弓似射雕,调理脾胃须单举,五劳七伤往后瞧,摇头摆尾去心火,两手攀足固肾腰,攒拳怒目增气力,背后七颠百病消。"现代研究表明,这套功法能改善神经体液调节系统的功能,加强血液循环。所以对于心血管疾病的康复,尤其冠状动脉粥样硬化性心脏病的康复大有裨益。

八段锦的功法本身还具有中医康复医疗的功能。如由肝郁气滞引起的胸闷不舒、急躁易怒者,应疏肝理气,宜选用一、二式;脾运失健引起纳呆腹胀、神疲乏力者,宜健脾助运,宜选二、三式;心肾不交引起失眠、心悸者,当交通心肾,宜选五、六式;肝阳上亢引起眩晕、耳鸣者,可平肝潜阳,宜选用四、八式等。总体而言,心脑血管患者以练习前四段为宜。患者在练习过程中,根据自身实际情况可辨证选用相应的术式锻炼。

另外,还有吐纳导引术、导引保健功等,均可作为心血管患者康复运动锻炼的方法。要尽量选择强度小,连续性强的运动方式。

(三)散步

散步是心脏康复患者安全、简单、有效的锻炼方法,散步可以增强心肌收缩,增加心排血量,改善冠状动脉的血液循环。现代研究发现散步还可以对肥胖、高血糖、高血压、高血脂等危险因素有降低作用,对动脉硬化、冠状动脉粥样硬化性心脏病等疾病有很好预防作用。散步养生首见于《黄帝内经》,提倡"春三月……夜卧早起,广步于庭",提出春季适宜进行晨起散步锻炼。从唐·孙思邈在《千金翼方·养性》中对散步养生的推荐,指出散步有"令人能饮食,无百病"的效果,到清代曹廷栋的《老老恒言》列《散步》篇专论,详细论述了散步的意义、时间和方法。无不看出古代医家及养生家对散步养生保健的重视。

《老老恒言》言:"散步者,散而不拘之谓,且行且立,且立且行,须得一种闲暇自如之态",散步作为一种为了锻炼或娱乐而随意行走的运动方式,也是冠状动脉粥样硬化性心脏病康复运动中最基本的运动。散步应为心情愉悦、较为随意放松的状态,但它并不等同于随意走走,若方法不当对心脏康复无帮助,甚至可诱发病情加重。《老老恒言·散步》曰:"春探梅,秋访菊,最是雅事。风日晴和时,偕二三老友搰筇里许,安步亦可当车,所戒者乘兴纵步,一时客气为主,相忘疲困,坐定始觉受伤,悔已无及",强调了散步应量力而行,不得因个人喜好而增加运动量致使身体过度疲累。散步的时间一般可根据季节选择在清晨或傍晚时分;散步地点应选择空气新鲜、环境优美的地方,如庭院、公园或河边等,避免在人烟稀少的地方进行散步锻炼。雷雨天及大雪等恶劣天气避免进行户外散步,选择室内散步方式为主。《千金翼方·养性》曰:"鸡鸣时起……四时气候和畅之日,量其时节寒温,出门行三里二里,及三百二百步为佳,量力行,但无令气乏气喘而已。亲故邻里来访,携手出游百步。"提出散步的时间、天气和强度。

同时,患者需要根据自身病情和体质情况来把握散步的频率、强度、形式、持续时间和进展速度。散步的时间最短不少于 15 分钟,最长不超过 1 小时,一般以 20～30 分钟为宜。散步速度应因人而异,分为中等速度步行和快速步行两种。中等速度的步速为每分钟 110～115 步,每小时 3～5 公里,快速步行每分钟 120～125 步,每小时 5.5～6.0 公里。冠状动脉粥样硬化性心脏病患者一般应采取中等速度。不同类型的冠状动脉粥样硬化性心脏病患者,因年龄、体质状况不同,在开始步行时可根据情况适当地短休 1～2 次,每次 3～5 分钟,以后又循序渐进地增加步行速度和持续时间,直至达到每小时 3～5 千米的速度,步行 30 分钟可休息 5 分钟,每天 2 次。散步过程中要求患者在散步前及散步结束后的即刻、3 分钟、5 分钟各测脉搏 1 次,并做记录,以供制定合理的运动计划时参考。

散步运动还可以有热身期、运动调整期和放松期。《老老恒言·散步》曰:"久坐则脉络滞。居常无所事,即于室内时时缓步盘旋数十匝,使筋骸活动,脉络乃得流通。习之既久,步可渐至千百,兼增足力。"点出了散步先从轻量开始,根据身体情况慢慢增量调整。这种方法也适合心脏疾病患者早期康复。对于户外远行锻炼患者,需要有人陪护,返回时选择交通工具,以免运动强度过度,并且需要及时的休息调理。《老老恒言·散步》曰:"偶尔步欲少远,须自揣足力,毋勉强,更命小舟相随,步出可以舟回,或舟出而步回,随其意之所便。既回,即就便榻眠少顷,并进汤饮以和其气。"

(四)劳动

劳动主要指体力劳动。古代养生家提倡"小劳",即不觉疲劳,或稍感疲劳,休息后可恢复。如《保生要录》曰:"养生者,形要小劳,无至大疲。故水流则清,滞则浊。"《千金要方·道林养性》曰:"养性之道,常欲小劳,但莫大疲及强所不能堪耳。"足见古代医家对小劳早有深刻的认识。中医认为劳动具有调节情志、舒通气血、舒筋健骨等功效。对于心血管疾病患者来说,适当地参加体力劳动有利于促进机体康复和心理健康。古代养生家重视在日常生活中进行劳动锻炼身体。《老老恒言·消遣》中"拂尘涤砚,焚香烹茶,插花瓶,上帘钩,事事不妨亲身之,便时有小劳,筋骸血脉,乃不凝滞",就指出了适当的日常生活劳作可有助于气血运行,筋脉活络。

心血管疾病患者在参加体力劳动前,进行康复运动评估判断自身的运动能力,制定合理的劳动康复计划。劳动康复方式:①日常生活型的家务劳动,如淋浴、穿衣、整理床铺、简单清洁房间等,适合于急性心梗早期心脏康复的患者;

②缝纫及雕刻类的技巧性劳动,如轻木工类、工艺美术类、轻度机械性活动等,对于一般的心脏疾病患者较为适宜;③栽培种植类的田艺劳动,如养花种菜、浇水刨土等,适宜心脏耐受程度较高或较重体力时心脏活动不受限制的患者。

劳动康复方式和内容丰富多样,需因地、因时、因人而异来制定个体化运动方案,不能一概而论。人的生活环境不同,体质状况不一,四季的气候变化差异,患者应选用合理的劳动内容和方式进行康复锻炼。如春夏季节,多从事户外劳动;而秋冬季节,室内或庭院劳动较适宜。体弱气虚或老年患者,劳动强度应较小;而中年或体质较好患者,其劳动强度可适当增大。生活于郊区或农村患者,可进行力所能及的田园劳动;而生活于市区的患者,则可进行养花植草等劳动。

另外,患者在劳动创造中收获了勤劳的精神品质和生活创造的乐趣。这对患者实现回归社会有重要价值。

第四章 高 血 压

第一节 概 述

一、定义

高血压是以体循环动脉压力升高为主要临床表现的心血管综合征,分为原发性高血压和继发性高血压。继发性高血压是指由某些确定病因或疾病引起的血压升高,约占所有高血压的5%。高血压是心脑血管疾病的危险因素之一,常与其他危险因素共存,可导致心、脑、肾等重要器官损伤,最终可导致这些器官功能衰竭。

中医学中没有对高血压这一概念,根据其发病特点及临床表现,可归属中医"眩晕""头痛""风眩头风"等范畴。此外高血压的其他症状,如心悸、失眠、肢体麻木等在历代中医文献中亦有丰富的记载。因而通过研究中医学中眩晕和头痛等症候,就可以阐明中医对高血压的认识。

眩晕是目眩和头晕的总称。目眩即眼花或眼前发黑,视物模糊;头晕即感觉自身或外界景物旋转,站立不稳。二者常同时并见,故统称为"眩晕"。早在《黄帝内经》时代即有眩晕的论述,如谈及眩晕的病机,《灵枢·海论》说:"髓海不足,则脑转耳鸣,胫酸眩冒";《素问·六元正纪大论》则指出:"木郁之……甚则耳鸣眩转"。此后,刘完素认为本病的发生是因为风火,有"风火皆属阳,多为兼化,阳主乎动,两动相搏,则为之旋转"的论述。朱丹溪则认为与痰有关,有"无痰不作眩"之说,提出治痰为先的方法。张介宾则认为虚是眩晕发生的主要原因,他指出:"眩晕一证,虚者居其八九,而兼火兼痰者,不过十中一二耳",强调"无虚不作眩",治疗时"当以治虚为主"。

头痛是临床最为常见的症状之一,其表现也不尽一致。在中医学中,头痛又分为许多种类型,如汉代张仲景《伤寒杂病论》以经络分头痛,有太阳、阳明、少阳、厥阴头痛,其中少阳头痛与高血压引起的头痛类似。金元时期,李东垣将头痛分为内伤头痛和外感头痛,据症状和病因之不同,又进一步分为伤寒头痛、湿热头痛、偏头痛、真头痛、气虚头痛、血虚头痛、气血俱虚头痛和跌逆头痛等,并补充了太阴头痛和少阴头痛,治疗上开始了头痛分经用药。此外,明代王肯堂对头痛病因和病机的阐发,清代叶天士对头痛证治的经验,使中医对头痛一症认识的发展都起了很大的作用。

二、分类

在高血压的分类方面,有许多种划分法。如根据病因可将高血压分为原发型和继发型高血压;以年龄分可分为青少年高血压、老年高血压等;以发病的急缓程度可分为急进型和缓进型高血压。临床常根据病因对其进行分类。

(一)原发型高血压

原发性高血压是指以血压升高为主要临床表现的一种疾病,占高血压患者的 $80\%\sim90\%$。患者多在 $40\sim50$ 岁发病,早期患者可无症状,可能在体检时发现。少数有头痛、头晕眼花、心悸及肢体麻木等症状。晚期高血压可在上述症状加重的基础上引起心、脑、肾等器官的病变及相应症状,以致发生动脉硬化、脑血管意外、肾脏病,并易伴发冠状动脉粥样硬化性心脏病。临床上只有排除继发性高血压后,才可诊断为原发性高血压。原发性高血压的发病机理尚未完全明了,一般认为,高级神经中枢功能失调在原发性高血压的发病过程中占主导地位。外界环境及内在的不良刺激引起强烈、反复、长时间的精神紧张及情绪波动,导致大脑皮质兴奋与抑制过程失调,皮质下血管舒缩中枢功能发生紊乱,血管收缩中枢及交感神经兴奋性增强,引起全身细小动脉收缩,外周血管阻力增高,血压也随之升高。长此下去,小血管出现营养障碍,加之脂类的沉积,逐渐发生广泛的小动脉硬化。对于内脏器官,可导致缺血,尤其累及心、脑、肾等重要脏器对人影响更大。特别是肾缺血时,可产生肾素,肾素使肝产生的血管紧张素原形成血管紧张素Ⅰ、血管紧张素Ⅱ、血管紧张素Ⅲ,促使全身细小动脉进一步收缩,血压升高更为明显;时间长了,更加快了全身小动脉血管壁的硬化,于是血压由暂时的、被动的升高转为持久的高血压状态。

(二)继发性高血压

继发性高血压是指在某些疾病中并发血压升高,仅仅是这些疾病的症状之一,故又叫症状性高血压,占所有高血压患者的 $10\%\sim20\%$。对于青年人或体质虚弱的高血压者,或高血压伴有明显的泌尿系统症状,或在妊娠后期、产后更年期的高血压;或伴有全身性疾病的高血压,均应考虑继发性高血压。如果引起高血压症状的原发病症能够治好,那么高血压就可以消失。临床上必须排除各种原因引起的继发性高血压,才能确诊为原发性高血压。引起继发性高血压的原因很多,主要为肾脏疾病、内分泌疾病、心血管疾病、颅脑疾病等。大脑皮质功能失调还可以引起交感神经兴奋增强,使肾上腺髓质分泌的肾上腺素和去甲肾上腺素增多。前者提高了心脏的排血量;后者则使全身细小动脉痉挛,又能影响垂体前叶,促使肾上腺皮质激素的分泌,提高血管对肾素-血管紧张素等各升压物质的敏感性而升高血压。此外,钠离子进入小动脉,引起管腔缩小,阻力增大,也会影响血压。

三、分级

(一)血压的分级

血压与心血管、肾脏不良事件连续相关,不太容易用一个切点来分区正常血压和高血压。但根据临床及流行病学资料,临床已广泛用一个切点来界定高血压,这种方法既能简化诊断,也便于指导治疗。我国采用的血压分级标准,见表 4-1。根据血压升高水平,进一步将高血压分为 1～3 级。

表 4-1　血压分级标准

分级	收缩压(mmHg)		舒张压(mmHg)
正常血压	<120	和/或	<80
正常高值血压	120～139	和/或	80～89
高血压	≥140	和/或	≥90
1 级高血压(轻度)	140～159	和/或	90～99
2 级高血压(中度)	160～179	和/或	100～109
3 级高血压(重度)	≥180	和/或	≥110
单纯收缩期高血压	≥140	和/或	<90

注:根据最高血压(无论是收缩压或舒张压)水平确定血压分级,单纯收缩期高血压应根据指定范围内的收缩压值分为 1、2、3 三级。

(二)危险性的分级

高血压及血压水平是影响心血管事件发生和预后的独立危险因素,但是并非唯一决定因素。大部分高血压患者还有血压升高以外的心血管危险因素。因此,高血压患者的诊断和治疗不能只根据血压水平,必须对患者进行心血管风险的评估并分级。我国高血压患者按心血管风险水平可分为低危、中危、高危和很高危4个层次,见表4-2。

表4-2　高血压患者心血管风险水平分级

其他心血管危险因素和疾病史	血压/mmHg			
	SBP130~139 和/或 DBP85~89	SBP140~159 和/或 DBP90~99	SBP160~179 和/或 DBP100~109	SBP≥180 和/或 DBP≥110
无		低危	中危	高危
1~2 个其他危险因素	低危	中危	中/高危	很高危
≥3 个其他危险因素,靶器官损害,或CKD3 期,无并发症的糖尿病	中/高危	高危	高危	很高危
临床并发症,或CKD≥4 期,有并发症的糖尿病	高/很高危	很高危	很高危	很高危

注:CKD 为慢性肾脏疾病,SBP 为收缩压,DBP 为舒张压。

第二节　病因病机

一、病因

(一)先天禀赋差异

人之禀赋来源于先天,肾为先天之本,藏精、主骨、生髓,脑为髓海,受肾精滋养,而肾之精气强弱秉承于父母,高血压的发病有着明显的家族聚集现象,说明与人体的先天禀赋密切相关,这与现代医学高血压发病机制中的遗传因素不谋而合。肾之不足,有阴虚阳虚之别,阳虚体质之人,机体阳气亏虚,脏腑功能减退,脾胃运化功能降低或失调,容易导致痰饮湿浊内生,痰湿蕴久不化,则易生热化火,阻于脉络,蒙蔽清窍而致血压升高。阴虚体质之人,体内阴液亏虚,精血津液不足,易致阴不制阳,肝阳偏亢,日久则化热生火而上扰清窍,引起血压升高。

（二）外感六淫邪气

风、寒、暑、湿、燥、火为自然界之六气,其太过不及皆可致病,而为六淫。气候变化与血压的关系非常密切。

风为阳邪,其性开泄、善行数变、主动,具有升发、向上向外的特点,风邪伤人,常侵犯人体的上部和肌表,且具有动摇不定的特点,常表现为眩晕、震颤等;寒为阴邪,其性凝滞、收引,寒邪侵袭机体,易使气血凝结阻滞,运行不畅,其收引之性易致经脉拘挛,而引起血压升高;暑为阳邪,为夏季火热之气所化,其性炎热、升散,暑热之气上扰清空,亦可引起血压升高;湿为阴邪,其性黏滞、重浊,易阻气机,使气机升降失常,清阳不升,浊阴不降,也为造成血压升高原因之一;燥邪致病,最易耗伤人体津液,造成阴津亏虚;火热为阳邪,其性上炎炽热,易迫津外泄,消灼阴液。二者亦可致清空失于濡养,而出现眩晕等证。现代医学亦认为,气候的异常变化是诱发血压升高的原因。可见,六淫邪气,人体受之,皆可引起血压变化,当然它只能是周围环境变化的外在因素,而非血压升高的根本内因。

（三）情志失调

中医学将情志归纳为七情,即喜、怒、忧、思、悲、恐、惊等 7 种情志变化。《素问·天元纪大论》云:"人有五脏化五气,以生喜怒忧思恐"。七情分别为五脏所主,若长期情志过极或不遂,皆可致五脏损伤,如《素问·阴阳应象大论》中所言"怒伤肝""喜伤心""思伤脾""忧伤肺""恐伤肾"。而脏气内伤,生涎结饮,随气上逆,易发眩晕,如宋代陈言在《三因极一病证方论·卷之七·眩晕证治》中曰:"喜怒忧思,致脏气不行,郁而生涎,涎结为饮,随气上厥,伏留阳经,亦令人眩晕呕吐,眉目疼痛,眼不得开。"可见,长期而持久的情志刺激,可使人体代谢功能紊乱,脏腑阴阳平衡失调,从高血压的发病来说,情致所伤以肝为主,肝喜条达而恶抑郁,主升主动,在志为怒。长期精神紧张、过度恼怒,可使肝失疏泄条达,或致肝气郁结,郁久化火,肝火上扰清窍;或致肝郁化火,耗损肝阴,阴不敛阳,肝阳偏亢;或致肝气横逆,伐脾土,脾胃受损,水谷不运,痰湿内生,肝火夹痰夹风上扰清窍,皆可致血压升高。而忧思伤脾,致心脾阴血暗耗,造成阴血亏虚,清窍失养,亦可致血虚肝旺之高血压。

现代医学研究表明,交感神经活性亢进在高血压发病过程中有重要作用,长期精神紧张、焦虑、抑郁、烦躁等可使大脑皮质下神经中枢功能紊乱,交感神经兴奋,儿茶酚胺释放增多,从而引起小动脉和静脉收缩,导致血压升高。

(四)饮食不节

饮食不节造成血压升高,主要与嗜食肥甘、恣进烟酒、摄盐过量有关。脾胃居于中焦,主输布受纳,为"后天之本",《素问·经脉别论》云:"食气入胃,浊气归心,淫精于脉。"肥甘厚味多为高蛋白、高脂肪食物,烟草为有毒、苦辛气热之品,而酒乃升散之剂。长期嗜食肥甘、饮酒无度皆可损伤脾胃,致脾胃运化失健,升降枢机失常,不能化生水谷精微,反生痰湿之邪。湿浊日久化热,痰湿阻塞经络,使清阳不升,浊阴不降,气机升降失常,清窍失养,或致痰热上蒙清窍;而长期吸烟,则易损害肺、心、肝,导致阴气耗伤,肺失治节,百脉不朝,心之气血暗耗,肝失疏泄,致阳亢风动,或化火上炎,从而诱发高血压。此外,摄盐过量也是导致血压升高的重要原因。因盐为咸苦而涩之品,苦入心,咸走血入肾,长期过食咸盐,损害心、肾,殃及血脉,且苦易化燥,耗伤阴血,造成肾阴亏虚,肝失所养,肝阳上亢,引起高血压的发生。

现代医学认为,高脂饮食导致血脂升高,而高脂血症、长期吸烟、超重和肥胖已被证实为动脉粥样硬化、高血压的危险因素;水、钠代谢障碍是高血压的重要发病机制之一,水、钠潴留可致外周阻力增高而使血压升高,这些皆与中医所认为的"饮食不节,脾胃受损,水津布化失职"相合。

(五)劳逸过度

过劳与过逸皆可导致脏腑阴阳失调,气血功能紊乱。过劳者,久病、劳累、房事不节皆可伤及人体正气,久病脏气亏虚,阴血暗耗,劳动过度易伤脾气,聚湿生痰,上扰清窍,房劳损伤肾精,从而导致肝肾阴虚,肝阳上亢,引起血压增高;过逸者,缺乏运动和锻炼,可致人体气血运行不畅,脾胃功能受损,痰瘀湿浊内生,郁而化火,痰火上扰,从而导致血压升高。

(六)年老体衰

《黄帝内经》云:"年四十而阴气自半也,起居衰也。"年老体虚者,肾精亏损,肝阴不足,致阴不敛阳,肝阳偏亢,虚风内动;或阴虚及阳,肾阳为阳气之根,虚则温煦失职,气化无责,津液失布,致水邪上凌心肺;或肾阳虚损及脾阳,致脾之运化失职,湿痰内生,脾肾同病,清窍失养或被浊邪侵扰,皆可发为高血压。《灵枢·海论》曰:"髓海不足,则脑转耳鸣,胫酸眩冒。"现代医学研究亦表明,随年龄增长,高血压的发病率增高。

二、病机

在上述病因的作用下,机体的阴阳平衡失调,脏腑、经络、气血功能紊乱,出现本虚标实之证,实指风、火、痰;虚指气、血、阴、阳之虚。病变脏腑以肝、脾、肾为重点,三者之中又以肝为主。临床表现在头窍,形成了以头晕头痛为主要表现的高血压。其主要病机如下。

(一)肝火上炎

素体阳盛阴衰之人,阴阳平衡失其常度,阴亏于下,阳亢于上;长期精神紧张或忧思郁怒,使肝失调达,肝气郁结,气郁化火伤阴,肝阴耗伤,风阳易动,上扰头目而出现眩晕、头痛。临床伴见目赤口苦,烦躁易怒,舌质红苔黄腻,脉弦数。

(二)痰湿内阻

饮食不节,肥甘厚味太过,损伤脾胃,或忧思劳倦伤脾,以致脾虚,健运失职,聚湿生痰;或肝气郁结,气郁湿滞生痰。痰湿中阻,或兼内生之风火作祟,则表现头痛、脘闷、眩晕欲仆等。临床伴见头重如蒙,头胀昏晕,胸闷脘胀,恶心,呕吐痰涎,苔白腻,脉弦滑。

(三)瘀血内阻

中医学认为"初病在经,久病入络""初病在气,久病入血""气病累血,血病则累气"。高血压患者随病程的延续,病情进一步发展,殃及血分,使血行不畅,终致瘀血阻络。临床伴见眩晕,耳鸣,面唇紫黯,舌质紫黯有瘀点或瘀斑,苔白,脉弦涩或细涩。

(四)阴虚阳亢

素体阳盛阴衰之人,阴阳平衡失其常度,阴亏于下,阳亢于上;长期精神紧张或忧思郁怒,使肝失调达,肝气郁结,气郁化火伤阴,肝阴耗伤,风阳易动,上扰头目而出现眩晕、头痛。临床伴见目赤口苦,烦躁易怒,舌质红苔黄腻,脉弦数。

(五)肾精不足

肾精不足多因病久不愈,阴阳俱损而致。在高血压患者中多见阴损及阳,最终阴阳两虚。临床伴见眼花,耳鸣,腰膝酸软,遗精阳痿,肢冷麻木,夜尿频数或少尿水肿,舌质淡紫,苔白,脉沉弦细。

(六)气血两虚

肝藏血,肾藏精,肾阴不足常可导致肝阴不足,肝阴不足亦可致肾阴不足。肝肾阴虚,不能涵敛阳气,阳气亢逆上冲,而出现眩晕、头痛。临床伴见眩晕耳鸣,遇劳、恼怒则加重,腰膝酸软,肢麻震颤,或颜面潮红,失眠多梦,舌红苔黄,脉弦细数。

(七)冲任失调

冲任二脉调蓄人体脏腑经络气血功能失常,引起阴阳失衡或气机不畅,临床伴见眩晕耳鸣,月经周期紊乱,时寒时热,烦躁不安。

第三节　诊断与鉴别诊断

一、诊断

(一)症状

1.头晕

头晕为高血压最多见的症状。有些是一过性的,常在突然下蹲或起立时出现,有些是持续性的。头晕是患者的主要痛苦所在,其头部有持续性的沉闷不适感,严重时会妨碍思考、影响工作,对周围事物失去兴趣,当出现高血压危象或椎-基底动脉供血不足时,可出现与内耳眩晕症相类似的症状。

2.头痛

头痛亦是高血压常见症状,多为持续性钝痛或搏动性胀痛,甚至有炸裂样剧痛。常在早晨睡醒时发生、起床活动及饭后逐渐减轻。疼痛部位多在额部两旁的太阳穴和后脑勺(枕部)。

3.烦躁、心悸、失眠

高血压患者性情多较急躁,遇事敏感,易激动。心悸、失眠较常见,失眠多为入睡困难、早醒、睡眠不实、噩梦纷纭或易惊醒。这与大脑皮质功能紊乱及自主神经功能失调有关。

4.注意力不集中,记忆力减退

早期多不明显,但随着病情发展而逐渐加重。表现为注意力容易分散,近期记忆力减退,常很难记住近期的事情,而对过去的事,如童年时代的事情却记忆犹新。因颇令人苦恼,故常成为促使其就诊的原因之一。

5.肢体麻木

常见手指、足趾麻木、皮肤如蚁行感或项背肌肉紧张、酸痛。部分患者感手指不灵活。一般经过适当治疗后可以好转,但若肢体麻木较顽固,持续时间长,而且固定出现于某一肢体,并伴有肢体乏力、抽筋、跳痛时,应及时到医院就诊,预防脑卒中的发生。

6.出血

较少见。由于高血压可致动脉硬化,使血管弹性减退、脆性增加,故容易破裂出血。其中以鼻出血多见,其次是结膜出血、眼底出血、脑出血等。

(二)体征

高血压主要靠测量血压时发现,本身无特殊体征,仔细的体格检查有助于发现继发性高血压线索和靶器官损害情况。

体格检查包括正确测量血压和心率,必要时测定立卧位血压和四肢血压;听诊时可有主动脉瓣区第二心音亢进、收缩期杂音或收缩期早期喀喇音;听诊颈动脉、胸主动脉、腹部动脉和股动脉有无杂音;触诊甲状腺;测量体重指数、腰围及臀围;观察有无库欣面容、神经纤维瘤性皮肤斑、甲状腺功能亢进性突眼症或下肢水肿;检查腹部有无肾脏增大(多囊肾)或肿块,检查四肢动脉搏动和神经系统体征。

(三)辅助检查

1.推荐项目

24 小时动态血压监测、超声心动图、颈动脉超声、餐后 2 小时血糖(当空腹血糖≥6.1 mmol/L 时测定)、血同型半胱氨酸、尿清蛋白定量(糖尿病患者必查项目)、尿蛋白定量(用于尿常规检查蛋白阳性者)、眼底、胸部 X 线检查、脉搏波传导速度及踝臂血压指数等。

2.基本项目

血生化(钾、空腹血糖、血脂、尿酸和肌酐)、血常规、尿常规及心电图检查等。

3.选择项目

血浆肾素活性、血和尿醛固酮、血和尿皮质醇、血游离甲氧基肾上腺素及甲氧基去甲肾上腺素、血和尿儿茶酚胺、动脉造影、肾和肾上腺超声、CT、MRI、睡眠呼吸监测等。此外,对有并发症的高血压患者,进行相应的脑功能、心功能和肾功能检查。

二、鉴别诊断

(一)肾实质病变性高血压

肾实质病变性高血压包括急性肾小球肾炎、慢性肾小球肾炎、肾盂肾炎、狼疮性肾炎、肾结核、多囊肾、糖尿病性肾病、肾肿瘤等。其中以急、慢性肾小球肾炎为常见。

原发性高血压与急性肾小球肾炎的鉴别要点：后者有典型的发热、肉眼血尿、少尿、浮肿等临床表现，尿镜检可见大量蛋白、红细胞和管型。这些是原发性高血压所不具备的。

慢性肾小球肾炎与原发性高血压伴肾损害的鉴别要点：后者的肾损害发生于高血压后，尿异常较轻，肾小管功能损害较肾小球功能损害为早、为重，并还常伴有心脏并发症。慢性肾小球肾炎有血尿、蛋白尿，并常反复发作，还多有不同程度的贫血，肾小球功能损害明显。

(二)肾血管性高血压

肾血管性高血压包括肾动脉畸形、肾血管发育不良、肾动脉粥样硬化、肾动脉纤维病和大动脉炎累及肾动脉等。肾动脉发育不良和肾动脉粥样硬化均可造成肾动脉狭窄，属于肾动脉畸形。后者与原发性高血压的鉴别要点：肾血管性高血压无高血压家族史，一般降压药物治疗效果不佳，约80%的患者在上腹部或肾区可听到血管杂音。肾动脉血管造影可显示狭窄部位和程度。肾动脉造影和分侧肾静脉肾素比值测定可确诊该病。

(三)嗜铬细胞瘤

嗜铬细胞瘤因肾上腺髓质或交感神经节大量分泌去甲肾上腺素和肾上腺素，引起阵发性或持续性血压增高，临床多见年轻人。常因精神刺激、剧烈运动、体位改变、挤压肿瘤引起。表现为剧烈头痛、心悸、出汗、面色苍白等症。血压可骤然升高达$(26.7 \sim 33.3)/(13.3 \sim 20.0)kPa[(200 \sim 250)/(100 \sim 150)$mmHg$]$，发作间歇期血压明显下降，甚至正常，测量血液中肾上腺素或去甲肾上腺素、尿中3-甲基-4-羟基苦杏仁酸明显增高。靠超声波双肾及肾上腺检查和CT、磁共振成像检查均可定位诊断。

(四)原发性醛固酮增多症

原发性醛固酮增多症是因肾上腺皮质增生或肿瘤致分泌过多醛固酮入血，引起水、钠潴留和血容量增多，钠离子引起血管反应性增强，使血压升高。临床中多见于青、中年女性。症状有饮水多、尿多、乏力或阵发性肌无力及肌麻痹的典型表现,极少出现浮肿。血生化检查见有血清钾低、钠高、尿醛固酮增多、尿钾增高、血浆肾素活性降低等特征。超声波、同位素和 CT 检查均可定位诊断。

(五)库欣综合征

库欣综合征由于肾上腺皮质肿瘤或因下丘脑-垂体分泌过多促肾上腺皮质激素,使肾上腺皮质增生并分泌过多糖皮质激素,致水、钠潴留引起高血压。临床以女性多见,表现为躯干肥胖、满月脸、水牛肩、腹垂悬,而四肢肌肉消瘦,多血质面容,腹部及大腿内侧有紫纹出现,有不同程度的性征改变。实验室检查见24 小时尿 17-羟皮质类固醇增高,X 线蝶鞍检查、脑 CT 和肾上腺 CT 扫描皆有确诊价值。

(六)甲状腺功能亢进症

临床症状和血清甲状腺素 T_3、T_4 增高都可与原发性高血压相区别。

第四节 辨 证 论 治

一、肝火上炎证

(一)临床表现

以头晕胀痛、面红目赤、烦躁易怒为主症,兼见耳鸣如潮、胁痛口苦、便秘溲黄等症,舌红,苔黄,脉弦数。

(二)治法

清肝泻火。

(三)常用方药

龙胆泻肝汤加减。

(四)方解

方中龙胆大苦大寒,上泻肝胆实火,下清下焦湿热,泻火除湿,两擅其功,为君药。黄芩、栀子性皆苦寒,泻火解毒,燥湿清热,助君药清热除湿,为臣药。泽泻、木通、车前子清热利湿,导泻下行;肝为藏血之脏,肝经有热,本易耗伤阴血,方中苦燥渗利之品又会损伤阴液,故用生地黄、当归阴养血以顾肝体,使邪祛而不伤正,为佐药;肝性喜条达而恶抑郁,火邪或湿热内郁,则肝气不舒,大剂苦寒降泄,又恐肝胆之气被抑,故用柴胡畅气机以顾开用,兼引诸药归于肝胆;甘草调和诸药,并防苦寒败胃,为佐使药。诸药配伍,共奏泻肝胆实火,清下焦湿热之功。

(五)加减

头痛,头晕甚,加石决明(先煎)30 g、珍珠母(先煎)30 g,以平肝潜阳;目赤耳鸣,头痛偏甚,加菊花 10 g、蝉蜕 9 g、决明子 9 g、夏枯草 9 g,以平肝息风;急躁易怒,胁肋灼痛甚,加白芍 9 g,香附 6 g,川楝子 12 g,以理气止痛;大便不爽,舌苔黄腻,加胆南星 6 g,黄连 9 g,以清热化痰;心烦,小便黄,舌红,口舌生疮,加穿心莲 15 g、石膏 30 g;大便秘结,加当归龙荟丸 3 g 或加柏子仁 9 g,瓜蒌仁 15 g;目赤耳鸣,头痛偏甚,加牛膝 30 g,乳香 10 g。

二、痰湿内阻

(一)临床表现

以头重如裹为主症,兼见胸脘痞闷、纳呆恶心、呕吐痰涎、身重困倦、少食多寐等症,苔腻,脉滑。

(二)治法

化痰祛湿,和胃降浊。

(三)常用方药

半夏白术天麻汤加减。

(四)方解

方中半夏性温味辛,燥湿化痰,降逆止呕,意在治痰;天麻味甘性平,入厥阴经,擅长平肝息风而止眩,旨在治风。两味相伍,化痰息风,为治风痰眩晕头痛之要药,二味共为君药。白术健脾燥湿,茯苓健脾渗湿,两药相协,消已生之痰,杜生痰之源,共为臣药。橘红辛苦性温,理气化痰,使气顺痰消,为佐药。甘草和中健脾,调和诸药,兼为佐使。煎加生姜、大枣调和脾胃。诸药合用,可使肝风得息,湿痰得消,眩晕自愈。

(五)加减

胸痹心痛,加丹参 9 g,延胡索 9 g,瓜蒌 12 g,薤白 9 g,以活血通痹;眩晕较甚,加代赭石(先煎)30 g,竹茹 12 g,生姜 6 g,旋覆花(包煎)12 g,以化痰;脘闷食欲缺乏,加砂仁(后下)6 g,豆蔻(后下)12 g,焦三仙 10 g,以健胃;耳鸣重听,加石菖蒲 9 g,葱白 9 g,以开窍;烦热呕恶,胸闷气粗,舌质红,苔黄腻,加天竺黄 12 g,黄连 6 g,以清热化痰;身重麻木甚者,加胆南星 6 g,僵蚕 9 g,以化痰通络。

三、瘀血内阻

(一)临床表现

以头痛如刺、痛有定处为主症,兼见胸闷心悸、手足麻木、夜间尤甚等症,舌质黯,脉弦涩。

(二)治法

活血化瘀。

(三)常用方药

血府逐瘀汤加减。

(四)方解

本方系桃红四物汤合四逆散加桔梗、牛膝而成。方中以桃仁破血祛瘀为君药;当归、红花、赤芍、牛膝、川芎助君活血祛瘀之力,同为臣药,其中牛膝且能通血脉,引瘀血下行;柴胡疏肝理气,升达清阳;桔梗开宣肺气,载药上行入胸中,合枳壳一升一降,开胸行气,使气行则血行;生地黄凉血清热以除瘀热,合当归又滋养阴血,使祛瘀而不伤正,俱为佐药。甘草调和诸药为使。各药配伍,使血活气行,瘀化热清,肝气舒畅。

(五)加减

兼神疲乏力,少气自汗,加黄芪 10 g,党参 12 g,以益气行血;兼畏寒肢冷,感寒加重,加附子(先煎)3 g,桂枝 6 g,以温经活血。

四、阴虚阳亢

(一)临床表现

以眩晕、耳鸣、腰酸膝软、五心烦热为主症,兼见头重脚轻、口燥咽干、两目干涩等症,舌红,少苔,脉细数。

(二)治法

平肝潜阳,清火息风。

(三)常用方药

天麻钩藤饮加减。

（四）方解

方中天麻"为治风之神药"，善治"风虚眩晕头痛"；钩藤轻清而凉，能"泻火、定风"。此二味，平肝息风，合为君药。石决明咸，凉，平肝潜阳，除热明目，为"凉肝镇肝之要药"；川牛膝引血下行，直折亢阳，二药共助君药平降肝阳，为臣药；黄芩、栀子清肝降火；益母草活血利水，寓"血行风自灭"之理；杜仲、桑寄生补益肝肾；朱茯神、夜交藤宁心安神而通络，以上均为佐药。诸药相合，平肝潜阳，清热息风，补益肝肾，活血宁神，是治疗高血压肝阳偏亢之良方。

（五）加减

肝火上炎，口苦目赤，烦躁易怒，酌加龙胆草 10 g，牡丹皮 9 g，夏枯草 9 g，以清肝火；目涩耳鸣，腰膝酸软，舌红少苔，脉弦细数，加枸杞子 12 g，制何首乌 9 g，生地黄 9 g，麦冬 6 g，玄参 6 g，以补肝肾；目赤便秘，加大黄（后下）3 g，芒硝（冲服）6 g 或用当归龙荟丸以通腑泄热；眩晕剧烈，兼见手足麻木或震颤，加羚羊角粉（冲服）0.6 g，龙骨（先煎）15 g，牡蛎（先煎）15 g，全蝎 3 g，蜈蚣 3 g，以镇肝息风，清热止痉。

五、肾精不足

（一）临床表现

以心烦不寐、耳鸣腰酸为主症，兼见心悸健忘、失眠梦遗、口干口渴等症，舌红，脉细数。

（二）治法

滋养肝肾，益精填髓。

（三）常用方药

左归丸加减。

（四）方解

方中重用熟地黄滋阴补肾，填精益髓，为君药；臣以龟甲胶、鹿角胶血肉有情之品，峻补精髓，其中龟甲胶甘咸而寒，善补肝肾，又能潜阳；鹿角胶甘咸微温，益精补血，又能温助肾阳，与诸滋补肾阴之品相伍有"阳中求阴"之效；山茱萸养肝滋肾，涩精敛汗；山药补脾益阴，滋肾固精；枸杞子补肾益精，养肝明目；菟丝子平补阴阳，固肾涩精；川牛膝益肾补肝，强腰壮骨，俱为佐药。诸药配伍，共奏益肾滋阴，填精补髓之功。本方即六味地黄丸减去"三泻"之药，再加龟鹿二胶等滋阴补肾之品而成。变调补之方为填补之剂，开滋补肾阴又一法门。因其"壮水之主,以培左肾之元阴",故以"左归"名之。

(五)加减

五心烦热,潮热额红,舌红少苔,脉细数,加鳖甲(先煎)12 g,知母 9 g,黄柏 6 g,牡丹皮 9 g,地骨皮 12 g,以滋阴降火;兼见失眠,多梦,健忘,加阿胶(烊化) 12 g,鸡子黄 1 枚,酸枣仁 12 g,柏子仁 12 g,以交通心肾,养心安神;四肢不温,形寒怕冷,舌淡脉沉,可用右归丸,或酌加巴戟天 12 g,淫羊藿 9 g,肉桂 6 g,以温补肾阳,填精益髓;兼下肢水肿,尿少,加桂枝 9 g,茯苓 12 g,泽泻 9 g,以通阳利水;兼便溏,腹胀食少,可加白术 15 g,茯苓 12 g,以补脾健胃。

六、气血两虚

(一)临床表现

以眩晕时作、短气乏力、口干心烦为主症,兼见面白、自汗或盗汗、心悸失眠、纳呆、腹胀便溏等症,舌淡,脉细。

(二)治法

补益气血,调养心脾。

(三)常用方药

归脾汤加减。

(四)方解

方中人参"补五脏,安精神,定魂魄",补气生血,养心益脾;龙眼肉补益心脾,养血安神,共为君药。黄芪、白术助人参益气补脾,当归助龙眼肉养血补心,同为臣药。茯苓、远志、酸枣仁宁心安神;木香理气醒脾,与补气养血药配伍,使补而不滞,俱为佐药。炙甘草益气补中,调和诸药,为佐使药。

(五)加减

兼纳少神疲,便溏,脉象无力,可合用补中益气汤;自汗出,易于感冒,当重用黄芪 24 g,加防风 9 g,浮小麦 12 g,以固表止汗;腹泻或便溏,腹胀纳呆,舌淡胖,边有齿痕,当归宜炒用,加薏苡仁 12 g,白扁豆 12 g,泽泻 9 g,以健脾利湿;兼形寒肢冷,腹中隐痛,脉沉,加桂枝 6 g,干姜 3 g,以温中助阳;血虚较甚,面色㿠白,唇舌色淡,加阿胶(烊化)12 g,以填精补血;兼心悸怔忡,少寐健忘,加柏子仁 12 g,合欢皮 9 g,夜交藤 15 g,以养心安神。

七、冲任失调

(一)临床表现

妇女月经来潮或更年期前后出现头痛、头晕为主症,兼见心烦、失眠、胁痛、全身不适等症,血压波动,舌淡,脉弦细。

(二)治法

调摄冲任。

(三)常用方药

二仙汤加减。

(四)方解

方中仙茅、淫羊藿温肾阳,补肾精,辛温助命门而调冲任,共为君药。巴戟天温助肾阳而强筋骨,性柔不燥,以助二仙温养之力;当归养血柔肝而充血海,以助二仙调补冲任之功,两者共为辅药。知母、黄柏滋肾阴而泻虚火,可缓解仙茅、淫羊藿的辛热猛烈,故以为佐使药。全方药味,寒热并用,精血兼顾,温补肾阳又不失于燥烈,滋肾柔肝而不寒凉滋腻,主次分明,配伍严谨,简而有要,共奏温补肾阳,滋阴降火,调理冲任。

(五)加减

烘热汗出,加黄芪 15 g,牡丹皮 20 g,浮小麦 15 g,以益气清热固表;若心悸、乏力气短,加党参 15 g,麦冬 12 g,五味子 6 g,以益气宁心;失眠、心烦,加黄连 6 g,阿胶(烊化)9 g,肉桂 3 g,酸枣仁 30 g,以交通心肾,养血安神;悲伤欲哭,情绪低落,加浮小麦 30 g,大枣 9 g,香附 6 g,郁金 9 g,柴胡 12 g,以养心解郁。

第五节　病案举隅

一、病案一

患者,男,36 岁。

初诊:2023 年 3 月 4 日。

主诉:血压升高 10 余年。

病史:患者于 10 余年前发现血压升高,最高可达 37.3/22.7 kPa(280/170 mmHg),曾于外院行肾上腺 CT 检查提示"肾上腺增生",并行"肾上腺增生物切除术",术后规律口服硝苯地平控释片 30 mg,每天 1 次,琥珀酸美托洛尔缓释片 47.5 mg,每天 1 次,血压可控制在 18.7/13.3 kPa(140/100 mmHg)水平。否认糖尿病、冠状动脉粥样硬化性心脏病等病史,否认家族性遗传病史。

现症见:患者无明显头晕头痛、胸闷胸痛、心慌气短、乏力等不适,纳眠可,二便调。

中医诊断:眩晕(肝阳上亢)。

西医诊断:高血压 3 级(极高危)。

处方:①天麻 15 g(先煎)、钩藤 30 g(后下)、益母草 18 g、栀子 12 g、黄芩 15 g、桑寄生 30 g、牛膝 18 g、知母 12 g、石决明 18 g、黄柏 12 g、龙胆草 30 g、炒杜仲 18 g、茯神 30 g、首乌藤 9 g。14 剂,水煎两遍,分早晚温服。②停硝苯地平、琥珀酸美托洛尔缓释片,改口服厄贝沙坦分散片 150 mg,每天 1 次。③保持情绪稳定,清淡饮食,控制油脂、盐的摄入,监测血压。

二诊:2023 年 5 月 10 日。患者自觉服用上方后周身爽利,遂连续服用原方 2 个月,居家监测血压在 17.3/12.0 kPa(130/90 mmHg)水平,复诊,未述明显不适,纳眠可,二便调。

处方:守上方继续服用 7 剂。

 按语

患者中青年男性,血压升高 10 余年,肝之阳气升动无制,亢而化风化火上扰清窍,发为本病,正如《医学从众录》云:"盖风非外来之风,指厥阴风木而言"。治以天麻钩藤饮加减,此方君药为天麻、钩藤,共同应用可有平肝熄风功效。龙胆草清泻肝经实火、石决明平肝潜阳,加强君药平肝息风之疗效;川牛膝引血下行、通络活血,共为臣药。杜仲、桑寄生滋补肝肾;栀子、黄芩、黄柏与知母清热泻火;益母草利水活血;首乌藤、茯神养血安神,以上同为佐药。整方强调平肝熄风、清肝泻火活血。

二、病案二

患者,男,43 岁。

初诊:2023 年 5 月 28 日。

主诉:阵发性头痛 2 月余。

病史:患者 2 月前无明显诱因出现阵发性头痛,伴血压升高,最高可达 21.3/14.1 kPa(160/106 mmHg),未予规范诊疗。否认糖尿病、冠状动脉粥样硬化性心脏病等慢性病病史。否认吸烟、嗜酒史。否认家族性遗传病史。

现症见:阵发性头痛,伴恶心干呕,食欲减退,盗汗,纳眠可,二便调。舌红,苔厚,脉濡滑。

中医诊断:头痛(肝经头痛)。

西医诊断:高血压 2 级(中危)。

处方:①龙胆草 9 g、栀子 12 g、黄芩 15 g、柴胡 15 g、生地黄 30 g、车前子 30 g(包煎)、泽泻 18 g、黄连 12 g、吴茱萸 6 g。14 剂,水煎两遍,分早晚温服。②保持情绪稳定,清淡饮食,控制油脂、盐的摄入,监测血压。

二诊:2023 年 6 月 11 日。患者头痛明显缓解,监测血压在 18.0/11.3 kPa(135/85 mmHg)左右。守上方继续服用 14 剂。

 按语

患者中青年男性,体胖,平素喜饮酒吸烟,性格急躁,内伤于肝脾,湿热内生,肝火携其上扰清窍,可见头痛等症,同时肝火内蕴,伤脾损胃,耗竭阴精,气逆于上,兼见恶心干呕、食欲减退、盗汗。治以龙胆泻肝汤合左金丸加减。龙胆草大苦大寒,大泻肝胆之火;黄连一清心火以泻肝火,二清胃热,胃火降则其气自降;肝脏属木,木喜条达,邪火内郁,则木不舒,故以柴胡疏肝气,更以黄芩清上,山栀导下,佐之以车前子、泽泻,引邪热从小肠、膀胱而出,吴茱萸助黄连降逆止呕,并佐制方中大寒之药。全方清肝降火护胃,直达病位。

三、病案三

患者,女,59 岁。

初诊:2023 年 4 月 4 日。

主诉:阵发性头晕 1 年余。

病史:患者于 1 年前无明显诱因出现头晕,伴血压升高,最高可达 22.0/12.7 kPa(165/95 mmHg),曾口服替米沙坦,近 1 周头晕加重,血压波动不稳,在 19.3/12.0 kPa(145/90 mmHg)左右。否认糖尿病、冠状动脉粥样硬化性心脏病等病史。

现症见:头晕,伴颠顶胀痛,口干口苦,大便干结,小便调。舌红,苔白,脉细数。

中医诊断:眩晕(阴虚阳亢)。

西医诊断:高血压2级(中危)。

处方:①山药15 g、黄芪30 g、知母12 g、鸡内金6 g、葛根30 g、五味子9 g(包煎)、天花粉30 g、黄芩18 g、黄连15 g、决明子15 g(包煎)、泽泻30 g、龙胆草30 g、栀子12 g、羌活12 g、川芎15 g。14剂,水煎两遍,分早晚温服。②继服替米沙坦。③保持情绪稳定,清淡饮食,控制油脂、盐的摄入,监测血压。

二诊:2023年6月11日。患者现无明显头晕头痛症状,纳眠可,二便调。居家监测血压在18.4/12.0 kPa(138/90 mmHg)左右。守方继服14剂。

🔍 |按|语|

患者中老年女性,糖尿病病史数年,内责于肺、脾、肾多脏,耗津伤阴日久,蕴湿生热。气虚不畅,热气怫郁,玄腑闭塞,荣卫清气不能升降,在上不通不荣,脑窍不清,发为眩晕头痛,胃热肝亢,则口苦口干,在下气虚不运,热竭精津,大便干结。治以玉液汤合龙胆泻肝汤加减。山药填补气阴亏损,补护中焦脾土,滋生津液益肺止渴,下入于肾,固涩收精;黄芪、葛根升提清气,助脾健运升发津液;天花粉生津止渴、清泄肺胃之热,配合知母清热润燥养阴作用更显;五味子酸性收敛,内生津液,还可补肾宁心;鸡内金健运中焦脾胃之气,内化精微物质;气阴两伤,必生内热,龙胆草、黄芩、黄连、栀子清三焦之火;泽泻健脾利湿主清阳不升;决明子助肝气,益精水,通便润肠;羌活配川芎通畅血脉,上行于头,治头晕、头痛。诸药合用共举养阴益气、清热利湿之功。

第五章　心　律　失　常

第一节　概　　述

一、定义

心律失常是指心律起源部位、心脏搏动频率与节律以及冲动传导等任一项或多项异常的疾病。正常心律起源于窦房结，成人一般为 60～100 次/分，比较规律。窦房结冲动经正常房室传导系统顺序激动心房和心室，传导时间恒定（成人为0.12～1.21 秒）；冲动经束支及其分支以及浦肯野纤维到达心室肌的传导时间也恒定（＜0.10 秒）。如果超过上述参数范围，就应考虑为心律失常。

心律失常属于中医"心悸""怔忡""惊悸""胸痹""心痛"等范畴，多由于脏腑气血阴阳虚损、内伤七情、气滞血瘀、湿热痰阻等交互作用致心失所养、心脉失畅而引起。

二、分类

心律失常的分类方式很多，这里主要依据心律失常的发生部位与机制及心率快慢进行分类。

(一)依据发生部位进行的分类

1.窦性心律失常

(1)窦性心动过速。

(2)窦性心动过缓。

(3)窦性心律不齐。

(4)窦房传导阻滞。

(5)窦性停搏。

(6)病态窦房结综合征。

2.房性心律失常

(1)房性期前收缩。

(2)房性心动过速。

(3)心房扑动。

(4)心房纤颤。

(5)房内传导阻滞。

(6)房性逸搏和逸搏心律。

3.房室交界性心律失常

(1)房室交界性期前收缩。

(2)房室交界性心动过速,包括阵发性和非阵发性。

(3)房室交界性逸搏和自搏心律。

(4)房室传导阻滞。

4.室性心律失常

(1)室性期前收缩。

(2)室性心动过速,包括阵发性和非阵发性。

(3)室性逸搏和自搏心律。

(4)室内传导阻滞。

(5)心室扑动。

(6)心室颤动。

(7)心脏电静止。

5.其他

(1)干扰及房室分离。

(2)预激综合征。

(二)依据发生机制进行的分类

1.激动起源异常引起的心律失常

(1)窦性心律失常(激动自窦房结发出)。

(2)异位心律(激动自异位节奏点发出)。

2.激动传导异常引起的心律失常

(1)干扰及干扰性房室分离。

（2）心脏传导异常。

3.自律性异常与传导异常并存

（1）并行心律：①并行性心脏搏动（房性、交界性、室性）；②并行性心动过速（房性、交界性、室性）；③多重性并行心律。

（2）异位节律伴外出阻滞。

（3）扑动或颤动（房性、室性）。

（4）混合性心律失常：①多源性心动过速（房性、室性）；②多重性心动过速（房性、交界性、室性）；③完全性心房、心室分离。

(三)依据心率快慢进行的分类

1.快速型心律失常

（1）期前收缩：可分为窦性、房性、房室交界性和室性4种，其中以室性期前收缩最常见，其次是房性，交界性期前收缩较少见，窦性期前收缩罕见。

（2）快速型室上性心律失常：阵发性室上性心动过速、房性心动过速、心房纤颤、心房扑动。

室上性心动过速多见青少年，大多无器质性病变；房性心动过速、心房纤颤、心房扑动多见于器质性心脏病患者，少数见于无器质性心脏病患者。

（3）快速型室性心律失常：室性心动过速、心室扑动和心室颤动，多见于器质性心脏病，特发性室性心动过速可见于正常人。

（4）预激综合征：典型的预激综合征、短 P-R 综合征和变异型预激综合征。

2.缓慢型心律失常

缓慢型心律失常主要包括窦性（窦性心动过缓、病态窦房结综合征和窦性停搏）、房室交界性、室性缓慢性心律失常，也包括传导阻滞（包括窦房传导阻滞、心房内传导阻滞、房室传导阻滞、心室内传导阻滞）等。

临床常见的有窦性心动过缓、病态窦房结综合征、房室传导阻滞。

三、基于心律失常的心功能分级

研究认为，心律失常尤其是室性心律失常的发生对于心肌梗死的预后具有预测意义。常用的心功能分级标准主要包括纽约心脏病学会分级标准、Killip 分级标准、Forrest 血流动力学分级标准、临床分级标准、6 分钟步行分级标准、Lown 分级，这些标准的制定为评估心脏功能、预测预后起到积极作用。

其中 Lown 分级是由美国医师 Lown 和 Wolf 总结了室性期前收缩和冠状

动脉粥样硬化性心脏病猝死的关系,推测不同级别的室性期前收缩与患者预后之间的关系进行制定的。该方案简单直观、操作方便、临床中较为推广应用,其标准如下。

0 级:无室性期前收缩。

Ⅰ级:偶发,每小时<30 次或每分钟<1 次。

Ⅱ级:频发,每小时>30 次或每分钟>6 次。

Ⅲ级:多源性室性期前收缩。

ⅣA 级:成对的室性期前收缩,反复出现。

ⅣB 级:成串的室性期前收缩(3 个或 3 个以上室性期前收缩)反复出现。

Ⅴ级:期前收缩的 R 波落在前一个窦性激动的 T 波上。

第二节 病 因 病 机

一、心肾阳虚

本病多见于老年患者,年事渐高,阳气渐虚。心主血脉,心脏搏动及脉的舒缩有赖于心阳的促进、兴奋功能。心阳为君火,肾阳为相火,心肾阳气正常则君火与相火互济,心阳充盛。心脏搏动正常才能鼓动血液运行周身,滋养诸脏腑。

二、心气亏虚

心气具有推动和调控心脏搏动及精神活动的作用。心主神明,心神失养,则见神疲、失眠、健忘等症。心气衰弱则心脏搏动无力,血运失常,可见心悸、气短,动则益甚,脉弱或结代。

三、气阴两虚

阴阳互根,阳气不足,久则损及阴,轻者气阴两虚,甚则阴阳两虚,久则心脏搏动难以接续,甚则停搏,五脏功能受损,气血难以运行。病情危重时,则阴阳难以顺接、气血逆乱而引起厥脱,甚则阴阳离决。

四、气滞血瘀

患者久病,情志失和,久则伤肝,肝主疏泄,具有调畅气机的作用,气机不畅,血液瘀滞,则生血瘀,阻于脉道,故脉见结代或涩脉等;而气郁生痰,痰瘀互结,心脉受阻,加重病情。

五、痰阻心脉

心气心阳不足,久则可致血行不畅,年老脾虚,运化失司,则内生痰湿,痹阻心脉。痰阻心脉则可见胸闷、胸痛;痰邪阻滞经脉,则肢体困重;痰蒙心窍则眩晕、恶心,甚则昏不识人。

六、外邪侵袭

外邪之中以热毒之邪以及风寒湿热之邪最易犯心。温邪上受,首先犯肺,病邪可以顺传由卫入气,由气入营血,热传心脉,心脉受邪而致病;温邪上受亦可以逆传直犯于心或者由于热邪稽留不去,耗伤气阴,内损于心而成本病。风寒湿热之邪亦可合而为痹,痹阻于经脉、肌肉、关节的病邪,在一定条件下也可内犯于心,正如《黄帝内经》指出的"脉痹不已,复感于邪,内舍于心。"

七、七情刺激

七情太过可以致病,可以伤心。除过喜可以直接伤心之外,过于忧愁思虑可以损伤脾胃,脾胃虚弱则聚湿成痰;郁怒伤肝,木盛化火,火热灼津,炼津为痰。肝郁脾困或肝郁脾虚,亦会引起湿聚痰生。痰阻气机,血脉不畅,心失所养而发病。

八、饮食不节

饮食不节,过食膏粱厚味、醇酒乳酪,损伤脾胃,脾胃失健,痰湿由生,痰浊上扰心肺或阻碍气机,痹阻脉道,发为本病。

九、体质虚弱

体质虚弱的原因有先天禀赋不足,也有因年老体弱,心脉不通,或因病体虚弱,心失所养。此外也有因服药不当,损害于心而发病者。

十、食药不当

药物过量或毒性较剧,损及于心,引起心悸,如附子、乌头,或西药锑剂、洋地黄、奎尼丁、肾上腺素、阿托品等,当用药过量或不当时,均能引发心动悸、脉结代一类证候。食物中毒、阿霉素中毒等,亦是诱发心悸的常见原因。总而言之,心悸的发生常与平素体质虚弱、情志所伤、劳倦、汗出受邪等有关。平素体质不强,心气怯弱,或久病心血不足,或忧思过度,劳伤心脾,使心神不能自主,发为心悸;或肾阴亏虚,水火不济,虚火妄动,上扰心神而致病;或脾肾阳虚,不能蒸化水液,停聚为饮,上犯于心,心阳被遏,心脉痹阻,发为心悸。

第三节　诊断与鉴别诊断

一、诊断

(一)症状

1.窦性心动过速

心率在 100～150 次/分,可无症状,或有心悸、乏力、易激动等。

2.期前收缩

偶发者可无症状或自觉心跳不规则,心跳停歇感或增强感。频发者有心悸、胸闷、乏力,甚则有心绞痛发作。

3.阵发性室上性心动过速

发作时,有心悸、头晕、心前区不适、乏力,发作时间长而严重的病例可出现心绞痛、呼吸困难、血压下降。

4.阵发性室性心动过速

发作时,患者突然头晕、血压下降、心绞痛发作,甚至昏厥、休克、猝死。

5.心房扑动与心房颤动

发作时,患者可心悸、胸闷,严重者可出现昏厥、心绞痛或心力衰竭。持久心房纤颤者,心房内常有血栓形成,血栓脱落,即可造成栓塞。

6.心室扑动与心室纤颤

一旦发生,瞬即出现意识丧失、抽搐,继之呼吸停止。

7.窦性心动过缓

心率≥50 次/分,一般不引起症状,如心率＜45 次/分,常引起心绞痛、心功能不全或中枢神经系统功能障碍等症状。

8.病态窦房结综合征

轻者可出现头昏、乏力、失眠、记忆力减退、反应迟钝等,重者可反复晕厥或心脏停搏。

9.房室传导阻滞

一度房室传导阻滞一般无症状。二度房室传导阻滞或可有心悸或心脏停顿感,心跳缓慢时可有头昏、乏力、活动后气促,甚至晕厥。三度房室传导阻滞除上述症状外,还可出现心、脑、肾等脏器供血不足的临床表现,如心、脑、肾功能不全等。

(二)体征

1.窦性心动过速

心率在 100~150 次/分,可有心尖部搏动和颈部血管搏动增强,心音响亮,或可在心尖部听到收缩期杂音,脉数。

2.期前收缩

可听到提前发生的期前收缩和其后较长时间的间歇,期前收缩的第一心音常增强,第二心音减弱或消失,脉结代或脉促。

3.阵发性心动过速

室上性心动过速发作时心率在 150~250 次/分,心率绝对规则,不因呼吸和运动而变化,第一心音强度不变。心脏原有杂音减弱或消失。室性阵发性心动过速心率在 150~250 次/分,心律略不规则,心尖部第一心音强弱不等并可有心音分裂,脉数疾。

4.心房扑动与心室颤动

心房扑动时心率快而规则,如压迫一侧颈动脉窦或眼球,能使心率暂时减慢,压迫解除后,恢复原来心房扑动的心率。心房扑动伴有不规则房室传导时,心跳不规则。心房颤动心律绝对不规则,心音强弱不一,脉搏短绌。心房扑动之脉象多表现为脉促,心室率缓慢者亦可表现为结代脉,快速房颤之脉象多表现为促涩,缓慢房颤亦可表现为迟涩或结代,心房颤动合并三度房室传导阻滞者可表现为脉迟。

5.心室扑动与心室纤颤

患者意识丧失,血压下降,大动脉搏动消失,听不到心音,脉涩微或怪乱。

6.窦性心动过缓

心率<60 次/分,脉缓或迟。

7.病态窦房结综合征

心律失常的表现为多样性,如有严重心动过缓、窦性停搏、窦房传导阻滞,心率常在 50 次/分以下,并可听到心律不齐或长间歇。脉迟或结代。当病窦出现"慢-快"综合征时,此时脉象即表现为脉迟缓、结代与数疾、促涩交替出现。

8.房室传导阻滞

一度房室传导阻滞一般无体征,脉象亦多无异常。二度房室传导阻滞可分为二型:莫氏Ⅰ型又称文氏现象,听诊时第一心音可强弱不等,在一系列规则的心脏搏动后出现一个长的间歇,在间歇前无期前收缩;莫氏Ⅰ型听诊可发现每隔一次或数次规则性心脏搏动后有一长间歇,或心率慢而规则,脉结代或促脉。三度房室传导阻滞或称完全性房室传导阻滞,心率在 40 次/分左右,心尖区第一心音强弱不等。有时第一心音特别响亮称"大炮声",收缩压偏高,舒张压偏低而脉压增大。严重时因心室率突然减慢或暂时停搏而心音、脉搏暂时消失。脉迟或结代。

(三)辅助检查

1.心电图检查

(1)窦性心动过速:心电图检查 P 波为窦性,P-R 间期>0.12 秒,P-P 间距<0.6 秒,心率一般在 100~150 次/分,P 波可能与前面的 T 波重叠。

(2)期前收缩:①房性期前收缩有提早出现的 P 波,形态与窦性心律不同。常重叠于 T 波上,P-R 间期>0.12 秒,提早出现的 QRS 波群形态大多与窦性心律者相同。期前收缩后代偿间歇不完全。②结区性期前收缩 QRS 波群形态与窦性者相同,逆行 P 波可出现于 QRS 之前,P-R 间期<0.12 秒,或出现于 QRS 之后,R-P 间期<0.12 秒,或埋藏于 QRS 之中,期前收缩后多有完全性代偿间歇。③室性期前收缩有过早出现的 QRS 波群,形态异常,时限>0.12 秒,T 波与 QRS 波主波方向相反,ST 段随 T 波方向移位,其前无相关的 P 波。期前收缩之后多有完全性代偿性间歇。④室上性心动过速有连续 3 次以上房性或结区性期前收缩,频率多在 150~250 次/分,节律规则。P 波形态与窦律不同,QRS 波形态一般正常。P 波也可与 T 波重叠,或在 QRS 波后见逆行 P 波。室性心动过速有 3 次以上连续室性期前收缩,QRS 波群增宽>0.12 秒,心室率 150~250 次/分,节律可略不规则,P 波与 QRS 波群无固定关系。

(3)心房扑动与心房颤动:①心房扑动时 P 波消失,代之以规则形状一致的心房扑动波,频率在 250~350 次/分。QRS 波群形状大致与窦性相同,房室传导比例为 2:1~4:1。②心房颤动时 P 波消失,代之以大小形态不一的,且不整齐的房颤波,频率在 350~600 次/分,心室律绝对不规则,QRS 波群大致与窦性相同。

（4）心室扑动与心室纤颤：①心室扑动时，规则而连续的大扑动波，频率为150～250次/分，QRST波相互融合而无法区分。②心室纤颤时，QRS波群、T波群完全消失，代之以频率为150～500次/分的大小不等，形状不同，极不均匀的颤动波形。心室纤颤开始时，其波幅常较大，以后逐渐变小，频率变慢，终于变为等电位线。

（5）窦性心动过缓：窦性P波，心率＜60次/分，P-R间期0.12～0.20秒，P-P间距＞0.10秒，T-P段常显著延长。

（6）病态窦房结综合征：可见有窦房传导阻滞和/或窦性静止，显著窦性心动过缓，逸搏，短暂或持续逸搏心律，逸搏夺获二联律，伴随房性快速心律失常、传导阻滞等。

（7）房室传导阻滞：①一度房室传导阻滞发作时P波后均有QRS波群，P-R间期＞0.20秒。②二度Ⅰ型房室传导阻滞发作时P-R间期逐渐延长，直至P波后脱落一次QRS波群，以后又周而复始，形成3：2、4：3、5：4的房室传导比例的阻滞。二度Ⅲ型房室传导阻滞发作时P-R间期较为恒定，每隔1、2或3个P波后有一个QRS波脱漏。因而分别称为2：1、3：2、4：3房室传导阻滞。③三度房室传导阻滞发作时P波与QRS波群相互无关，心房率比心室率快，心房律可以是窦性或起源于异位，心室律由交界区或心室起搏点维持。

2.动态心电图检查

动态心电图检查是心律失常诊断的重要方法，能记录24小时心电活动，能发现短暂、隐性的心律失常。可用于评价患者活动、症状与心律失常的关系，鉴别良性与恶性心律失常，确定心律失常的诊断，观察药物的作用等。

3.希氏束心电图

希氏束心电图是有创性的心腔内心电图，用于研究心律失常的发生机制，鉴别室上性或室性心动过速，诊断房室传导阻滞部位等。

4.食道心房调搏

食道心房调搏用于测定窦房结传导时间、窦房结恢复时间等，以评价窦房结功能，对病态窦房结综合征的诊断有重要的意义。

5.阿托品试验

给患者静脉注射阿托品1～2 mg，并在注射后1、2、3、5、10、15、20分钟时分别描记心电图。如果注药后窦性心律＜90次/分，则为阳性，如出现结性逸搏性心律也为阳性。

6.心室晚电位检测

晚电位为 QRS 波末端出现的高频低幅信号。常发生于缺血性心脏病与心梗后恶性心律失常,与猝死有关。

二、鉴别诊断

各种类型的心律失常主要通过心电图检查来鉴别。除此之外,还要注意与以下疾病的鉴别。

(一)功能性缓慢性心律失常

功能性心律失常与自主神经功能紊乱相关,迷走神经张力亢进时可见窦房结、房室结功能低下,心电图可出现窦性心动过缓、一度及二度Ⅰ型房室传导阻滞,通过静脉注射阿托品后可恢复正常。若患者长期坚持耐力运动,则应考虑与运动相关性的心动过缓,一般仅须定期监测,减少运动量。

(二)冠状动脉粥样硬化性心脏病

冠状动脉粥样硬化性心脏病患者若出现间隔支供血不足可引起房室传导阻滞,该类患者常于运动、饮食、受寒等情况下出现胸闷胸痛、左肩臂放射痛等症状,心电图可出现病理性 Q 波或 ST 段的动态变化,严重者有心肌损伤标志物水平增高,行冠状动脉 CT 血管造影或冠状动脉造影可进一步确诊。

(三)病毒性心肌炎

病毒性心肌炎多急性起病,发病前 1～3 周常有呼吸道或胃肠道感染史,患者随后出现心悸、胸闷、乏力等症状,心电图可见有房室传导阻滞,常有 C 反应蛋白、红细胞沉降率、心肌损害标志物等水平增高,咽拭子及病毒抗体滴度等病原学检查亦有利于诊断。

(四)风湿性心脏病

该病初发年龄多在 5～15 岁,复发多在初发后 3～5 年内。早期常可累及房室结而引起一度房室传导阻滞,偶尔因病变累及窦房结而引起病态窦房结综合征。随着病情的发展,心房扩大,而后可发展为阵发性房颤。

(五)其他常见疾病

临床上常见由于内分泌紊乱、水电解质失衡和缺氧而引起心脏传导系统功能异常,包括甲状腺功能减退、尿毒症所致高血钾、利尿剂所致的低钾、心力衰竭患者服用过量的β受体阻滞剂或洋地黄类药物。各种疾病病情危重,临床终前均可出现缓慢性心律失常,应以治疗原发病为主。

第四节 辨 证 论 治

一、心肾阳虚证

(一)临床表现

心悸气短,动则加剧,形寒肢冷,腰膝酸软,小便清长,舌质淡胖,脉沉迟。

(二)治法

温补心肾,振奋心阳。

(三)常用方药

麻黄附子细辛汤合桂枝甘草汤加减。

(四)方解

桂枝甘草汤中,桂枝用量倍于炙甘草,桂枝味辛性温,温通心阳;炙甘草甘温,益气补中;两者配伍,辛甘化阳,补益心阳,是温心阳之基础方。麻黄附子细辛汤中,麻黄行表,附子温里以振奋阳气,二药配合,相辅相成,为温肾助阳的常用组合;细辛性善走窜,助麻黄行表,又可鼓动肾中真阳之气,协附子温里。诸药合用,共奏温通心肾、振奋心阳之功。

(五)加减

肾阳虚明显者,可合用右归丸以补肾助阳;若虚阳欲脱厥者,用通脉四逆汤以温阳复脉,回阳救逆若见大汗淋漓、脉微欲绝者,急用参附注射液静脉推注以温阳益气固脱。

二、心气亏虚证

(一)临床表现

心悸怔忡,易疲倦,胸闷气短,活动后加重,或有自汗,舌淡苔白,脉迟。

(二)治法

益气养心。

（三）常用方药

养心汤加减。

（四）方解

养心汤以当归身、生地黄、熟地黄滋阴养血；茯神、五味子、柏子仁、酸枣仁养心安神；人参、麦冬益气养阴；炙甘草补养心气，调和诸药。诸药合用，共奏滋阴养血、宁心安神之功。

（五）加减

自汗多者重用炙黄芪。

三、气阴两虚证

（一）临床表现

心悸气短，乏力，失眠多梦，口干舌燥，五心烦热，自汗盗汗，舌质淡红少津，脉虚弱或结代。

（二）治法

益气养阴。

（三）常用方药

生脉散加减。

（四）方解

方中人参甘温，益元气，补肺气，生津液，是为君药；麦冬甘寒养阴清热，润肺生津，用以为臣；人参、麦冬合用，则益气养阴之功益彰；五味子酸温，敛肺止汗，生津止渴，为佐药。三药合用，一补一润一敛，益气养阴，生津止渴，敛阴止汗，使气复津生，汗止阴存，气充脉复，故名"生脉"。

（五）加减

肝肾阴虚者可加用熟地黄、枸杞子、龟甲或送服六味地黄丸以滋养肝肾；虚烦难眠者，可加用珍珠母、琥珀以宁心安神。

四、痰浊阻滞证

（一）临床表现

心悸气短，胸闷胀满，乏力，肢体重浊，舌苔白腻或滑腻，脉弦滑。

（二）治法

理气化痰，宁心通脉。

（三）常用方药

涤痰汤加减。

（四）方解

本方以半夏、橘红、枳实、茯苓燥湿祛痰，理气降逆；胆南星、竹茹清热化痰；人参、甘草、生姜、大枣益气健脾，治痰之源；菖蒲化湿开窍。诸药合用，共奏涤痰开窍之功。

（五）加减

兼血瘀，加丹参、红花、水蛭活血化瘀；痰浊化热者，改用黄连温胆汤。

五、气滞血瘀证

（一）临床表现

心悸不安，胸闷憋气，心痛时作，发作时胸胁满闷，舌质紫黯或瘀斑，脉涩或结代。

（二）治法

疏肝理气，活血祛瘀。

（三）常用方药

血府逐瘀汤加减。

（四）方解

方中桃仁破血行滞而润燥，红花活血祛瘀以止痛，共为君药。赤芍、川芎助君药活血祛瘀；牛膝活血通经，祛瘀止痛，引血下行，共为臣药。生地黄、当归养血益阴，清热活血；桔梗、枳壳，一升一降，宽胸行气；柴胡疏肝解郁，升达清阳，与桔梗、枳壳同用，尤善理气行滞，使气行则血行，以上均为佐药。桔梗并能载药上行，兼有使药之用；甘草调和诸药，亦为使药。

（五）加减

气虚血瘀者，用养心汤合桃红四物汤加减以益气活血；兼阳虚则加用麻黄附子细辛汤以温通阳气。

六、痰扰心脉证

(一)临床表现

心悸胸闷,眩晕恶心,头重身倦,痰多咳嗽,舌苔浊腻,脉弦滑或涩结代。

(二)治法

涤痰复脉。

(三)常用方药

涤痰复脉汤加减。

(四)方解

方中半夏、陈皮、佛手、茯苓燥湿祛痰,行气降逆;胆南星清热化痰;党参益气复脉,治痰之源;菖蒲化湿开窍。甘草健脾和中,调和诸药。

(五)加减

若气虚者,加黄芪以益气豁痰;痰浊蕴久化热而见心悸失眠,胸闷烦躁,口干口苦者,加黄连、竹茹、枳实以清热豁痰。

七、心虚胆怯证

(一)临床表现

心悸不安,善惊易恐,坐卧不安,食少纳呆,苔薄白,脉细略数或细弦。

(二)治法

镇惊定志,养心安神。

(三)常用方药

安神定志丸加减。

(四)方解

龙齿、琥珀镇惊安神;酸枣仁、远志、茯神养心安神;人参、茯苓、山药益气壮胆;天冬、生地黄、熟地黄滋养心血;配伍少许肉桂,有鼓舞气血生长之效;五味子收敛心气。

(五)加减

若胸中烦热较甚,加山栀、莲子心以增强清心除烦之力;兼惊恐,宜加生龙骨、生牡蛎以镇惊安神;失眠多梦者,可加酸枣仁、柏子仁以养心安神。

八、气血不足证

(一)临床表现

心悸气短,心气不足,眩晕乏力,面色无华,舌质淡,舌苔薄白,脉细弱。

(二)治法

补血养心,益气安神。

(三)常用方药

归脾汤加减。

(四)方解

黄芪、人参、白术、炙甘草益气健脾,以资气血化生之源;熟地黄、当归、龙眼肉补养心血;茯神、远志、酸枣仁宁心安神;木香理气醒脾,使补而不滞。

(五)加减

以血滞为主者,加桃仁、红花、赤芍,以加强活血祛瘀之力;血虚有寒者,加肉桂、炮姜、吴茱萸,以温通血脉;血虚有热者,加黄芩、牡丹皮,熟地黄易为生地黄,以清热凉血。

九、心阳不振证

(一)临床表现

心悸气短,动则尤甚,面色苍白,形寒肢冷,舌淡苔白,脉象虚弱或沉细无力。

(二)治法

温补心阳,安神定悸。

(三)常用方药

参附汤合桂枝甘草龙骨牡蛎汤加减。

(四)方解

桂枝、附子温振心阳,人参、黄芪益气助阳;麦冬、枸杞滋阴,取"阳得阴助而生化无穷"之意,炙甘草益气养心;龙骨、牡蛎重镇安神。

(五)加减

若呕吐涎沫,或少腹痛者,可加盐炒吴茱萸,温胃暖肝,下气止呕;泄泻不止者,可加升麻、黄芪等益气升阳止泻;呕吐不止者,可加姜汁温胃止呕。

十、心脉瘀阻证

(一)临床表现

心悸不安,胸闷不舒,心前区刺痛,入夜尤甚,或见唇甲青紫,舌质紫黯或有瘀斑、瘀点,脉涩。

(二)治法

活血化瘀,理气通络。

(三)常用方药

桃仁红花煎加减。

(四)方解

桃仁、红花、丹参、赤芍、川芎活血化瘀;延胡索、香附、青皮理气通脉止痛;生地黄、当归养血活血。

(五)加减

瘀重而痛甚者,加三七或酌加乳香、没药等增强活血祛瘀,消肿止痛之功;气滞重而痛甚者,可加郁金、川楝子等以增强行气止痛之力;若瘀痛入络,可加全蝎、地龙、三棱、莪术等以破血通络止痛。

十一、阴虚火旺证

(一)临床表现

心悸易惊,心烦少寐,头晕目眩,手足心热,耳鸣腰膝,舌质红,太少,脉细数。

(二)治法

滋阴清火,养心安神。

(三)常用方药

天王补心丹加减。

(四)方解

生地黄、玄参、麦冬、天冬滋阴清热;当归、丹参补血养心;人参、炙甘草补益心气;黄连清热泻火;桔梗引药上行,以通心气。

(五)加减

失眠重者,可酌加龙骨、磁石以重镇安神;心悸怔忡甚者,可酌加龙眼肉、夜交藤以增强养心安神之功。

十二、痰火扰心证

（一）临床表现

心悸时发时止，胸闷烦躁，失眠多梦，口干口苦，大便秘结，小便黄赤，舌苔黄腻，脉弦滑。

（二）治法

清热化痰，宁心安神。

（三）常用方药

黄连温胆汤加减。

（四）方解

黄连、栀子苦寒泻火，清心除烦；竹茹、半夏、胆南星、瓜蒌、陈皮清热化痰，和胃降逆；生姜、枳实下气行痰；远志、菖蒲、酸枣仁、生龙骨、生牡蛎宁心安神。

（五）加减

若心热烦甚者，加山栀、豆豉以清热除烦；失眠者，加琥珀粉、远志以宁心安神；惊悸者，加珍珠母、生牡蛎、生龙齿以重镇定惊；眩晕，可加天麻、钩藤以平肝息风。

第五节　病案举隅

一、病案一

患者，男，43 岁。

初诊：2023 年 5 月 21 日。

主诉：阵发性心慌 4 年余。

病史：4 年前无明显诱因出现心慌，就诊于当地医院，行心电图检查发现"心房颤动"，后症状发作不明显，未予重视。近半年来患者自觉心慌症状发作频繁，体检报告仍提示"心房颤动"。10 天前行心电图、心脏彩超、甲状腺功能五项等检验检查，明确诊断为"阵发性房颤"。高血压病史 3 年，最高可达 21.3/12.7 kPa（160/95 mmHg），服药控制在 17.3/10.7 kPa（130/80 mmHg）水平。否认糖尿病、风湿病、冠状动脉粥样硬化性心脏病等疾病病史;否认吸烟史;常年饮酒史,未戒酒;否认家族性遗传病史。

现症见:阵发性心慌,发作频率明显增多,每天 3～4 次,每次持续约 2 分钟,饮酒、情绪变化后症状加重,无头晕头痛、晕厥、汗出、胸闷胸痛、气短乏力、憋喘、口干口苦等不适,纳眠可,二便调。舌红,苔黄,脉弦滑。

中医诊断:心悸(痰热内阻)。

西医诊断:①心律失常(阵发性房颤);②高血压 2 级(中危);③高脂血症。

处方:①清半夏 9 g、黄连 18 g、瓜蒌 30 g、炒酸枣仁 30 g、葛根 30 g、黄芩 18 g、川芎 18 g、知母 12 g、茯苓 15 g、天麻 12 g(先煎)。14 剂,水煎两遍,分早晚温服。②戒酒,保持情绪稳定,清淡饮食,控制油脂、盐的摄入,监测血压。

二诊:2023 年 6 月 4 日。患者自述服药后心慌发作次数明显减少,睡眠不安,二便调。

处方:前方加柏子仁 15 g、益母草 30 g、当归 12 g。继服 14 剂,水煎两遍,分早晚两次温服。

三诊:2023 年 6 月 28 日。患者自述现心慌无明显发作,纳眠可,二便调。

处方:守方继服 7 剂停药。

🔍|按|语|

患者中年男性,心悸多年未予干预,加之嗜酒易激动,导致肝气不舒、脾胃失健、运化失常,气血不运,不能上济心脉,心失濡养,痰湿内生,生热内扰,神不守心,则心悸不宁。初诊治以小陷胸汤合酸枣仁汤加减。酸枣仁养血补肝,宁心安神;茯苓、知母宁心安神,滋阴清热,加以瓜蒌、黄连、黄芩清热泻火;半夏辛燥,化痰降逆;川芎调畅气机,助酸枣仁养血调肝;葛根通经活络;天麻平肝定惊。诸药合用,共奏养血安神,清热化痰除烦之功。二诊因患者睡眠不足影响病情,故加柏子仁、益母草与当归透心肾、益脾胃、生津滋血养阴安神。

二、病案二

邢某,女,60 岁。

初诊:2023 年 5 月 14 日。

主诉:阵发性心慌 3 年余。

病史:3 年前无明显诱因出现阵发性心慌,2020 年 1 月行动态心电图检查示窦性心律不齐,最快窦性心律 103 次/分钟,最慢窦性心律 34 次/分钟,房性期前收缩,有时伴室内差异传导、短阵房性心动过速,具体治疗方案不详,效果不佳。2023 年 5 月复查动态心电图检查示窦性心动不齐、房性期前收缩。既往体健,否认高血压、糖尿病、冠状动脉粥样硬化性心脏病等慢性病病史;否认家族性遗传病史。

现症见:阵发性心慌,每次持续 3~5 分钟,休息可缓解,无胸闷胸痛、汗出乏力、咳嗽咳痰、恶心干呕、头晕头痛、腹胀腹痛等不适,纳可,入睡困难,二便调。舌红,苔黄厚,脉细弦。

中医诊断:心悸(痰热互结)。

西医诊断:心律失常(窦性心律不齐)。

处方:①瓜蒌 30 g、黄连 12 g、清半夏 9 g、知母 9 g、黄柏 12 g、巴戟天 9 g、当归 12 g、龙胆草 15 g、淫羊藿 30 g、川芎 18 g、郁金 18 g、羌活 12 g、黄芪 30 g、泽泻 15 g、牡丹皮 12 g、炒酸枣仁 30 g。14 剂,水煎两遍,分早晚温服。②调畅情志,保持心情舒畅,避免情绪波动;适当锻炼,劳逸结合,避免体重增长。

二诊:2023 年 5 月 28 日。患者自述服药后心慌症状有所缓解,但仍有发作,纳可,睡眠改善,二便调。舌红,苔白,脉弦。

处方:中药前方去瓜蒌、黄连、清半夏、知母、黄柏、巴戟天、龙胆草、淫羊藿、羌活、黄芪;加柴胡 15 g,白芍 30 g,青皮、陈皮各 15 g,香附 12 g,栀子 12 g,首乌藤 30 g,百合 30 g,丹参 30 g,生龙骨、生牡蛎各 30 g,牛膝 15 g,茯苓 15 g。14 剂,水煎两遍,分早晚温服。

三诊:2023 年 6 月 11 日。患者服药后诸症减轻,纳眠可,二便调。

按语

　　患者老年女性,心慌数年,素体亏虚,痰湿内生,郁热内扰。治以小陷胸汤合酸枣仁汤加减。方中瓜蒌清热化痰,理气宽胸散结;黄连清热泻火以除痞,半夏化痰降逆以散结,二药相伍,一苦一辛,辛开苦降,散结消痞,治痰热内阻,胸脘痞满;知母、黄柏增益清热润燥之功;黄芪补气,当归补血活血祛瘀,川芎辛温香窜、行气活血,当归以养血为主,川芎、郁金以行气为要,四药伍用,互制其短而展其长,气血兼顾,养血调经,行气活血散瘀;巴戟天、淫羊藿补肾益精固元;龙胆草泻肝火;羌活搜肝通络;炒酸枣仁宁心安神;泽泻利水渗湿;牡丹皮凉血散瘀。整方祛痰清热,兼以补气养血活血。二诊患者症状未缓解,中药前方去瓜蒌、黄连、清半夏、知母、黄柏、巴戟天、龙胆草、淫羊藿、羌活、黄芪,加柴胡调肝气、散郁结;白芍养血柔肝、缓急止痛;青皮、陈皮、香附理气行滞和胃;栀子疗心经客热,除烦躁;茯苓渗湿行痰饮,固肾敛阴,使心肾相滋;牛膝活血,引火下行;百合、首乌藤养血安神;龙骨、牡蛎重镇潜阳;丹参养血,去心腹痼疾结气;栀子清热利湿,凉血散瘀。整方疏肝理气,活血化瘀。

三、病案三

患者,男,31 岁。

初诊:2018 年 6 月 17 日。

主诉:发作性心慌 3 年余。

病史:患者于 2015 年开始出现心慌,反复发作,无明显规律性,2016 年因"急性胃炎"住院期间发现窦性停搏,服用心宝丸,效可。近 1 年患者自觉心慌复发,2018 年 5 月 13 日行动态心电图检查示窦性心动过缓伴不齐,频发房性期前收缩 817 次,频发室性期前收缩 265 次,最长 R-R 间歇 5.12 秒。否认高血压、糖尿病、冠状动脉粥样硬化性心脏病等慢性病病史。否认吸烟、嗜酒史。否认家族性遗传病史。

现症见:发作性心慌,伴乏力、气短,面色少华,食欲不振,眠可,二便调。

中医诊断:心悸(心阳亏虚)。

西医诊断:心律失常(病态窦房结综合征)。

处方:①炮附子 9 g(先煎)、党参 18 g、麦冬 12 g、五味子 6 g(包煎)、细辛 3 g、黄芪 30 g、炙麻黄 6 g、白术 9 g、防己 9 g、炙甘草 6 g、干姜 6 g、地龙 9 g、赤芍 12 g、砂仁 6 g(后入)、陈皮 12 g。14 剂,水煎两遍,分早晚温服。②调畅情志,避免情绪波动。

二诊:2022 年 3 月 6 日。患者自述服药后症状有所缓解,间断服用前方数年余,2022 年 2 月 23 日复查动态心电图仍有长间歇,最长 R-R 间歇 4.28 秒。无明显不适症状,无黑矇、晕厥,纳眠可,二便调。舌淡胖,苔白滑,脉细弱。

处方:前方去党参、麦冬、五味子,加仙鹤草 30 g、桂枝 9 g、炒酸枣仁 30 g,改炮附子 12 g(先煎)。继服 21 剂,若无不适,制水丸,每天 3 次。

三诊:2023 年 5 月 27 日。患者无明显自觉症状,2023 年 5 月 22 日复查动态心电图示最长 R-R 间歇 3.9 秒,继服前方。

按|语|

　　患者青年男性，窦房结功能低下出现停搏，或因先天禀赋薄弱，五脏之精化气不足导致阳气亏虚，心阳不能向下温煦肾脏，肾不能蒸化水气滋润心君，体内阴阳失衡，气血化生失常并瘀阻于内，心失所养发为心慌，且因气血不能上荣，脾胃失健则面色少华、食欲不振。治以生脉散合麻黄细辛附子汤加减。麻黄、附子、细辛、干姜大补阳气；党参补肺气生津液，麦冬养阴清肺而生津，五味子敛肺，三者共成补肺益气固护卫气之效，使气之主脏生化有源；黄芪协助补气运血；白术、陈皮、砂仁健脾益胃，补后天之本；地龙、赤芍散瘀阻之邪，行气血周游全身无所阻之效；防己利湿；炙甘草调和诸药，滋阴养血，益气通阳，复脉定悸。整方大补先天之本、后天之脏，祛瘀之邪，救心于不通不荣之境地。二诊患者症状明显好转，舌出现痰湿滞涩之象，则去补肺生津之药，加大温阳之功，同时加仙鹤草下气活血散痞，桂枝通络温阳，酸枣仁宁心安神。

第六章　冠状动脉粥样硬化性心脏病

第一节　概　　述

一、定义

冠状动脉粥样硬化性心脏病是指由于冠状动脉粥样硬化使管腔狭窄或闭塞导致心肌缺血、缺氧或坏死而引发的心脏病,归属为缺血性心脏病,是动脉粥样硬化导致器官病变的最常见类型。冠状动脉粥样硬化性心脏病发病与高血压、糖尿病等多种因素有关,是目前严重危害人类健康的疾病之一。

冠状动脉粥样硬化性心脏病可归属为中医学"胸痹""心痛""真心痛"等疾病范畴。冠状动脉粥样硬化性心脏病的病位在心,涉及肝、脾、肾等脏,以"阳微阴弦"为基本病机。中西医病证结合辨治冠状动脉粥样硬化性心脏病,不仅可以改善临床症状,降低疾病发展风险,对远期预后、康复也有至关重要的作用。

二、分型

1979年世界卫生组织将冠状动脉粥样硬化性心脏病分为5个类型:无症状性心肌缺血、心绞痛、心肌梗死、缺血性心肌病、猝死。其中心绞痛、心肌梗死为最常见的类型,

(一)心绞痛

心绞痛属于冠状动脉粥样硬化性心脏病中最常见的类型,是冠状动脉供血不足、心肌急剧且暂时缺血与缺氧所引起的临床综合征。现代医学认为其发病机制是由于脂质代谢异常,血液黏稠度增高导致冠状动脉壁损伤、脂质沉着、冠状动脉粥样硬化斑块形成,引起冠状动脉管腔狭窄或冠脉痉挛

导致心肌供血不足而致。

当冠状动脉的供血与心肌的需血之间发生矛盾,冠状动脉血流量不能满足心肌的代谢的需要,引起心肌急剧的、暂时的缺血与缺氧时,即产生心绞痛。心肌氧耗的多少由心肌张力、心肌收缩强度和心率所决定,故常用"心率×收缩压"作为估计心肌氧耗的指标。在多数情况下,劳累诱发的心绞痛常在同一"心率×收缩压"值的水平上发生。产生疼痛的直接因素,可能是在缺血、缺氧的情况下,心肌内积聚过多的代谢产物,如乳酸、丙酮酸、磷酸等酸性物质;或类似激肽的多肽类物质,刺激心脏内自主神经的传入纤维末梢,经1～5胸交感神经节和相应的脊髓节段,传至大脑,产生疼痛感觉。这种痛觉反映在与自主神经进入水平相同脊髓段的脊神经所分布的皮肤区域,即胸骨后及两臂的前内侧与小指,尤其是在左侧,而多不在心脏解剖位置处。

心绞痛属于中医学的"胸痹""心痛""厥心痛"等范畴。"胸痹"一词最早见于《黄帝内经》,《灵枢·本脏》中记载:"肺小则少饮,不病喘喝;肺大则多饮,善病胸痹。"对于胸痹的辨证,《金匮要略》论述为"阳微阴弦",谓"夫脉当取太过不及,阳微阴弦,即胸痹而痛,所以然者,责其极虚也。今阳虚知在上焦,所以胸痹、心痛者,以其阴弦故也。"认为心痛是胸痹的表现,其病机以阳微阴弦为主,并设有瓜蒌薤白半夏汤、瓜蒌薤白白酒汤及人参汤等。

(二)心肌梗死

心肌梗死是心肌缺血性坏死的一种表现,是在冠状动脉病变的基础之上,发生冠状动脉供血急剧减少,甚至中断,导致相应供血范围的心肌受到严重、持久的急性缺血损伤而导致心肌坏死。近年趋向于根据发病特点和治疗原则不同分为两大类:非ST段抬高型心肌梗死和ST段抬高型心肌梗死。一般把不稳定心绞痛、非ST段抬高型心肌梗死和ST段抬高型心肌梗死归为一组由急性心肌缺血引起的临床综合征,称之为急性冠状动脉综合征。进一步分类,又把前两者统称为非ST段抬高型急性冠状动脉综合征。在临床上可表现为持久的胸骨后剧烈疼痛,伴或不伴发热,以及白细胞计数和心肌坏死标志物动态增高、心电图特征性的动态演变;往往可伴有各种心律失常,严重者可引起泵衰竭,甚至心源性休克。心肌梗死属于中医学"真心痛"范畴。

第二节　病 因 病 机

一、心绞痛

(一)病因

中医学认为本病的发生与脏腑虚弱、饮食不节、情志失调、外邪侵袭、劳逸失度等因素有关,多种因素交互为患。其病位在心,涉及肝、肺、脾、肾诸脏,病性多属本虚标实。虚为心气、心阳、心阴不足或脏腑功能失调致心脉失养;实为寒凝、气滞、痰浊、血瘀等病变致心脉痹阻,遂产生不荣则痛与不通则痛的表现。

1.脏腑虚弱,他脏及心

《医门法律》云:"胸痹心痛,然总因阳虚,故阴得乘之。"心肺同居上焦,一方面心生血有赖肺之主气,另一方面,肺可助心行血。若肺气不足,气虚则血行不利;肺气失于宣肃,可致水湿泛溢,湿聚成痰,甚者痰郁化热,痹阻心脉;又可因肺气虚弱,无以卫外,寒邪入侵,阴乘阳位而发寒凝心脉。脾胃与心经气相通,五行上乃母子关系,其次,脾胃乃气血生化之源泉,而心脏本身靠气血以营养,若脾胃亏虚,气血生化乏源,心血不足,心脉失养;脾失健运,生痰阻络,日久成瘀,心脉痹阻。心肾相交,肾精充足,才得以保证心主血、心藏神功能正常。中年以后,肾精渐亏,化血不足,心阴失养,不荣则痛;阴虚火旺,炼津为痰,痰瘀痹阻,则胸阳不运;肾阳不足,气化失司,水饮内停,上凌于心,则病肢体浮肿,胸闷,心悸,咳喘不得卧等症,甚者心阳暴脱,见四肢厥冷,冷汗淋漓,脉微欲绝等症。

2.年老肾虚

中年以后,肾气渐虚。因肾为先天之本,肾虚则其他脏腑也出现衰退,导致脏腑功能失调。肾阳虚衰无以温煦脾阳,而脾运化无权,营血虚少,脉道不充,血液运行不畅,以致心失所养,心阳不振,心气不足,血脉失于温运,痹阻不畅;或心肾阳虚,阴寒痰饮乘踞阳位,阻滞心脉;肾阴虚不能滋养五脏之阴,肾水不能上济于心,心阴不足,心火燔炽下汲肾水,则阴伤气耗,心脉失于充养而运行滞涩;或阴虚火旺,灼津为痰,痰瘀痹阻,皆可致胸阳不运,心脉阻滞而发生本病。

3.饮食不节,内伤脾胃

嗜食肥甘厚味、生冷、烟酒之品,日久损伤脾胃,运化失司,聚湿生痰,痰阻气机,血滞成瘀,痰瘀痹阻心脉则胸痹心痛。脾胃失调,气血生化乏源,不能上奉于心,久则脉络瘀阻,不荣则痛。中气衰弱,营卫生成不足,则无阳以护,更易受风寒邪气侵袭;心气亦不足,无力行血致脉道涩滞,气虚不能自护则心悸,日久可致心阳虚弱,寒邪易乘,痹阻胸阳,心脉闭阻,而成胸痹。正如喻嘉言所说:"胸中阳气,如离照当空,旷然无外,设地气一上,则窒塞有加,故知胸痹者,阳气不用、阴气上逆之候也"。此外,饮食偏嗜,尤其是食物过咸亦可导致心痛的发生,《素问·五脏生成》曰:"多食咸,则脉凝泣而变色"。

4.思虑过度,七情内伤

忧思伤脾,脾失健运,痰湿内生,痹阻脉络,思则气结,气滞血瘀,发为胸痛;思虑、用脑过度则暗耗气血,心失所养;心藏神,为君主之官,忧惕思恐则伤神,神伤脏乃应,则心虚;喜为心之志,暴喜可致气血涣散,心神失养,心亦虚矣,虚则阴邪易乘,痹阻胸阳,故言"心痹,得之外疾,思虑而心虚,故邪从之"。肝藏血,主疏泄,心主血脉,肝藏魂,心藏神,若突然、剧烈的精神刺激,致情志失调,如怒则伤肝,可使肝失条达,肝气郁结,心脉不通,拘急而痛;气病日久及血,血行不畅成瘀,心脉不通,发为胸痹。长期忧郁、精神紧张又易造成肝气郁结,木乘脾土,使脾病健运失司,痰浊水湿内生,致血行瘀滞。故《杂病源流犀烛》言:"七情之由作心痛……除喜之气能散外,余皆足令心气郁结而为痛也"。

5.外邪侵袭,风寒为首

当气候变化异常(六气太过、不及或不应时)或者人长期在潮湿、高热、寒冷环境中生活、工作,人体均易于感受六淫之邪而发病,尤以风寒之邪最为常见。胸中为阳气所司,素体阳虚,阴寒之邪乘虚内侵,痹阻胸阳而发胸痹;寒凝气滞,血行不畅,心脉痹阻,不通则痛。如《严氏济生方》云:"体虚之人寒气客之,气结在胸,郁而不散,故为胸痹。"亦有因暑热犯心,耗伤心气,致血行失畅而心痛,如《古今医鉴》:"凡痛在心,连两胁至两乳下,牵引背饭、匙骨下而痛者,实热也"。酷暑炎热,犯于心君,耗伤心气,亦每致血脉运行失畅而心痛。故病者常于气候突变,特别是遇寒冷时,易猝然发生本病。

6.劳逸失度,气血失调

过劳包括劳力过度、劳神过度和房劳过度,"劳则气耗",过劳则耗伤气阴,心气不足,血不养心,更易耗伤元气,无力鼓动血行而致血脉瘀阻,发为胸痹心痛,如《玉机微义》中记载:"亦有病久,气血虚损,及素作劳羸弱之人患心痛者,皆虚痛也";"久卧伤气",过度安逸则气血运行不畅,复加饮食不节,痰浊内生,上扰胸阳,络脉瘀滞,遂发心痛。《儒门事亲》道:"膏粱之人,起居闲逸,奉养过度,酒食所伤,以致中脘留饮,胸闷痞隔,醋心。"

(二)病机

胸痹心痛的病性有虚实两方面,然总以本虚标实,虚实夹杂为主。初期多见标实,晚期多见本虚。虚者多见气虚、血虚、阳虚、阴虚,尤以气虚、阳虚多见;实者多为气滞、寒凝、痰浊、血瘀,并可交互为患,其中又以痰浊、血瘀多见。

《素问·评热病论》:"邪之所凑,其气必虚"。《金匮要略》:"夫脉当取太过不及,阳微阴弦,即胸痹而痛,所以然者,责其极虚也。今阳虚知在上焦,所以胸痹、心痛者,以其阴弦故也"。胸痹心痛的病机关键在于阳微阴弦,阴乘阳位,胸阳不展,痹阻心脉,不通则痛,不荣则痛。虽有虚之一面,但总以心脉痹阻为关键。其病位在心,但与肺、肝、脾、肾诸脏功能失调有密切关系。心主血脉的功能正常,与肺主气、肝主疏泄、脾主运化、肾藏精主水等密切相关。肺气不足,则血行不利而成瘀;通调水道失职,则水湿泛溢,聚湿成痰,痹阻心脉,不通则痛;长期情志不畅易造成肝之疏泄功能异常,气机郁滞,不能助心行血,而致心脉瘀阻;肝郁易乘脾土,或又因饮食不节,过食肥甘,酗酒好饮,以致脾胃受损,运化失司,聚湿生痰,上犯胸阳,阻塞心脉,不通则痛;年老体衰,五脏虚损,心失所养,不荣则痛;气血亏虚,无力行血,血瘀脉阻,不通则痛。心为阳中之太阳,诸阳不足,心阳必虚,无阳以护,在外易受邪气侵犯,在内则阴邪由生,寒、痰、食、瘀等实邪乘虚上犯胸中阳位,则胸阳痹阻,心脉不通,不通则痛矣。以上病因病机可同时共存,交互为患,病情进一步发展,可见瘀血闭阻心脉,心胸猝然大痛,面青气冷,手足青至节而发为真心痛;心气不足,心阳受阻,鼓动无力,而表现为心动悸,脉结代,甚至脉微欲绝;心肾阳衰,寒水泛滥,甚则凌心射肺而为咳喘、水肿、心悸,此多为病情深重的表现,要注意结合有关病种相互参照,辨证论治。

二、心肌梗死

(一)病因

本病的主要病因是年老体衰、阳气不足、过食肥甘、寒邪侵袭、七情内伤等,因此所导致血瘀痰浊,闭塞心脉,心脉不通。本病为本虚标实之证,本虚包括气、血、阴、阳不足,以气虚、阳虚为主,标实包括血瘀、痰浊、寒凝、气滞,以血瘀、痰浊为主。发病基础是本虚,标实是发病条件。

1.年老体衰,气血不足

年老体衰或久病之后脾胃虚弱,气血乏生化之源,易致心脏气血不足,发展为心脾两虚。心气不足,鼓动不力,易致气滞血瘀。脾失健运,聚湿成痰,痰浊之邪上犯心胸,阻遏心阳,胸阳失展,气机不畅,心脉闭阻。

2.心肾阳虚,阴寒痰饮

阳气虚衰,不能鼓舞心阳,心阳不振,血脉失于温养,痹阻不通,发为心痛;心肾阳虚之时,阴寒痰饮之邪乘于阳位,阻滞心脉,遂致心痛。此乃张仲景之"阳微阴弦",是本病的主要病机之一。

3.过食肥甘,损伤脾胃

恣食肥甘之品,日久易损脾胃,健运失司,饮食不能化生气血,聚湿成痰,痰阻于内,气机不畅,心脉痹阻,故发心痛。

4.寒邪侵袭,胸阳失展

寒邪入侵,寒主收引,抑遏阳气,易致胸阳失展;诸阳受气于胸中,心阳不振,复感寒邪,以致阴寒盛于内,阳气失展,寒凝心脉,营血运行失常,发为本病;寒为阴邪,本已心阳不振,感寒则阴寒更盛,易作心痛。

5.七情内伤,气滞心胸

七情内伤,情志抑郁,气滞上焦,胸阳失展,血脉不和,故而胸痛、善太息。忧思恼怒,心肝之气郁滞,血脉运行不畅故而心痛。正如《灵枢·口问》所言"忧思则心系急,心系急则气道约,约则不利"。

(二)病机

本病的基本病机为心脉闭阻,心失所养,不通则痛,发为胸痹心痛,严重者部分心脉突然闭塞,气血运行中断而发为真心痛。本病病位在心,但其发病还与肾、脾、肝诸脏的盛衰有关,总的病机为本虚标实,而在急性期则尤以标实为主。

真心痛的发作,皆有其气滞、血瘀、寒凝、痰阻的病理基础,而在年老脏衰、脾胃运化失和的患者中更易出现,这体现了心与脾(胃)的密切相关性:其一,在五行方面,心属火,脾(胃)属土,两者之间存在着火土相生的母子关系,相互资生,相辅相成,所谓"子能令母虚,母能令子实"是也。其二,在气血生化方面,心主血脉与神明,脾主生血、统血,脾藏意。心藏神功能的正常与脾(胃)关系密切,思虑过度不仅伤及脾脏,且暗耗心血,致使运化失职,气血生化无源,血虚而心无所主;脾胃为一身气机升降之枢纽,若脾胃一伤,则中气升降窒碍,一身之气血运行必受影响而迟滞,久之亦能产生瘀血,阻滞脉络,脉道不利,而心无所养。其三,在经脉连属方面,脾胃居中焦、心处上焦,从解剖上看,两者以膈为界,互不相连,但借着脾胃之支脉、大络、经筋,经气互通,脉络相联。故真心痛病位在心,而本源在脾胃,最终会危及诸脏。

第三节　诊断与鉴别诊断

一、心绞痛

(一)诊断

1.症状

心绞痛的主要症状为发作性胸痛,同时可伴有胸闷不适等;有的患者则无胸痛,而有与活动相关的其他诸多不适症状,如极度疲乏、呼吸困难及胸闷等,这些症状被称为心绞痛的同等症状。

心绞痛的典型症状包括 6 个方面的内容:部位、性质、持续时间、诱发因素、缓解方式及伴随症状。

(1)部位:心绞痛的典型部位是在胸骨体上段或中段之后,可波及心前区,疼痛范围常不是很局限的,而是约有自己拳头和手掌大小,界线不很清楚,有时疼痛部位可偏左或偏右,即表现在左前胸或部分右前胸区域,但很少超过乳头线之外。近一半患者可出现放射痛,即在出现胸痛的同时还感到疼痛向身体的其他部位放射,其中以向左肩、左臂和手指内侧放射最常见。此外也可向上放射到颈部、咽部、下颌骨、牙齿、面颊及头部,向下放射到上腹部,少数也可放射到臀部及双腿,向后放射至左肩胛骨,向右放射至右肩、右臂及手指内侧。

(2)性质:典型的胸痛常表现为紧缩样感觉、压迫样感觉或绞榨样感觉,约占心绞痛患者的 60%,常伴有焦虑或濒死的恐惧感。不典型症状是将胸痛描述为烧灼样或钝痛,但很少形容为针刺样、刀扎样或抓痛等尖锐性疼痛;疼痛呈现出来势较慢、去势快的特点。

(3)诱发因素:心绞痛最常见的诱发因素是体力活动、运动、脑力劳动和情绪激动;其他的诱发因素还有饱食、用力排便、寒冷、大量吸烟、心动过速所致的休克等。

(4)持续时间:稳定性心绞痛呈阵发性发作,每次一般不超过 3~5 分钟,很少超过 15 分钟。疼痛持续时间短至数秒钟,长达几小时甚至几天。几周的胸痛不支持为心绞痛发作。

(5)缓解方式:体力活动诱发的心绞痛,通常在中断活动后 1~3 分钟内可以自行缓解,或舌下含服硝酸甘油也能在数分钟之内使之缓解。

(6)伴随症状:心绞痛发作时可伴有胸闷、气短、疲倦及衰弱等症状,有时甚至心绞痛的症状被这些非特异症状所掩盖,这应引起重视。

根据心绞痛的严重程度及其对体力活动的影响,加拿大心脏协会将稳定型心绞痛分为 4 个等级。①Ⅰ级:日常体力活动不引起心绞痛。通常的步行或上楼并不引起心绞痛发作,但可发生于强烈或长时间的劳力情况下(指工作或体力活动)。②Ⅱ级:日常体力活动轻度受限。心绞痛发生于快速步行或上楼、上坡、餐后步行或上楼,或者在寒冷情况下,顶风逆行时,情绪激动时,或醒来时的最初几小时内。平地行走两个街区,或常速情况下相当于上 3 楼以上的高度能诱发心绞痛。③Ⅲ级:日常体力活动明显受限。心绞痛发生于平地行走 1~2 个街区,或以平常的速度上 3 楼。④Ⅳ级:轻微体力活动均可引起心绞痛发作,严重者甚至休息时也会发生心绞痛。

2.体征

在心绞痛的发作间期,患者可能无任何体征。即使在心绞痛发作时进行体格检查者,也没有能确立诊断的特异性体征,不过仔细地认真体检能提供有用的诊断线索和确立患者患冠状动脉粥样硬化性心脏病的危险因素。在心绞痛发作期或发作后立即进行检查,能提高检查的价值。全身性检查,如皮肤的黄色瘤、角膜老年环和视网动脉瘤病变提示存在血脂、血糖紊乱,在心绞痛发作期间血压可能急剧升高,可先于心绞痛或由心绞痛引起。周围动脉疾病和冠状动脉粥样硬化性心脏病的关系紧密且充分肯定,如颈动脉、股动脉等,可闻及收缩期杂音,或末梢动脉搏动减弱等。心脏检查,在心绞痛发作时可能出现下列变化:心率增快、可触及心尖部反常搏动、第四或第三心音奔马律、交替脉或伴有肺部湿啰音、第二心音逆分裂、心尖部收缩期杂音。

3.辅助检查

目前已有足够的证据证明血脂紊乱与冠状动脉粥样硬化性心脏病的发病密切相关,因此对于每一个怀疑心绞痛的患者,必须有全面的血脂及脂蛋白分析结果。典型的致动脉粥样硬化的血脂特点是总胆固醇、低密度脂蛋白、甘油三酯升高而高密度脂蛋白下降。葡萄糖耐量降低和糖尿病是冠状动脉粥样硬化性心脏病的危险因素,因此所有怀疑冠状动脉粥样硬化性心脏病的患者都应该测定空腹血糖,若并发肥胖的患者可行口服葡萄糖耐量试验,以了解有无高胰岛素血症或高胰岛素原血症。若合并甲状腺功能亢进,可出现持续性心动过速,T_3、T_4升高,促甲状腺激素降低。这些激素可引起心率加快、增加代谢率,从而增加氧耗量;同时可激活血小板,引起冠状动脉收缩,减少氧供,诱发心绞痛。

在心绞痛患者中,胸部 X 线检查正常或发现心影增大、肺淤血,后者主要见于慢性心肌缺血致心肌纤维化或心肌梗死后出现心脏扩大、心力衰竭。心电图检查是筛选冠状动脉粥样硬化性心脏病最常用、最重要的检查方法。

冠状动脉造影对心绞痛患者的诊断至关重要,目前它被视为确定冠状动脉疾病解剖的最可靠的方法,被认为是诊断冠状动脉粥样硬化性心脏病的"金标准"。然而由于本法是一种创伤性的检查,有一定的危险性,因此要严格适应证。对那些经过病史分析冠状动脉粥样硬化性心脏病危险因素及非创伤性的诊断方法仍不能确诊或已确诊的冠状动脉粥样硬化性心脏病需要冠状动脉血运重建治疗时方可考虑本方法。

(二)鉴别诊断

有许多疾病可以引起类似心绞痛的症状,这些疾病包括胸壁局部疾病、消化系统疾病、肺及胸膜疾病、心包疾病、颈椎病及可引起心绞痛发作的其他心血管疾病,须与冠状动脉粥样硬化性心脏病心绞痛相鉴别。因此,当遇到胸痛的患者,尤其是不典型的胸痛且冠状动脉粥样硬化性心脏病的危险因素较少或缺少的患者,应该开阔思路,多做鉴别诊断。

1.急性心肌梗死

本病疼痛部位与心绞痛相仿,但性质更剧烈,持续时间可达半小时至数小时,可伴有休克、心律失常及心力衰竭,含用硝酸甘油多不能使之缓解。心电图中面向梗死部位的导联 ST 段抬高,并有异常 Q 波(非 ST 段抬高型心肌梗死则多表现为 ST 段下移或 T 波改变)。实验室检查示白细胞计数及心肌损伤标志物(肌钙蛋白、肌红蛋白、肌酸磷酸肌酶等)增高,红细胞沉降率增快。

2.肋间神经痛

本病疼痛常累及 1~2 个肋间,但并不一定局限在前胸,为刺痛或灼痛,多为持续性而非发作性,咳嗽、用力呼吸和身体转动可使疼痛加剧,沿神经行径处有压痛,手臂上举活动时局部有牵拉疼痛。

3.肋软骨炎

肋软骨炎的主要症状为局部疼痛,痛点较为固定,咳嗽、深呼吸、扩展胸壁等引起胸廓过度活动时会加剧疼痛。常见的病变好发部位为左侧第2肋软骨,其次是右侧第2肋软骨以及第3、4肋软骨。受累的软骨膨隆、肿大,有明显的自发性疼痛和压痛,表面皮肤并无红、肿、热等炎症改变。

4.食管病变

一般表现为胸骨后疼痛,以进食后、平卧时为甚,呈烧灼感、针刺感,部分患者可伴食管异物感,甚至出现吞咽困难。

5.心血管神经症

患者常诉胸痛,但为短暂(几秒钟)的刺痛或持久(几小时)的隐痛,患者常喜欢不时地深吸一大口气或作叹息性呼吸。胸痛部位多在左胸乳房下心尖部附近,或经常变动。症状多在疲劳之后出现,而不在疲劳的当时,做轻度体力活动反觉舒适,有时可耐受较重的体力活动而不发生胸痛或胸闷。含用硝酸甘油无效或在10多分钟后才"见效",常伴有心悸、疲乏及其他神经衰弱的症状。

6.其他疾病引起的心绞痛

严重的主动脉瓣狭窄或关闭不全、风湿性冠状动脉炎、梅毒性主动脉炎、心肌桥引起冠状动脉狭窄或闭塞,肥厚型心肌病等均可引起心绞痛,根据其临床表现及相关检查可以鉴别。

二、心肌梗死

(一)诊断

1.非ST段抬高型心肌梗死

该类患者胸部不适的性质与典型心绞痛相似,通常程度严重,持续时间更长,在休息时也可发生。发作时伴有新的相关症状,如冷汗出、恶心呕吐、心悸心慌,甚至呼吸困难等症状。休息或舌下含服硝酸甘油不能完全缓解。

2.ST段抬高型心肌梗死

(1)症状。①先兆:半数以上患者在发病前数日有乏力,胸部不适,活动时心悸,气急,烦躁,心绞痛等前驱症状,其中以新发生心绞痛和原有心绞痛加重最为突出,心绞痛发作较以前频繁,硝酸甘油疗效差,应警惕心肌梗死的可能。②疼痛:最先出现,多发生于清晨,疼痛部位和性质与心绞痛相同。但程度重,持续时间长,休息或硝酸甘油无效,可伴濒死感,少数人一开始就出现休克或急性心力衰竭。③全身症状:可有发热、心动过速、白细胞计数增高和红细胞沉降率增快等。发热多在疼痛发生后24～48小时后出现,体温多在38℃左右。④胃肠道症状:可有恶心,呕吐和上腹胀痛,重症者有呃逆。⑤心律失常:多发生在起病1～2周内,而以24小时内最多见。以室性心律失常最多,尤其是室性期前收缩。房室和束支传导阻滞亦较多。⑥低血压和休克:多在起病后数小时至1周内发生,多为心源性的。⑦心力衰竭:主要是急性左心衰竭。为心肌梗死后心肌收缩力减弱或收缩不协调所致。

(2)体征:心界扩大,心率快,心尖部第一心音减弱,可出现第四心音及奔马律,多在2～3天后有心包摩擦音。心尖区可出现粗糙的收缩期杂音或收缩中晚期喀喇音,为二尖瓣乳头肌功能失调或断裂所致,可有各种心律失常。

(3)并发症。①乳头肌功能失调或断裂:心尖区出现收缩中晚期喀喇音和收缩期吹风样杂音,第一心音可不减弱,多发生在二尖瓣后乳头肌,见于下壁心梗。②心脏破裂:常在起病1周内出现,多为心室游离壁破裂,造成心包积血,引起急性心包填塞而猝死。室间隔穿孔,在胸骨左缘3～4肋间出现响亮的收缩期杂音,常伴有震颤,但有的为亚急性。③栓塞:见于起病后1～2周,可引发脑、肾、脾、四肢等动脉栓塞。④心室壁瘤:多见于左心室。左心界扩大,心脏搏动广泛,搏动减弱或反常搏动。ST段持续升高,X线和超声可见左室局部心缘突出。⑤心肌梗死后综合征:表现为心包炎、胸膜炎或肺炎,有发热,胸痛等症状。可能为机体对坏死物质过敏。

3.辅助检查

(1)心电图检查:心电图常有进行性的改变,所以指南建议应在症状出现10分钟内进行心电图检查。急性心肌梗死完整的心电图需具备坏死性Q波、损伤性ST段和缺血性T波的改变以及这些改变的动态演变,并且通过一定导联上的上述改变反映心肌梗死的部位,对心肌梗死的诊断、定位、范围、估计病情演变和预后都有帮助。

大多数非ST段抬高型心肌梗死:患者胸痛发作时ST段压低和T波改变(低平或倒置),ST段的动态演变是严重冠状动脉疾病的表现,可能会发生猝死。

ST段抬高型心肌梗死心电图:对定位、定范围、评估病情演变和预后有很大帮助。

(2)心脏标志物检查:心肌酶磷酸肌酸激酶6小时内升高,24小时达高峰,3～4天恢复正常。磷酸肌酸激酶同工酶4小时内升高,16～24小时内达高峰,

3～4天恢复正常。乳酸脱氢酶8～10小时升高,2～3天达高峰,1～2周恢复正常。谷草转氨酶6～12小时升高,24～48小时达高峰,3～6天恢复正常。肌红蛋白1.5～4.0小时升高,2～6小时达高峰,24～48小时恢复正常,对于急性心肌梗死的早期诊断具有优越性,但特异性差。肌钙蛋白Ⅰ、肌钙蛋白Ｔ于起病3～4小时升高,肌钙蛋白Ⅰ于11～24小时达高峰,7～10日降至正常;肌钙蛋白Ｔ于24～48小时达高峰,10～14天降至正常,是诊断心肌梗死的敏感指标。

(3)超声心动图检查:二维和Ｍ型超声心动图也有助于了解心室壁的运动和左心室功能,诊断室壁瘤和乳头肌功能失调等。根据超声心动图上所见的室壁运动异常可对心肌缺血区域作出判断。在评价有胸痛而无特征性心电图变化时,超声心动图有助于除外主动脉夹层,评估心脏整体和局部功能、乳头肌功能不全、室壁瘤和室间隔穿孔、二尖瓣返流等。多巴酚丁胺负荷超声心动图检查可用于评价心肌存活性。

(4)放射性核素检查:利用坏死心肌细胞中的钙离子能结合放射性锝焦磷酸盐或坏死心肌细胞的肌凝蛋白可与其特异抗体结合的特点,静脉注射^{99m}Tc-焦磷酸盐或^{111}In-抗肌凝蛋白单克隆抗体,进行"热点"扫描或照相;利用坏死心肌血供断绝和瘢痕组织中无血管以致^{201}TI或^{99m}Tc-MIBI不能进入细胞的特点,静脉注射这种放射性核素进行"冷点"扫描或照相;均可显示心肌梗死的部位和范围。前者主要用于急性期,后者用于慢性期或陈旧性心肌梗死。目前临床上已很少应用。正电子发射体层显像可观察心肌的代谢变化,判断心肌的存活可能效果更好。

(5)磁共振成像:心血管磁共振成像能准确评估心肌功能,它与超声心动图具有类似的性能,能测定梗死区和非梗死区心肌组织的血液灌注量,以及再灌注心肌的血液灌注情况,确定缺血尚未梗死的心肌,鉴别心肌水肿、纤维化、室壁变薄和肥厚,测定心室腔大小和节段性室壁运动异常,以及鉴别心肌缺血与梗死间的转变时间。

(6)冠状动脉造影:对于可疑心肌梗死患者,可行选择性冠脉造影,明确病变血管和梗死相关靶血管,对于评估患者危险度和制定血运重建策略具有重要意义。

(二)鉴别诊断

1.心绞痛

性质轻,时间短,服硝酸甘油有效,全身症状少,ST段暂时性压低。

2.急性心包炎

疼痛与发热同时出现,呼吸、咳嗽时加重,早期即有心包摩擦音,心电图除aVR外,其余导联均为ST段弓背向下的抬高,无异常Q波。

3.急腹症

病史,体检,心电图检查和心肌酶谱可鉴别。

4.主动脉夹层

两上肢的血压和脉搏差别明显,胸痛一开始即达高峰,常放射到背、肋、下肢,二维超声心动图检查有助于诊断。

第四节 辨证论治

一、心血瘀阻证

(一)临床表现

胸痛以固定性疼痛为特点,症见面色紫黯,肢体麻木,口唇紫黯或黯红,舌质黯红或紫黯,舌体有瘀点瘀斑,舌下静脉紫黯,脉涩或结代。

(二)治法

活血化瘀,通络止痛。

(三)常用方药

冠心2号方加减。

(四)方解

瘀血阻络而呈疼痛,宜活血化瘀,宣通包络之痹。方中川芎擅长行气活血,赤芍擅长解痉活血,二药兼具行气、活血、解痉的作用,可以兼顾气滞、血瘀、脉急三方面。复用降香通心气之滞,红花、丹参行心血之阻,增强行气活血力量。此方虽以活血为主,实有行气之功,故是气血同治之法。

(五)加减

若胸痛剧烈,畏寒肢冷,脉沉细或沉迟,阳虚血瘀者,可加蒲黄、延胡索、桂枝或肉桂、细辛、高良姜、薤白等温通散寒之品;若伴胸闷痰多,舌苔腻脉滑,痰瘀互结者,宜加涤痰汤豁痰宣痹;若伴舌苔黄腻,痰瘀热互结者,宜加温胆汤或小陷胸汤化裁。

二、气滞血瘀证

(一)临床表现

胸痛以胸闷胀痛,多因情志不遂诱发为特点,症见善太息,脘腹两胁胀闷,得嗳气或矢气则舒,舌紫或黯红,脉弦。

(二)治法

行气活血,通络止痛。

(三)常用方药

血府逐瘀汤加减。

(四)方解

本方系桃红四物汤合四逆散加桔梗、牛膝而成。方中桃仁破血行滞,红花活血化瘀,共为君药。川芎、赤芍助君药活血祛瘀;牛膝活血通脉,引血下行,共为臣药。生地黄、当归益阴养血,清热活血;桔梗、枳壳一升一降,开胸行气;柴胡疏肝解郁,升达清阳,与桔梗、枳壳同用,使气行则血行,以上均为佐药。桔梗并能载药上行,兼为使药;甘草调和诸药亦为使药。

(五)加减

若胀闷显著,气滞明显者,可加用沉香;若胸痛显著,血瘀明显者,可加用失笑散、延胡索、姜黄、郁金;若伴呃逆,胃气上逆者,可加用丁香、檀香;若心烦易怒、口干便秘、舌红苔黄、脉弦数,气郁日久化热者,可加牡丹皮、栀子;若伴便秘、大肠积热者,可加用枳实、厚朴、桃仁,便秘严重者可加当归龙荟丸通泻郁火。

三、痰浊闭阻证

(一)临床表现

胸痛以胸闷痛为特点,症见痰多体胖,头晕多寐,身体困重,大便黏腻不爽,舌苔厚腻,脉滑。

(二)治法

通阳泄浊,豁痰开结。

(三)常用方药

瓜蒌薤白半夏汤加减。

(四)方解

胸痹不得卧,是肺气上而不下也;心痛彻背,是心气塞而不和也,其痹为尤甚矣。所以然者,有痰饮以为之援也。故于胸痹药中加半夏以逐痰饮。君以薤白,滑利通阳;臣以瓜蒌实,润下通阴;佐以白酒熟谷之气,上行药性,助其通经活络而痹自开,而结中焦而为心痛彻背者,但当加半夏一味,和胃而通阴阳。

(五)加减

若气塞、气短、咳逆、小便不利,痰饮内阻者,可用茯苓杏仁甘草汤;若气塞、气短、心下痞满,气滞明显者,可用橘枳姜汤;若伴痰黏稠色黄,苔黄腻,脉滑数,痰热互结者,可用小陷胸汤或黄连温胆汤。若饭后心绞痛发作者,可加陈皮、炒白术等健脾化痰之品。

四、寒凝心脉证

(一)临床表现

胸痛以卒然心痛如绞,感寒痛甚为特点,症见形寒肢冷,冷汗自出,面色苍白,心悸气短,苔薄白,脉沉紧。

(二)治法

温经散寒,活血通痹。

(三)常用方药

宽胸丸加减。

(四)方解

方中细辛味辛性温,芳香气烈,能散"胸中滞气",通窍止痛,为君药;高良姜、荜茇亦为辛温药,温阳散寒,"止心中之痛",共为臣药;檀香辛温,行气活血,冰片芳香气窜,开窍醒神,为开窍通络之要药;元胡辛苦温,具有活血行气止痛的作用,此三味为佐使药。全方共奏芳香温通、散寒行气、活血开窍、通络止痛功效。

(五)加减

对于血瘀有热的者通过配伍清热药如黄芩、黄连等,避免温热药物性温助热之过,对阴虚有热的患者则配伍生地黄、麦冬、玄参等滋阴清热但不滋腻的药物,避免了温散之品助热伤阴,同时又加强了通窍活血的力量。

五、气虚血瘀证

（一）临床表现

胸痛以胸痛胸闷、劳则诱发为特点，症见气短乏力，身倦懒言，心悸自汗，面色淡白或晦暗，舌胖淡黯，脉沉涩。

（二）治法

益气活血，补虚止痛。

（三）常用方药

八珍汤加减。

（四）方解

方中人参与熟地黄相配，益气养血，共为君药。白术、茯苓健脾祛湿，助人参益气补脾；当归、白芍养血和营，助熟地黄滋养阴血，均为臣药。佐以川芎活血行气，使诸药补而不滞。炙甘草为使，益气和中，调和诸药。用法中加入生姜、大枣为引，调和脾胃，以资化源，亦为佐使之用。诸药配合，共收气血双补之功。

（五）加减

若气不上接、乏力较甚，气虚明显者，可加升陷汤（黄芪、知母、柴胡、桔梗、升麻）；若胸胀痛，心中气塞，短气，气滞明显者，可加用橘枳姜汤；若伴痰多体胖，身体困重，兼有痰浊者，可加瓜蒌薤白半夏汤；若伴痰黏稠色黄，苔黄腻，脉滑数，兼有痰热者，加小陷胸汤；若伴口干多饮，舌红脉数，兼有瘀热者，加牡丹皮、丹参、姜黄、赤芍等。

六、气阴两虚证

（一）临床表现

胸痛以胸闷隐痛、遇劳则甚为特点，症见气短口干，心悸倦怠，眩晕失眠，自汗盗汗，舌胖嫩红少津，脉细弱无力。

（二）治法

益气养阴，活血通络。

（三）常用方药

生脉散加味。

（四）方解

方中人参甘温补气，生津液，是为君药。麦冬甘寒养阴生津为臣，与人参合用,气阴双补,相得益彰。五味子酸温,敛阴止汗,生津止渴,为佐药。三药合用,一补一润一敛,可收益气养阴、生津止渴之功,使气复津生,汗止阴存,气充脉复,故名"生脉"。

(五)加减

若伴纳呆、失眠,心脾两虚者,可加用茯神、半夏曲健脾和胃,柏子仁、酸枣仁养心安神;若兼见舌体有瘀点瘀斑,舌下静脉紫黯,兼有血瘀者,加用冠心2号方。

七、心肾阴虚证

(一)临床表现

胸痛以疼痛时作时止为特点,症见腰膝酸软,心悸失眠,五心烦热,口燥咽干,潮热盗汗,舌红少苔,脉细数。

(二)治法

滋阴清热,养心安神。

(三)常用方药

左归饮加减。

(四)方解

方中重用熟地黄为君,甘温滋肾以填真阴;臣以山茱萸、枸杞子养肝血,合君药以加强滋肾阴而养肝血之效;佐以茯苓、炙甘草益气健脾,山药益阴健脾滋肾。

(五)加减

若心烦不寐,舌尖红少津者,可加用酸枣仁汤、黄连阿胶汤;若心悸或怔忡症状明显者,可加用天王补心丹;若伴畏寒肢冷、自汗盗汗,阴阳两虚者,可加用二仙汤;若舌体有瘀点瘀斑,舌下静脉紫黯,兼有血瘀者,加冠心2号方。

八、心肾阳虚证

(一)临床表现

胸痛以胸闷痛、遇寒加重为特点,症见畏寒肢冷,心悸怔忡,自汗神倦,面色㿠白,便溏,肢体水肿,舌淡胖,苔白,脉沉迟。

(二)治法

补益阳气,温振心阳。

(三)常用方药

参附汤合右归饮加减。

(四)方解

方中参附量为君主,二药相须,用之得当,则能瞬息化气于乌有之乡,生阳于命门之内,方之最神捷者也。附子、桂枝温补心肾之阳而逐风寒湿邪;炙甘草补脾和胃同时可解附子之毒;熟地黄甘温滋肾以填精,本阴阳互根,阴中求阳之意;山茱萸、枸杞子养肝血,助主药以滋肾养肝;山药、甘草补中养脾,杜仲补肝肾、壮筋骨。诸药合用,共奏温肾填精之效。

(五)加减

若伴喘促、心悸、水肿,兼水饮凌心射肺者,可用真武汤;若伴痰多胸闷,兼痰浊者,可加瓜蒌薤白半夏汤;若舌体有瘀点、瘀斑,舌下静脉紫黯,兼见血瘀者,加用冠心2号方;若憋喘明显,咯黄痰,甚至夜间不能平卧,痰热壅肺者,可先用麻杏石甘汤合葶苈大枣泻肺汤清肺化痰、止咳平喘。

九、气虚血瘀证

(一)临床表现

胸部刺痛、闷滞,活动后加重。可伴身体乏力、短气、汗出、心悸。四肢肌肤瘀斑或甲错,舌质黯淡或有瘀点、瘀斑,舌苔薄白,脉虚无力或弦细无力。

(二)治法

益气活血,祛瘀止痛。

(三)常用方药

保元汤合血府逐瘀汤。

(四)方解

方中人参补里气,配合黄芪补表气,炙甘草补中气,加肉桂能生命门真气,全方可大补元气,补气升阳,益气强心,使气旺则血行,血行则滞通;红花、桃仁、当归、牛膝活血化瘀;赤芍、生地黄活血凉血、解毒散瘀;柴胡疏肝解郁,畅通气机,合桔梗、赤芍敛阴合阳条达肝气,调顺情志,使气行血行;桔梗载药上行,配合枳壳升降有序,开胸顺气,生地黄配合当归,滋阴润燥,养血活血,再合人参、黄芪益气养阴活血。保元汤合血府逐汤加减,具有益气化瘀能生新,行气活血不耗阴,祛瘀解毒不伤正的疗效。

（五）加减

合并阴虚者,可合用生脉散或人参养荣汤。

十、痰瘀互结证

（一）临床表现

剧烈胸痛,胸闷如窒。可伴头昏目眩、脑涨、身体坠胀感、气短、咳嗽痰多,食欲下降,恶心呕吐,腹胀。面色晦暗,唇舌发绀,四肢水肿。舌质紫黯或黯红,可有瘀斑,舌下瘀筋,舌苔厚腻,脉滑或涩。

（二）治法

活血化痰,理气止痛。

（三）常用方药

瓜蒌薤白半夏汤合桃红四物汤。

（四）方解

瓜蒌宽胸行气、涤痰散结;薤白通阳豁痰、宣痹下气;半夏则主要行化痰降逆的作用;熟地黄、当归则有滋阴功效;红花和桃仁则具有活血化瘀的作用;川芎有行气作用,有助活血之功;白芍则能够养血调经、柔肝止痛;少量白酒可通血脉、助药势。以上诸药共奏活血化瘀、宣痹止痛功效。

（五）加减

痰浊郁而化热者,可予黄连温胆汤加减;痰热兼有郁火者,可加海浮石、海蛤壳、栀子、天竺黄、竹沥;大便干者,可加大黄;伴有热毒者,可合黄连解毒汤。

十一、正虚阳脱证

（一）临床表现

心胸隐痛,胸中憋闷或有窒息感,喘促不宁,心慌,面色苍白,冷汗淋漓。精神烦躁或淡漠,重则昏迷,四肢逆冷,口开目闭,遗尿。舌质淡,舌苔白。脉数无根或脉微欲绝。

（二）治法

回阳救逆,益气固脱。

（三）常用方药

四逆加人参汤。

(四)方解

方中以附子为君药,此为补益先天命门真火之第一要药,走而不守,生用尤能迅达内外,通行十二经脉,以温壮元阳,驱散阴寒。臣以干姜,守而不走,功专温中散寒,助附子破阴回阳。附子与干姜一走一守,先后天并治,两者相得益彰,使温阳救逆之力更强。加入人参以益气养阴固脱。佐以炙甘草,一能益气安中,使全方温补结合以治虚寒之本;二能调和诸药,并使药力作用持久;三能解附子毒,又缓干姜、附子燥烈峻猛之性,使阳回寒散而无虚阳暴脱之虞。甘草与干姜同用,还可增强温阳健脾的作用,使脾阳得健,化源不竭,生机不灭。

(五)加减

伴有咳唾喘逆,水气凌心射肺者,可予真武汤合葶苈大枣泻肺汤;伴有口干,舌质嫩红,阴竭阳脱者,可合用生脉散。

第五节 病案举隅

一、病案一

患者,男,57 岁。

初诊:2022 年 8 月 28 日。

主诉:阵发性胸闷、胸痛 1 年余。

病史:患者 1 年前无明显诱因出现阵发性胸闷、胸痛,于外院急诊就诊,行经皮冠状动脉介入治疗,置入支架 2 枚(具体报告未见)。出院后规律服用相关药物,效一般,上述症状仍反复发作。2022 年 7 月 13 日来院就诊,行冠状动脉 CT 血管造影检查示左前降支狭窄 10%,左回旋支狭窄＞70%,左主干未见狭窄。

现症见:阵发性胸痛,活动时加重,持续时间数分钟,休息可缓解,口干口苦,纳眠可,二便调,夜尿频。

中医诊断:胸痹心痛(气滞血瘀)。

西医诊断:冠状动脉粥样硬化性心脏病(冠状动脉支架植入术后)。

处方:①当归 15 g、桃仁 12 g、红花 12 g、枳壳 12 g、牛膝 15 g、柴胡 15 g、川芎 15 g、赤芍 12 g、青皮 12 g、郁金 12 g、地龙 9 g、细辛 3 g、水蛭 9 g、冰片 1 g(冲

服)、黄连 12 g、半夏 9 g、王不留行 12 g(包煎)。21 剂,水煎服,每天 1 剂。②继续服用冠状动脉粥样硬化性心脏病二级预防用药。③限烟戒酒,清淡饮食。

二诊:2022 年 9 月 18 日。病史同前,患者自觉症状明显缓解,夜尿 2 次。

处方:上方去王不留行,加瓜蒌 30 g、石菖蒲 15 g。28 剂,水煎服,每天 1 剂。

🔍 |按|语|

> 患者中年男性,左回旋支狭窄严重,行冠状动脉支架植入术,术后仍阵发性胸痛,此类疾病的形成皆非一朝一夕之功,瘀滞之邪除损伤脉道外,还会影响无形之气机的疏利,如唐容川《血证论》言:"瘀血在经络脏腑之间……气为血滞,则聚而成形",不通则痛。治以血府逐瘀汤合柴胡疏肝散加减。方中桃仁破血行滞以止痛,红花活血化瘀以止痛;赤芍、川芎助桃仁、红花活血化瘀;枳壳、柴胡、青皮疏畅胸中气滞;牛膝长于祛瘀通脉、引瘀血下行,当归养血活血、祛瘀生新,郁金调气化瘀,王不留行活血通经;地龙、水蛭为通络之虫药,"本性能行,而又具有攻性",可通达细小脉道;黄连清心火;半夏消痞散结宽胸;佐以少量细辛与冰片,既温心阳,又开心窍,二者寒热相制取其功。整方活血祛瘀,行气通络,活血而又行气,祛瘀而又生新。复诊去王不留行,加以瓜蒌、石菖蒲宽胸散结,化湿开窍。

二、病案二

患者,男,49 岁。

初诊:2022 年 5 月 29 日。

主诉:阵发性胸闷 1 月余。

病史:患者 1 月前无明显诱因出现阵发性胸闷,休息可缓解,于外院就诊,诊为"冠状动脉粥样硬化性心脏病"(具体检查未见),予吲哚布芬、他汀、尼可地尔等治疗。患者为求中西医结合治疗,就诊于门诊。

现症见:阵发性胸闷,偶有胸痛,刺痛,持续时间数分钟,休息可缓解,纳眠可,二便调,无其他症状。

中医诊断:胸痹心痛(气滞血瘀)。

西医诊断:冠状动脉粥样硬化性心脏病(冠状动脉支架植入术后)。

处方:①当归 12 g、生地黄 15 g、桃仁 12 g、红花 12 g、枳壳 12 g、牛膝 15 g、川芎 15 g、赤芍 12 g、青皮 12 g、郁金 12 g、香附 12 g、地龙 9 g、龙胆草 15 g、瓜蒌 30 g。14 剂,每天 1 剂,水煎服。②继续服用吲哚布芬、他汀、尼可地尔等药物。

③限烟戒酒,清淡饮食。

二诊:2022年6月12日。患者症状缓解,无胸痛,偶有胸闷,大便每天6～7次,眠差,舌苔厚,脉弦细。

处方:前方去生地黄、龙胆草,加瓜蒌30 g、半夏9 g、黄连12 g、陈皮15 g、炒酸枣仁30 g、山药12 g、牡丹皮18 g。28剂,每天1剂,水煎服。

三诊:2022年7月10日。患者已无胸闷,继服21剂。

> 虽患者出现症状时间较短,但此病病程进展时间较长,心主血脉,主血即心气推动血液运行以濡养全身,主脉即心气调控脉道之通利。心气充则脉道通,血行无阻,反之则血脉瘀滞,化为瘀血。治以血府逐瘀汤合柴胡疏肝散加减。方中桃仁破血行滞、红花活血化瘀止痛;赤芍、川芎助桃仁、红花活血化瘀;牛膝长于祛瘀通脉,当归养血活血,生地黄除瘀热,与当归养血润燥,使祛瘀不伤正;枳壳、青皮、郁金、香附疏畅胸中气滞,调理一身气机;地龙活血祛瘀,行气止痛;龙胆草、瓜蒌涤痰宽胸散结。二诊患者大便次数增加,舌脉有痰湿阻滞之象,因此去生地黄、龙胆草,合以小陷胸汤加减,瓜蒌涤痰宽胸散结、通胸膈之痹,黄连泄热除痞,半夏化痰散结,酸枣仁宁心安神助眠,陈皮、山药健脾益胃祛湿,牡丹皮活血化瘀。

三、病案三

患者,女,75岁。

初诊:2022年5月22日。

主诉:阵发性胸闷、憋喘10年,加重1周。

病史:患者10年前无明显诱因出现胸闷、憋喘,就诊于当地医院,诊为"冠状动脉粥样硬化性心脏病",行经皮冠状动脉介入术,置入支架2枚,具体位置不祥,规律服用相关药物。1周前上述症状加重,遂来就诊。

现证见:阵发性胸闷、憋喘,休息可缓解,夜间无憋醒,食后症状加重,眠可,二便调。

中医诊断:胸痹心痛(痰瘀内阻)。

西医诊断:冠状动脉粥样硬化性心脏病(冠状动脉支架植入术后)。

处方:①瓜蒌30 g、黄连12 g、半夏9 g、当归15 g、川芎18 g、葛根30 g、地龙9 g、赤芍12 g、郁金15 g、陈皮15 g、香附15 g、细辛3 g、丹参30 g、炒酸枣仁

30 g。14 剂,每天 1 剂,水煎服。②继续服用冠状动脉粥样硬化性心脏病二级预防用药。③限烟戒酒,清淡饮食。

二诊:2022 年 6 月 12 日。患者服药后胸闷缓解,现双下肢发凉,小便不畅。

处方:前方去香附,加生地黄 30 g、茯苓 15 g、泽泻 30 g、灯心草 15 g。28 剂,每天 1 剂,水煎服。

三诊:2022 年 8 月 28 日。患者病史同前,现胸闷消失,反复出现小便热痛,大便干。

处方:2022 年 5 月 22 日方加白茅根 30 g、石韦 15 g、冰片 1 g(冲服)、三七 3 g(冲服)、厚朴 12 g。28 剂,每天 1 剂,水煎服。

🔍 |按|语|

　　患者年老,病变日久,痰湿内生,气血瘀阻,郁而生热,内邪互结于心脉,不通则痛。治以小陷胸汤合血府逐瘀汤加减。瓜蒌涤痰宽胸散结、通胸膈之痹,黄连泄热除痞,半夏化痰散结;赤芍、川芎助桃仁、红花活血化瘀;当归养血活血;郁金、香附疏畅胸中气滞,调理一身气机;地龙、丹参活血化瘀;陈皮健脾化痰;酸枣仁宁心安神;细辛温阳通窍;葛根升阳生津。二诊患者下肢发凉,小便不畅,加茯苓、泽泻、灯心草利水渗湿,清热凉水。三诊患者小便热痛,大便干结,加以白茅根、石韦清热利尿;冰片主心腹邪气、通诸窍、散郁火;三七消肿止痛;厚朴冷热气、泻膀胱。

第七章　心肌疾病

第一节　扩张型心肌病

一、概述

(一)定义

扩张型心肌病是一类既有遗传又有非遗传原因造成的混合型心肌病,以左心室、右心室或双心室扩大和收缩功能障碍等为特征。扩张型心肌病是引起心力衰竭、心律失常和猝死的常见疾病之一。扩张型心肌病临床表现为心脏逐渐扩大、心室收缩功能降低、心力衰竭、室性和室上性心律失常、传导系统异常、血栓栓塞和猝死。病情呈进行性加重,死亡可发生于疾病的任何阶段。

临床上,绝大多数患者以心力衰竭症状主诉来就诊。中医学文献中并没有"扩张型心肌病"这一病名,根据其临床特征,一般可归属"喘证""水肿""心悸""怔忡""痰饮""胸痹"等诸病范畴。

(二)分类

1.原发性扩张型心肌病

(1)家族性扩张型心肌病:约60％家族性扩张型心肌病患者显示与扩张型心肌病相关的60个基因之一的遗传学改变,其主要方式为常染色体遗传。

(2)获得性扩张型心肌病:指遗传易感与环境因素共同作用引起的扩张型心肌病。

(3)特发性扩张型心肌病:原因不明,需要排除全身性疾病,据文献报道约占扩张型心肌病的50％。基于国内基层医院诊断条件限制,建议保留此诊断类型

2.继发性扩张型心肌病

继发性扩张型心肌病是指全身性系统性疾病累及心肌,心肌病变仅是系统性疾病的一部分。

二、病因病机

(一)病因

1.外邪侵袭

外感六淫,内舍于心,痹阻心脉,心之气血运行受阻,发为本病;或外感疫毒之邪,内陷心包,耗伤心之气血阴阳,亦可发为本病。

2.饮食不节

嗜食膏粱厚味、煎炸炙煿,或酗酒,蕴热化火生痰,或伤脾滋生痰浊,痰火扰心,心脉痹阻,心阳不振,导致本病。

3.体虚久病

素体虚弱,或久病失养,劳欲过度,气血阴阳亏虚,以致心失所养,发为本病。

4.情志失调

平素心虚胆怯,突遇惊恐或情怀不适,悲哀过极,忧思不解,心肝之气血郁滞,血脉运行不畅,心之营运失常,可加重本病进展。

5.禀赋异常

父母因先天不足或后天失养,罹患扩张型心肌病,经胎传使胎儿出生之后易于发生本病。

(二)病机

扩张型心肌病证属本虚标实,以正气亏虚为根本,多责之于气虚、血虚、阴虚、阳虚,标实多由血瘀、水湿、痰饮、邪毒,病位在心,但与肺、肝、脾、肾联系密切。

1.痰浊内阻

脾主运化,失于健运,痰湿内生,上阻心胸,则见胸闷,气阻不畅,故见气促;痰浊困脾,则见纳呆便溏,恶心呕吐,四肢沉重。舌淡胖,边有齿痕,苔白厚腻,脉滑均为痰浊中阻之征象。

2.气虚血瘀

心气亏虚则鼓动无力,可见气短心悸、心胸憋闷,舌淡胖;机体活动减弱,则见神疲倦怠;动则气耗,常见活动后症状加重。气为血之帅,气虚不能行血,血滞于脉,则见颜面黯淡,口唇青紫,颈部血脉暴露,寸口脉涩。

3.气阴两虚

气阴两虚,心失所养,心神不宁,则胸闷心烦,失眠;心气虚,则气短,乏力;心阴亏虚,津液不足,则口干咽燥,小便短赤;阴虚内热,则潮热盗汗,舌红少苔,脉细数。

4.阳虚水泛

心肾阳虚,则气短喘促,动则尤甚,端坐而不得卧;肾阳亏虚,失于温煦,则形寒肢冷;肾阳虚,开不利,不能化气行水,则尿少肢肿;面色苍白或晦暗,口唇青紫,脉沉迟为阳虚水泛之象。

5.阴竭阳脱

久患心疾,心阴枯竭,阳无依附,阴竭阳脱。心阳虚脱,则怔忡不安,四肢厥冷;心气涣散,肺气不敛,则气促,甚则张口抬肩;阳气外脱,心液随之而泄,故见大汗淋漓。脉沉微弱或浮散无根。

三、诊断与鉴别诊断

(一)诊断

1.症状

本病可发生于各个年龄段,但以中年居多。主要临床表现是气促、咳嗽、心悸、胸闷、乏力、腹痛、晕厥、头晕等。起病多隐匿,早期可无症状。通常先被发现有心脏扩大,心功能代偿而无明显临床症状。经过一段时间后症状逐步出现,这一过程有时可达10年以上。症状以充血性心力衰竭为主,其中以气短和水肿最为常见。最初在活动或劳累后出现气短,以后在轻度活动或休息时也会气短,或有夜间阵发性气短。由于心排血量低,患者常感乏力。

2.体征

心律失常为首见或主要的表现,可以出现多种心律失常并存的现象。其中,恶性心律失常的发生是猝死的主要原因。此外,尚可有脑、肾、肺等处的栓塞。查体时会发现心率加速,心尖冲动向左下移位,可有抬举性搏动,心浊音界向左扩大,会出现心音的减弱,心脏舒张期呈奔马律,在收缩期存在吹风样杂音存在,此种杂音在心功能改善后减轻。在心力衰竭加重时期,心脏杂音会增强,而在好转期心脏杂音会减弱,在两肺底可以听到啰音。血压多数正常,但晚期病例血压降低,脉压小,出现心率衰竭时舒张压可轻度升高。脉搏常较弱,交替脉的出现提示左心衰竭,急性左心力衰竭时两肺可遍布湿啰音或伴哮鸣音。右心衰竭时肝脏肿大,从下肢开始出现水肿,胸腔积液和腹水在晚期患者中不少见。心力衰竭控制不好的患者还常常出现皮肤湿冷。

3.辅助检查

(1)X 线检查:通常示心影增大,心胸比>50%。以左心室扩大为主,可伴右心室扩大,也可有左心房及右心房扩大,肺血管影增粗。晚期外形如球形,说明各心腔均增大,外形颇似心包积液。少数患者以左心室、左心房或右心室增大为主,外观类似二尖瓣病变,透视下呈心脏搏动较正常为辅。主动脉一般不扩大。病程较长的患者常有肺淤血和肺间质水肿,两肺肋膈角处可有间隔线,肺静脉和肺动脉影可扩大;有时可见胸腔积液。

(2)心电图检查:大部分患者均有心电图改变,即使是无症状患者也存在心电图的异常。改变以心脏肥大,心肌损害和心律失常为主。左心室肥大多见,常合并心肌劳损,晚期常有右心室肥大,也可以有左或右心房肥大。心肌损害常以 ST 段压低,T 波低平、双向或倒置为主要表现。少数患者可有病理性 Q 波,类似心肌梗死,可能为间隔纤维化所致。心律失常最常见,以异位心律和传导阻滞为主。异位心律可来自心房、房室交接处或心室,由期前收缩逐步演变为心动过速,以致扑动或颤动,亦可由病态窦房结综合征表现、房室交接处逸搏或逸搏心律或心室自身心律等。一至三度房室传导阻滞均可发生。心室内传导阻滞常见,左、右束支分支的传导阻滞都可出现。

(3)超声心动图检查:超声心动图是诊断和评估扩张型心肌病最常用的重要检查手段。其在扩张型心肌病的诊断和鉴别上具有重要价值,它可以排除一些其他心脏疾病如心包疾病、瓣膜病、先天性心脏病和肺源性心脏病等。本病早期在超声心动图中即可见到心腔轻度扩大,以左心室为主,后期各心腔均扩大,以左心室扩大为著,室壁运动普遍减弱,心肌收缩功能下降,左心室射血分数显著降低,减至 50%以下,心肌缩短率减小。二尖瓣、三尖瓣收缩期不能退至瓣环水平而关闭不全,彩色血流多普勒显示二尖瓣和三尖瓣反流。可能有少量心包积液。

(4)磁共振成像:对心肌病诊断、鉴别诊断及预后评估均有很高的价值。其主要表现为左心室容积扩大,射血分数、短轴缩短率降低。心室壁信号强度在 Gd-DT-PA 增强后 T_1 加权像可有心肌局灶异常高信号,通常可显示心肌退化、坏死及纤维化。该检查能有效显示扩张型心肌病的病理生理变化，可供临床参考，并有助于鉴别诊断浸润性心肌病、致心律失常型右心室心肌病、心肌致密化不全、心肌炎、结节病等疾病。

（5）放射性核素检查：放射性核素心肌灌注显影表现为心腔扩大，尤其两侧心室扩大，心肌显影呈弥散性稀疏，心室壁搏动幅度减弱，左室射血分数降低，运动后更为明显，心肌显像则见多节段性花斑状改变或节段性减低。但一般不用于心功能评价。

（6）心内膜心肌活检：扩张型心肌病临床表现及辅助检查均缺乏特异性，近年来国内外开展了心内膜心肌活检，诊断本病敏感性较高，特异性较低。主要适应证包括：近期出现的突发严重心力衰竭、伴有严重心律失常、药物治疗反应差、原因不明。尤其对怀疑暴发性淋巴细胞心肌炎的病例，因为这些患者通过血流动力学支持后预后很好。心肌活检可以确诊巨噬细胞心肌炎，有助于启动免疫抑制治疗。此检查也有助于决定患者应该尽早心脏移植还是先用心室辅助泵。扩张型心肌病为弥漫性心肌病变，心肌活检能较准确地反映整个心肌的病变情况。在诊断时应注意排除人工性病理假象，如心肌细胞出现的不规则收缩带，可能是心肌细胞对活检钳刺激的一种应激反应。心内膜心肌活检还有助于与特异性心肌病和急性心肌炎的鉴别诊断。

（7）冠状动脉造影：在临床上，缺血性心肌病大多表现为心脏扩大和/或慢性心力衰竭而酷似扩张型心肌病，如有明确的心肌梗死史、心绞痛病史或反复发作者，鉴别诊断并不难；而临床上对此鉴别困难者需做冠状动脉造影。如冠状动脉造影无明显狭窄有助于除外冠状动脉性心肌病。

（二）鉴别诊断

1.冠状动脉粥样硬化性心脏病

中年以上患者，若有心脏扩大、心律失常或心力衰竭而无其他原因者必须考虑冠状动脉粥样硬化性心脏病和心肌病。有高血压、高血脂或糖尿病等易患因素，室壁活动呈节段性异常者有利于诊断冠状动脉粥样硬化性心脏病；心肌活动普遍减弱则有利于诊断扩张型心肌病。由冠状动脉病变引起心肌长期广泛缺血而纤维化，发展为心功能不全时称之为"缺血性心肌病"。若过去无心绞痛或心肌梗死，则与扩张型心肌病难以区别，且扩张型心肌病亦可有病理性 Q 波，及心绞痛症状，此时鉴别须靠冠状动脉造影。

2.风湿性心脏病

扩张型心肌病亦有二尖瓣或三尖瓣区收缩期杂音，听诊类似风湿性心肌病，但一般不伴舒张期杂音,且在心力衰竭时较响,心力衰竭控制后减轻或消失,风湿性心脏病则与此相反。扩张型心肌病常有多心腔同时扩大,而风湿性心脏病以左房、左室或右室为主。心脏超声检查有助于鉴别诊断。

3.高血压性心脏病

心肌病时血压可正常、偏低或升高,心肌病心力衰竭时,由于水、钠潴留,血容量增多,组织缺氧,动脉痉挛及儿茶酚胺分泌增多,可导致血压暂时性升高,以舒张压升高为主,心力衰竭纠正后,血压多于数日内降到正常。但心肌病亦可与高血压性心脏病并存。心肌病并存高血压与高血压性心脏病的鉴别,主要依据如下。

(1)高血压病程:除急进性高血压外,高血压发展到高血压性心脏病甚至心力衰竭,往往要数年病史。

(2)高血压严重程度:高血压导致高血压性心脏病心力衰竭时,往往有较严重的血压升高。

(3)高血压性心脏病时左心室肥厚扩张,且伴有主动脉增宽。

(4)高血压时,常有高血压眼底改变及肾脏改变。

4.心包积液

扩张型心肌病时心脏扩大、心脏搏动减弱,须与心包积液区别。扩张型心肌病时心脏浊音界增大,心尖冲动向左下方移位,与心浊音界的左外缘相符,心包积液时心尖冲动常不明显或处于心浊音界左外缘之内侧。扩张型心肌病时可闻及二尖瓣或三尖瓣关闭不全所致的收缩期杂音,心电图上可示 ST 段和 T 波变化,左心室肥大、异常 Q 波、各种复杂的心律失常,均提示心肌病。超声检查不难将二者区别,心包内多量液体平段或暗区说明心包积液,心脏扩大则为心肌病。必须注意到扩张型心肌病时也可有少量心包积液,但既不足以引起心脏压塞,也不至于影响心脏的体征与心脏功能,仅是超声的发现。收缩时间间期在扩张型心肌病时明显异常,心包病则正常。X 线显示扩张型心肌病时心影增大,但搏动存在,多有肺淤血或间质性肺水肿;扩张型心肌病时左心功能检查往往提示射血前期延长,左心室射血时间缩短,两者比值变大。

5.先天性心脏病

多数具有明显的体征,不难区别。如三尖瓣下移畸形有三尖瓣区杂音,并可有奔马律、心脏搏动减弱、右心扩大与衰竭,须与心肌病区别,但此病症状出现于早年,左心室不大,发绀较著。超声心动图检查可明确诊断。

6.继发性心肌病

全身性疾病如系统性红斑狼疮、硬皮病、血色病、淀粉样变性、糖原累积症、神经肌肉疾病等都有其原发病的表现可资区别。较重要的是与心肌炎的区分。急性心肌炎常发生于病毒感染的当时或不久以后,区别不十分困难。慢性心肌炎若无明确的急性心肌炎史则与心肌病难分,实际上不少扩张型心肌病是从心肌炎发展而来,即所谓"心肌炎后心肌病"。

7.心肌炎

病毒性或风湿性心肌炎在少数严重病例中可有明显的心脏扩大、奔马律、收缩期杂音等,与扩张型心肌病酷似。一般而言,这种严重的心肌炎多属于急性期,但也可以延至数周至两三个月,而扩张型心肌病多属于慢性。详细询问有无上呼吸道感染病史,病毒血清试验有一定帮助,判断风湿活动的一些血清学检查可以提供一些依据。

四、辨证论治

(一)痰瘀互结

1.临床表现

心悸气喘,胸闷不适,咳嗽痰多,咯吐不利,腹胀,呕吐痰涎,纳呆,便溏或腹泻,口黏不渴,四肢浮肿,舌淡黯,边有齿痕,苔厚腻色白,脉滑。

2.治法

化痰活血。

3.常用方药

瓜蒌薤白半夏汤合冠心Ⅱ号方。

4.方解

方中瓜蒌、薤白化痰通阳,行气止痛;半夏清化热痰,丹参,赤芍,川芎,红花活血化瘀,合营通脉,降香理气止痛。

5.加减

痰浊壅盛,气喘难平者,加皂荚、白芥子涤痰除壅以平喘;痰黄黏稠,加半夏、黄芩、竹茹以清化痰热;胸闷痛甚者,加檀香、荜茇以行气止痛。

(二)气虚血瘀

1.临床表现

胸闷气短,动则益甚,心中动悸,倦怠乏力,神疲懒言,面色白或黯红,易出汗,口唇紫黯,舌质黯淡,苔薄白,脉细弱或细涩无力。

2.治法

益气养心,活血化瘀。

3.常用方药

保元汤或丹参饮加减。

4.方解

方中黄芪保在外一切之气,甘草保在中一切之气,人参保上、中、下、内外一切之气,肉桂温补心阳,滋养益气,扶弱补虚,丹参活血祛瘀止痛而不伤气血,砂仁、檀香行气宽胸,使气行则血行,甘草调和诸药。

5.加减

血瘀重者,加三七、桃仁;胸闷胀痛加瓜蒌皮、枳壳以宽胸行气;气短明显,加蛤蚧、沉香以纳气平喘;腹胀纳呆加陈皮、布渣叶以健脾行气消食。

(三)气阴两虚

1.临床表现

心悸时作,气短懒言,五心烦热,口燥咽干,潮热盗汗,尿少肢肿,舌红少泽,苔少或剥,脉细数或结代。

2.治法

益气养阴。

3.常用方药

生脉散合养心汤。

4.方解

方中人参、黄芪、炙甘草健脾益气而生津;麦门冬清心肺而生津,五味子补心敛肺而止汗;茯苓、茯神、柏子仁、酸枣仁、远志宁心安神;川芎行气活血,而当归补养活血。诸药并用,共成益心气养心阴之功。

5.加减

阴虚潮热明显,加生地黄、牡丹皮以滋阴凉血;虚烦不寐,加夜交藤以养阴安神;气短咳嗽加人参叶、川贝母以补气生津,润肺止咳。

(四)阳虚水泛

1.临床表现

心悸喘促,动则尤甚,胸闷痞满,渴不欲饮,恶心呕吐,流涎,下肢浮肿,形寒肢冷,小便短少,舌淡黯,苔白,脉沉细或沉迟。

2.治法

益气温阳利水。

3.常用方药

真武汤合防己黄芪汤。

4.方解

方用炮附子温肾助阳,以化气行水,兼暖脾土,以温运水湿。白术、茯苓健脾益气,利水渗湿,车前子、猪苓利水消肿,使水邪从小便而去。生姜宣肺暖胃,既助附子温阳化气以行水,又助白术、茯苓健脾以化湿;丹参、赤芍行气活血以治胸痛,白芍能兼制附子、生姜辛热伤阴之弊。诸药合用,有温阳利水之功。

5.加减

恶心呕吐,加半夏、陈皮以和胃降逆止呕;尿少肢肿,加泽泻、大腹皮以利水渗湿;兼见水湿上凌于肺,肺失宣降,出现咳喘,加杏仁、桔梗以开宣肺气,加葶苈子、五加皮以泻肺利水;兼见瘀血者,加当归、川芎、丹参以活血化瘀。

(五)阴竭阳脱

1.临床表现

心悸胸闷,呼吸气促,张口拍肩,不能平卧,烦躁不安,大汗淋漓,四肢厥冷,面色苍白,唇爪青紫,尿少或无尿。舌淡胖而紫,脉沉细欲绝或脉浮散无根。

2.治法

回阳救逆,益气固脱。

3.常用方药

四逆加参附龙牡汤。

4.方解

附子大温元阳,回阳救急,人参大补元气之品,干姜温阳守中,助附子加强回阳功效,龙骨、牡蛎重镇,固摄阳气,以防虚阳浮动,摄气归原。白芍、甘草酸甘以补阴潜阳,同时甘草平补中气,助人参益气之功。诸药为伍,共奏回阳复阴之效。

5.加减

阴竭加山茱萸、五味子敛阴固脱;气促痰多,加葶苈子泻肺化痰平喘;四肢浮肿明显,加车前子、冬瓜皮以利尿消肿。

五、病案举隅

(一)病案一

患者,男,65岁。

初诊:2021年2月7日。

主诉:阵发性心慌、胸闷2年,加重伴憋喘5天。

病史:患者2年前因劳累出现心前区不适,伴心慌、胸闷、气短,无憋喘、汗出,无恶心、呕吐,休息后缓解,于当地医院行心脏彩超检查示左心室射血分数37%,符合扩张型心肌病、二尖瓣反流(轻度)、三尖瓣反流(轻度)、左室收缩功能减退、左室充盈异常,诊断为慢性心力衰竭、扩张型心肌病(具体检查未见),给予强心、利尿、抗凝、活血化瘀等治疗,好转后出院。后上述症状间断出现,平素口服芪苈强心胶囊、瑞舒伐他汀钙、阿司匹林、螺内酯、呋塞米、培哚普利片、琥珀酸美托洛尔缓释片等药物治疗。患者5天前出现活动后上述情况加重,伴憋喘,夜间不能平卧,心慌,伴腹胀,无胸痛,无头晕、头痛,无发热、咳嗽、咳痰,无恶心、呕吐,食欲不振,眠可,二便调。

中医诊断:心胀(心气不足,痰瘀内结)。

西医诊断:①扩张型心肌病;②慢性心力衰竭。

处方:①黄芪24 g、党参21 g、麦冬9 g、五味子6 g、猪苓30 g、干姜6 g、水蛭6 g、首乌藤21 g、白术18 g。14剂,每天1剂,水煎服。②停用芪苈强心胶囊,继续服用瑞舒伐他汀钙、阿司匹林、螺内酯、呋塞米、培哚普利片、琥珀酸美托洛尔缓释片等药物。③避风寒,预防外感。

二诊:2021年2月21日。患者憋喘减轻,仍有胸闷气短,2天前感冒,纳稍差,舌红,苔薄黄,脉滑。

处方:上方加炒苦杏仁9 g、陈皮24 g、射干9 g、桑白皮18 g、连翘21 g。

14 剂,每天 1 剂,水煎服。

三诊:2021 年 3 月 14 日。患者咳嗽咯痰,胸闷改善,纳眠可,二便调。

处方:上方加前胡 9 g、乌梅 12 g、木瓜 12 g。14 剂,每天 1 剂,水煎服。

四诊:2021 年 3 月 28 日。患者自述上述症状减轻,偶有头痛。

处方:2021 年 2 月 7 日方加防风 12 g、鸡内金 9 g、白芷 9 g、僵蚕 9 g、牛蒡子 9 g。28 剂,每天 1 剂,水煎服。

五诊:2021 年 4 月 25 日。患者自述胸闷、气短症状基本消失,心脏彩超示左心室射血分数 44%。嘱患者继服中药 1 月。

 按|语

> 　　扩张型心肌病对应中医中的"心胀"。患者先天禀赋不足、后天失养、素体亏虚是其发病基础,心阳气虚,常感外邪乘虚而入,耗散心气,气不化水,化为痰浊水饮,阻滞气机,气为血帅,气滞则血瘀,痰、瘀、水三者又进一步阻滞气机,扰乱心神,日久心血暗耗,气血阴阳进一步耗散。治以生脉散合并猪苓散加减。方中党参、黄芪益元气、生津液;麦冬润肺生津,助黄芪、党参益气养阴之功益彰;五味子敛肺生津止渴。党参、黄芪、麦冬、五味子合用,使气复津生,气充脉复。猪苓利水渗湿,白术健脾益气、燥湿利水;干姜通心气助阳;水蛭化瘀通络;首乌藤宁心安神。整方益气利水为主,兼以温阳祛瘀。患者二诊感受外邪,加炒苦杏仁降气止咳平喘,射干消痰利咽,陈皮助脾胃运化,桑白皮利水平喘,连翘解表。患者三诊,加前胡降气化痰,乌梅敛肺治久嗽,木瓜和胃化湿、调营卫、助谷气。患者四诊偶有头痛,加防风、白芷胜湿止痛,鸡内金消化水谷,僵蚕化痰散结。

(二)病案二

患者,女,39 岁。

初诊:2018 年 11 月 11 日。

主诉:阵发性胸闷、心慌 2 年余,加重 7 天。

病史:患者 2 年前无明显诱因出现胸闷、心慌,就诊于外院,诊断为"扩张型心肌病",心脏彩超示射血分数为 42%、扩张型心肌病、左室收缩功能减退、左室充盈异常。给予对症治疗(具体不详),症状好转,出院后未规律服用药物。半年前无明显诱因上述症状加重,自觉心跳加速,无头晕、头痛,乏力,就诊于外院,具体诊疗不详,行心电图示心房颤动。后上述症状间断出现,7 天前患者因情绪激动上述症状加重。既往期前收缩病史数年,阵发性房颤病史半年余,平素未规律服用药物。否认高血压、糖尿病等慢性病史,无吸烟、酗酒等不良嗜好。14 岁月经初潮,末次月经 2018 年 6 月 20 日,平素月经量适中,无痛经,无血块。

现症见:患者阵发性胸闷、心慌,伴憋气,偶有胸痛,为刺痛,呈一过性,休息后缓解,饮冷食后易腹痛、腹泻,无头晕、头痛,无恶心、呕吐,干咳,纳眠可,二便调,舌淡,脉沉。

中医诊断:心胀(心气亏虚)。

西医诊断:①扩张型心肌病;②期前收缩;③房颤。

处方:①黄芪 45 g、附子 3 g(先煎)、麦芽 15 g、党参 24 g、麦冬 12 g、五味子 6 g、升麻 6 g、泽泻 15 g、白术 15 g、益母草 12 g、桑寄生 15 g、桂枝 9 g、元胡 18 g、木香 9 g。14 剂,每天 1 剂,水煎服。②避风寒,预防外感。

二诊:2018 年 11 月 25 日。患者自述胸闷、乏力较前减轻,仍有胸痛、憋气,活动加重,休息后缓解;腹胀,纳呆,饱食后尤甚,食欲减退;无恶心、呕吐;干咳,眠差,二便调。

处方:苍术 9 g、厚朴 12 g、黄连 9 g、黄柏 12 g、干姜 6 g、半夏 9 g、陈皮 9 g、龙骨 30 g(先煎)、牡蛎 30 g(先煎)、炒枳实 12 g、白术 12 g、益母草 15 g、升麻 9 g、党参 30 g。14 剂,每天 1 剂,水煎服。

三诊:2018 年 12 月 9 日。患者上述症状明显好转,嘱继服上述中药 28 剂。

四诊:2019 年 1 月 13 日。患者偶有胸闷、心慌,行心脏彩超示射血分数 49%,符合扩张型心肌病表现,左室收缩功能下降。嘱继服上述中药 28 剂。

🔍 |按|语|

患者心律失常病史数年,病变日久,心气亏虚,运血无力,瘀血阻滞,一身气血枢机不利,阴阳失衡。治以补中益气汤加味。黄芪、党参补脾益肺,生化一生之气;麦冬、五味子敛肺生津;附子、桂枝补心阳、通心络,升麻升提清气,三者合用调畅周身阳气归其所在;白术、泽泻健脾益胃,调节肠道,使气血生化有源;益母草、桑寄生同用调和肾阴肾阳,补血和血;泽泻渗湿止泻;元胡活血理气止痛。二诊患者仍胸痛、腹胀、纳呆,治以平胃散合二陈汤加减。方中苍术、厚朴行气燥湿运脾,半夏降逆止呕,使湿祛脾运胃和,以复升降;陈皮、白术、枳实理气和胃,行气化湿;黄连、黄柏清热;党参补中益气;升麻升提有度,调畅气的运行;龙骨、牡蛎镇静安神;益母草活血祛瘀。

第二节　肥厚型心肌病

一、概述

(一)定义

肥厚型心肌病是一种以心肌肥厚为特征的心肌疾病,主要表现为左心室壁增厚,通常指二维超声心动图测量的室间隔或左心室壁厚度≥15 mm,或者有明确家族史者厚度≥13 mm,通常不伴有左心室腔的扩大,需排除负荷增加如高血压、主动脉瓣狭窄和先天性主动脉瓣下隔膜等引起的左心室壁增厚。根据左心室流出道有无梗阻分为梗阻性、非梗阻性及隐匿梗阻性肥厚型心肌病。本病预后差异很大,许多患者症状轻微,少数进展为终末期心力衰竭,另有少部分出现心房颤动等心律失常和栓塞,具有猝死风险。

中医学中无肥厚型心肌病的记载,依据其症状及临床表现归属于"胸痹""心悸""喘证"等范畴。

(二)分期

Olivotto 等人基于临床和疾病进展的客观证据,提出了一种肥厚型心肌病患者临床分期,共分为 4 期:Ⅰ 期(nonhypertrophic,无肥厚期/临床前期)、Ⅱ 期(classic phenotype,典型表现型期)、Ⅲ 期(adverse remodeling,不良重构期)和Ⅳ期(overt dysfunction,显著功能障碍期/终末期)。

(三)分型

根据血流动力学、肥厚部位及遗传学规律,肥厚型心肌病可以有不同的临床分型。

1.根据血流动力学的分类

(1)梗阻性肥厚型心肌病:根据梗阻部位又可以分为左心室流出道梗阻、左心室中部梗阻及左心室心尖部梗阻,与心室壁肥厚部位有关。通常所说的梗阻性肥厚型心肌病是指左心室流出道梗阻,即左心室流出道瞬时峰值压差≥4.0 kPa(30 mmHg);可以分为静息梗阻性(静息状态存在左心室流出道梗阻)和隐匿梗阻性(静息无梗阻,激发试验时出现左心室流出道梗阻)。

(2)非梗阻性肥厚型心肌病:指静息时和激发时左心室流出道峰值压差均<4.0 kPa(30 mmHg)。依据血流动力学分型是临床最常用的肥厚型心肌病分型方法,有利于指导治疗措施选择。临床上,静息梗阻性、隐匿梗阻性和非梗阻性肥厚型心肌病约各占1/3。

2.根据遗传学特点的分类

(1)家族性/遗传性肥厚型心肌病:发病呈家族聚集性,由致病基因变异遗传引起,其诊断标准为除先证者以外,3代亲属中有≥2个成员被诊断为肥厚型心肌病或者存在与先证者相同的基因变异,伴或不伴有心电图及超声心动图异常。

(2)散发性肥厚型心肌病:发病无家族性聚集,非基因变异引起,或者患者携带的变异为"原始变异"。

3.根据心肌肥厚部位的分类

(1)心室间隔肥厚:临床最常见,主要累及室间隔基底部。部分累及室间隔中部,表现为左心室中部乳头肌水平的室间隔肥厚。

(2)心尖部肥厚:主要累及左心室乳头肌水平以下心尖部,通常不伴左心室流出道(与主动脉峰值)压力阶差升高。

(3)左心室壁弥漫性肥厚:少数患者表现为左心室壁弥漫性增厚。

(4)双心室壁肥厚:除左心室壁肥厚外,还有右心室壁肥厚(右心室游离壁厚度>5 mm)。

(5)孤立性乳头肌肥厚:主要特点是乳头肌肥厚,其余左心室节段不受影响。

二、病因病机

(一)病因

1.禀赋异常

先天因素父精不足,或母血气虚等不利因素遗传给子女。

2.久病体虚

大病久病,失于调理,耗气伤阴,气虚运血无力,阴津失布,引起瘀血、痰饮内停;或阴阳亏虚日久,加重痰瘀内停。

3.饮食不节

饮食不当,恣食生冷、肥甘,或嗜酒伤中,脾失健运,不能化生水谷精微,气血来源不充,心脏失于濡养,或痰浊内生,上阻心肺,发为本病。

(二)病机

肥厚型心肌病为本虚标实之证,病机关键在心气亏虚,心失所养,或久病入络,痰瘀互结,水饮内停。本病乃慢性反复的过程,其病位在心,病本在肾,但五脏相连,其根在血脉,故与肝、脾、肺等均密切相关。

1.心气亏虚

外邪侵袭、过度劳倦、先天禀赋不足等皆可导致心气亏虚,血脉鼓动乏力,出现乏力气短,心悸脉弱,阳气虚衰,气化失司,水液内停,外溢肌肤而为肿。

2.痰瘀互结

瘀血、痰浊两者既是病因,又是病理产物,而两者又时常互为因果。久病、情志失调、饮食不节等均可导致气机不利,气不行血,血不行则为瘀,津液不能输布脏腑及四肢肌肉,化为痰浊,痰与瘀互结于心脏,则发为本病,临床常见心悸,胸脘痞满,纳呆,头昏困重,舌淡胖,边有齿痕,苔腻,脉弦滑或涩。

3.水饮凌心

肺脾肾功能失调,阳虚气化失职,以致津液不能正常输布,形成水气,水气可上逆凌心,使心阳阻遏,功能减退。心受水气侵凌,故心悸怔忡;胸阳不振则胸闷喘满,水饮趋下,则见腹胀、四肢浮肿,按之没指。

三、诊断与鉴别诊断

(一)诊断

1.症状

(1)呼吸困难:多在劳累后出现,是由于左心室顺应性减低,舒张末期压升高,继而肺静脉压升高,肺淤血之故。

(2)心前区疼痛:多在劳累后出现,似心绞痛,但可不典型,是由于肥厚的心肌需氧增加而冠状动脉供血相对不足所致。

(3)乏力、头晕与晕厥:多在活动时发生,是由于心率加快,使原已舒张期充盈欠佳的左心室舒张期进一步缩短,加重充盈不足,心排血量减低。活动或情绪激动时由于交感神经作用使肥厚的心肌收缩加强,加重流出道梗阻,心排血量骤减而引起症状。

(4)心悸:由于心功能减退或心律失常所致。

(5)心力衰竭:多见于晚期患者,由于心肌顺应性减低,心室舒张末压显著增高,继而心房压升高,常合并心房纤颤。晚期患者心肌纤维化广泛,心室收缩功能也减弱,易发生心力衰竭与猝死。

2.体征

(1)心浊音界向左扩大。心尖冲动向左下移位,有抬举性搏动。胸骨左缘下段心尖内侧可听到收缩中期或晚期喷射性杂音,向心尖而不向心底传播,可伴有收缩期震颤,见于有心室流出道梗阻的患者。凡增加心肌收缩力或减轻心脏负荷的措施,如给予洋地黄类、硝酸酯类等药物,体力活动后或期前收缩后可使杂音增强;凡减弱心肌收缩力或增加心脏负荷的措施,如给予血管收缩药、β受体阻滞剂等,可使杂音减弱。约半数患者同时可听见二尖瓣关闭不全的杂音。

(2)第二心音可呈反常分裂,是由于左心室喷血受阻,主动脉瓣延迟关闭所致。第三心音常见于伴有二尖瓣关闭不全的患者。

3.辅助检查

(1)心电图检查:绝大多数肥厚型心肌病患者有心电图异常,且早于超声心动图改变,但心电图检查诊断肥厚型心肌病的特异性有限,可作为肥厚型心肌病的初筛方法。

绝大多数肥厚型心肌病患者的心电图有 ST-T 异常,间隔肥厚型心肌病可表现为Ⅰ、aVL、$V_4 \sim V_6$导联、Ⅱ、Ⅲ、aVF 导联病理性 Q 波,同导联 T 波可直立、低平或倒置;肥厚型心肌病普遍表现为 $V_4 \sim V_6$ 导联 T 波倒置或伴有Ⅱ、Ⅲ、aVF 导联 T 波倒置,其改变范围小;心尖肥厚型心肌病主要表现为Ⅰ、aVL、$V_2 \sim V_6$ 导联巨大倒置 T 波(0.5~1.0 mV),$V_3 \sim V_5$ 导联 ST 段下移,左室高电压,但一般无病理性 Q 波,巨大倒置 T 波的深度夜间比白天深,并且深度与 RR 间期呈正相关,提示该心电图改变与交感神经活性有关。

(2)超声心动图检查:超声心动图是确诊肥厚型心肌病的最常用、最主要的依据。典型的超声心动图改变多见于有流出道梗阻者,特征性表现如下。①室间隔明显肥厚,典型的非对称性室间隔肥厚时,室间隔与左心室后壁厚度之比>1.5,增厚的室间隔心肌回声增强,并可呈毛玻璃样或粗细不均的斑点状回声。增厚的心肌运动幅度明显减低,而正常部位心肌运动可正常或代偿性增强,但非对称性肥厚并非诊断肥厚型心肌病的必需条件。②二尖瓣前叶收缩期前向运动为本病较为特征性的表现之一。③左室流出道狭窄,可见此处收缩期血流增快,在二尖瓣前叶收缩期前向运动近主动脉瓣侧有湍流频谱。④主动脉瓣收缩中期部分性关闭。其他改变包括:左心室腔缩小、左心室舒张功能障碍、左心室顺应性下降、二尖瓣脱垂及收缩期二尖瓣关闭不全等。

(3)胸部 X 线检查:X 线检查对诊断本病的敏感性和特异性较低,早期无明显特点,后期可见左心室肥大、肺淤血等改变。

(4)心脏 MRI:其敏感性高于超声心动图,尤其适用于非典型部位和心尖部肥厚型心肌病的诊断。通过延迟的 MRI 增强扫描还可发现心肌的瘢痕组织。

(5)基因诊断:有望成为新的诊断标准的重要依据。现已证实 20 多个基因的数百种突变与肥厚型心肌病有关,其中大多数为 *MYH7* 和 *MYBPC3* 突变,可通过 DNA 测序进行基因筛查,但是目前仍有小部分肥厚型心肌病患者未能找到相应的基因突变。此外,携带基因突变患者并不一定出现肥厚型心肌病的临床表现,仅凭基因诊断对肥厚型心肌病进行危险分级和预后判断的作用有限。

(6)其他检查:24 小时动态心电图检查能够明确心律失常的发生,指导肥厚型心肌病的危险分级,应作为常规检查项目;核素心肌扫描可显示心肌肥厚的部位和程度;心导管检查可了解心室压力曲线,了解左心室有无梗阻及梗阻程度;心肌活检是目前诊断肥厚型心肌病的"金标准",但应用较少。

(二)鉴别诊断

1.高血压性心脏病

高血压患者可出现左室对称甚至非对称性肥厚表现,与本病的鉴别较困难。但高血压患者一般不伴有左室流出道梗阻以及无肥厚型心肌病的家族史,且高血压心肌肥厚的程度与血压水平和病程成平行关系。

2.室间隔缺损

室间隔缺损的患者收缩期杂音位于胸骨左缘第 3~4 肋间,占全收缩期,粗糙而响亮,并伴有收缩期震颤,心尖区多无杂音;超声心动图于心室水平可见左至右分流征象,左室造影显示造影剂由室间隔缺损处进入右室腔。

3.主动脉瓣狭窄

此病症状和杂音性质与肥厚型心肌病相似,但杂音部位较高,并常有主动脉瓣区收缩期喷射音,第二心音减弱,还可能有舒张早期杂音。X 线示升主动脉扩张,左心导管检查显示收缩期压力阶差存在于主动脉瓣前后,超声心动图检查可以明确病变部位。

4.冠状动脉粥样硬化性心脏病

两病均可有心绞痛,都可出现心电图 ST-T 改变与异常 Q 波。但冠状动脉粥样硬化性心脏病无特征性杂音,主动脉多增宽或有钙化,伴有高血压、糖尿病、高脂血症等疾病;超声心动图室间隔不增厚,但有可能有节段性室壁运动异常。冠脉造影显示冠状动脉有相应狭窄。

5.风湿性二尖瓣关闭不全

此病杂音与肥厚型心肌病杂音相似,但多为全收缩期,常伴有心房颤动,左心房较大,超声心动图检查显示二尖瓣病变。

四、辨证论治

(一)心气亏虚

1.临床表现

精神萎顿,心悸气短,乏力自汗,动则尤甚,舌淡,苔白,脉沉弱或细弱。

2.治法

益气养心。

3.常用方药

保元汤合五味子散加减。

4.方解

方中黄芪保在外一切之气,甘草保在中一切之气,人参保上、中、下、内外一切之气,白术健脾益气,肉桂温补心阳,滋养益气,麦门冬、炒枣仁、五味子养心生津,丹参活血祛瘀止痛而不伤气血,砂仁、檀香行气宽胸,使气行则血行,甘草补中益气,兼调和诸药。

5.加减

若畏寒肢冷,加桂枝温阳通络;兼口干口渴、大便偏干,加生地黄以滋阴;咳嗽气喘者,加杏仁、葶苈子止咳平喘;尿少浮肿者,加车前子、茯苓皮利水消肿。

(二)痰瘀互结

1.临床表现

头昏困重,痰鸣气喘,胸闷刺痛,腹胀纳呆,舌黯有瘀斑或瘀点,边有齿痕,苔腻,脉弦滑或涩。

2.治法

化痰散结,活血化瘀。

3.常用方药

瓜蒌薤白半夏汤合桃仁红花煎加减。

4.方解

瓜蒌、薤白、半夏三药合用,则祛痰宽胸,通阳散结;红花、桃仁、赤芍、丹参、川芎行血散瘀;香附、青皮理气解郁,且寓有气顺则痰自清之妙;延胡索、乳香行气散瘀止痛;生地黄、当归养血滋阴,补养冲任,且防理气活血药伤及阴血之弊。诸药合用,共奏化痰散结,活血化瘀之功。

5.加减

有虚象者,加黄芪、党参以健脾益气;脉结代,心动悸者,合炙甘草汤以益心复脉;下肢水肿加赤小豆以活血利水消肿。

(三)水凌心肺

1.临床表现

心悸,甚则怔忡,胸闷喘满,不能平卧,咳嗽咯白稀痰,腹胀,肢体浮肿明显,按之没指,舌淡,苔滑,脉弦滑。

2.治法

泻肺平喘,温阳化饮。

3.常用方药

真武汤合葶苈大枣泻肺汤加减。

4.方解

方中炮附子温肾助阳,以化气行水,兼暖脾土,以温运水湿。茯苓健脾利水,渗湿化饮,葶苈子泻肺平喘,利水消肿,白术健脾燥湿,三药合用,既能消除已聚之痰饮,又善平饮邪之上逆。生姜宣肺暖胃,既助附子温阳化气以行水,又助白术、茯苓健脾以化湿;大枣补中益气,与白术为伍,崇土以利制水,与葶苈子为制,以防其伤胃也。

5.加减

伴有血瘀者,加丹参、红花以活血化瘀;气滞者加陈皮、砂仁以行气化痰;伴有阳虚者则加熟附子、干姜以温补脾肾之阳。

五、病案举隅

患者,男,48岁。

初诊:2023年6月18日。

主诉:阵发性胸闷2年,加重1月余。

病史:患者2年前无明显诱因出现阵发性胸闷,呈渐进性,自觉胸闷与活动无关,2021年8月25日就诊于外院,行心脏磁共振示心尖肥厚型心肌病、左室心肌少许纤维化。未予重视,上述症状反复,但自觉程度有所减轻,今6月自觉新型冠状病毒感染后上述症状加重,就诊于当地医院,行心脏彩超示肥厚性心肌病(非梗阻型)、左房扩大、二尖瓣轻度返流、三尖瓣轻度返流、左室舒张功能减低、左心室射血分数60%;胸部CT检查示双肺坠积性改变可能性大(请结合临床)、冠状动脉少许钙化。现为求中医治疗,就诊于我院门诊。既往无高血压、糖尿病等病史;饮酒史数十年,无吸烟史。

现症见:阵发性胸闷,活动后加重,无心慌、胸痛,夜间可平卧,二便调,眠差,舌红少苔,脉弦。

中医诊断:心胀(痰瘀内阻)。

西医诊断:肥厚性心肌病。

处方:①黄连9 g、黄柏12 g、黄芩15 g、栀子12 g、桃仁9 g、红花9 g、当归15 g、川芎18 g、白芍30 g、生地黄30 g、白术9 g、炒酸枣仁30 g、附子9 g(先煎)、柏子仁30 g。14剂,每天1剂,水煎服。②避免剧烈运动,避免感受外邪。

二诊:2023年7月2日。患者自述服药后阵发性胸闷明显好转,眠可。上方改酸枣仁15 g,继服14剂。

 |按|语|

患者中年男性,饮酒多年,酒毒内舍,脾胃失健,痰湿内生,瘀邪阻滞。治以黄连解毒汤合桃红四物汤加减。方中黄连泻脾火于中焦,黄柏泻肾火于下焦,栀子通泻三焦之火,从膀胱而出;桃仁、红花祛瘀通络;当归调益荣卫,滋养气血;酸枣仁、柏子仁宁心安神助眠;川芎行气开郁,活血止痛;白芍通顺血脉,缓中,散恶血,逐贼血;白术健脾益胃;生地黄清热生津,凉血止血;附子补助心阳气不足,温热脾胃,制约方中寒凉之品。

第三节 病毒性心肌炎

一、概述

(一)定义

病毒性心肌炎是由多种病毒引起的局灶性或弥漫性心肌细胞变性、坏死,间质炎性细胞浸润、纤维渗出等病理改变,从而导致心肌损伤、心功能障碍和/或心律失常的一种疾病。本病常可引起心包、心内膜以及其他脏器的炎性改变,因此可同时存在心包炎、心内膜炎。病毒性心肌炎是临床常见的心血管疾病,好发于秋冬季节,以小儿、中青年患者多见,近年来老年患者常有发病。该病病情差别较大,轻者几乎无症状,重者可出现心力衰竭或严重心律失常,甚至猝死。一般认为5%的病毒感染后可累及心脏。

中医学无"病毒性心肌炎"病名,从其发病特点和临床表现来看,相当于中医"心瘅"等病范畴。总以心中悸动、惊惕不安、不能自主为主要症状。"心瘅",又名心热病,在《汉书·艺文志》之前已有,其《方技略》谓:古代有"五脏六腑瘅十二病方",其五脏瘅中当有心瘅。《外台秘要》卷四:"心瘅,烦心,心中热。"。"心瘅"指因外感温热病邪,或因手术等创伤,温毒之邪乘虚侵入,内舍于心,损伤心之肌肉、内膜,以发热、心悸、胸闷等为主要表现的内脏瘅(热)病类疾病,相当于西医的急性病毒性心肌炎。

(二)分期

1.急性期

邪毒内侵是发病的关键,病毒性心肌炎的急性期多因风热毒邪外袭。侵犯肺卫、不得宣散,使肺卫失和,风扰热蕴,病及于心,邪热蕴结于心,阻遏心肺之气,使心脉不利,心肌受伤,心气心阴被耗,此即叶天士所谓"温邪上受,首先犯肺,逆传心包"之论,证见肺卫外感证并心悸、胸闷、气短、动则加剧、全身乏力、汗出等。若热邪挟湿则影响脾胃,使湿热郁阻、气机升降失调,则症见心悸、身热不扬、纳呆、腹胀、呕恶口腻、大便不调等。

2.恢复期和迁延期

余邪未尽,气阴两虚,兼有血瘀本病恢复期和迁延期则见外感肺卫表证已解,邪气始退,但正气已伤,余邪未尽,因热为阳邪,蕴结于心,则易耗伤气阴。热毒之邪,既伤心体又伤心用,使心气不足,鼓动血行无力,血流不畅而形成瘀血。瘀血既成,阻塞脉络,进一步使气血滞塞不畅,加重病情,即所谓虚可致瘀,瘀亦可致虚。所以瘀血不仅是病毒性心肌炎病程中的病理产物,同时亦是致病、加重病情的重要因素,故活血化瘀是恢复期、迁延期治疗中不容忽视的重要环节。

3.后遗症期

脏腑失调,虚实夹杂,后遗症期虽然邪气已退,但正气亦损,脏腑失调,气血紊乱,变生气、火、虚、瘀并见,但以虚为本,火、瘀之实为标。临床上以各种心律失常多见,其实者多为血瘀心脉,症见胸痛、胸闷、脉律不整、心脏扩大、舌暗红或有瘀斑瘀点、脉涩或结代迟滞。其虚者则为心气亏虚,阴阳失调,症见心悸气短,胸闷憋气汗出,神疲乏力,舌淡苔白,脉虚结代等。

(三)分型

1.暴发型病毒性心肌炎

(1)起病急骤,先有(无)短暂的非特异性临床表现。

(2)病情迅速恶化,短时间内出现严重的血流动力学改变、心源性休克、重度心功能不全等心脏受累征象。

(3)心肌活体组织检查显示广泛的急性炎性细胞浸润和多发性(≥5个)心肌坏死灶。

(4)免疫抑制剂治疗不能改变自然病程。

(5)1个月内完全康复或死亡(少数)。

2.急性病毒性心肌炎

(1)起病为非特异性临床表现。

(2)逐渐出现心功能降低征象,可有轻度左心室增大及心力衰竭的表现。

(3)心肌活体组织检查早期显示Dallas病理诊断标准中的急性活动性或临界性病毒性心肌炎改变,持续3个月以上转为消散性改变,无纤维化。

(4)免疫抑制剂治疗部分有效。

(5)多数预后好,可完全康复,少数治疗无反应者病情继续进展,或恶化或转为终末期扩张型心肌病。

3.慢性活动性病毒性心肌炎

(1)起病不典型。

(2)以慢性心功能不全为主要临床表现,有反复性、发作性、进行性加重的特点。

(3)心肌活体组织检查早期显示活动性病毒性心肌炎改变,但炎性浸润持续1年以上,可见巨细胞病毒,并有心肌细胞肥大和广泛纤维化。

(4)免疫抑制剂治疗疗效。

(5)预后差,最后转为终末期扩张型心肌病。

4.慢性持续性病毒性心肌炎

(1)起病为非特异性临床表现。

(2)可有胸闷、胸痛、心动过速等心血管症状,但无心力衰竭,心功能检查正常。

(3)心内膜心肌活体组织检查显示持续性(1年以上)轻微炎性浸润,可有灶性心肌细胞坏死,无纤维化。

(4)免疫抑制剂治疗无效。

(5)预后较好。

二、病因病机

(一)病因

1.内因

先天禀赋不足,正气虚弱,则易于感染邪毒而发病。生活无规律、缺乏身体锻炼、饮食不节及偏嗜、营养失调,以及屡染他病或久病不愈者,均能使机体正气虚弱,抗邪无力而发病。

2.外因

外感邪毒是本病的致病主因。所谓邪毒,主要是指属于四时不正之气的六淫之邪,也包括具有强烈传染性的疫疠之气在内。以风邪为首的六淫之邪均可导致本病的发生,其中尤以风热邪毒最常见。邪毒侵入心体之后,劳倦耗气、七情伤气、食滞伤脾、屡染外邪等因素均可诱发本病或使病情加重或致迁延不愈。

(二)病机

一般认为,其发病以正气亏虚为本,以邪毒内侵为标,可因情志、疲劳、食滞、外感等因素而诱发。病位主要在心,亦可涉及脾、肺、肾等其他脏腑,属本虚标实之证。其本在于心之气血阴阳偏盛偏衰,其标有邪毒、瘀血、痰浊之别。在疾病初期邪正交争阶段,如邪毒内陷,正气不支,以正衰为甚,病势急暴,可在短时间内死亡。在疾病中后期,如机体气血阴阳亏虚,与瘀血、痰湿等病理产物相互作用、互为因果,形成恶性循环,遂使病情迁延不愈,甚至进行性加重,可危及生命。发病初期主要表现为邪毒侵心、邪正交争的病理变化,病程后期的病变特点是机体气血阴阳的偏盛偏衰以及由此而产生的瘀血、痰湿等病理产物相互影响,形成虚中有实、实中有虚的虚实夹杂之证。

1.邪毒侵心,正气受损

风热邪毒或湿热邪毒侵袭人体,均可从口鼻或皮毛而入。风热之邪首犯肺卫,然后由表入里。心肺同居上焦,肺朝百脉,与心脉相通,故肺脏受邪极易累及于心。风热入里化热酿毒,热毒消灼心阴、耗伤心气,一般先有发热,微恶寒,咽痛,头痛,咳嗽,流涕等,随即出现乏力,心悸,气短,脉结代等。湿热之邪常犯脾胃。湿为阴邪,最易损伤阳气。湿邪困脾,先损脾胃之阳气,继而累及于心,导致心阳不振。若素体阳盛,则风湿之邪可从阳化热,湿热由脾上攻于心,亦令心神不安。一般先见恶寒,发热,头重肢困,呕吐腹泻,食欲不振等,亦可出现发热起伏,缠绵不愈,脘腹胀满,恶心呕吐,腹泻,舌红苔黄腻等,继之出现心悸,胸闷,气短,脉濡缓、结代等。素体正气虚损较甚或婴幼儿抗邪能力低下,如感染邪毒深重则极易导致邪毒内陷,使正气不支,出现心阳虚衰、阳气暴脱、气血败乱等危重病理变化。若心阳虚衰,脉络瘀阻,水湿停聚,上凌心肺,则突然出现面色苍白,口唇发绀,呼吸困难,烦躁不安,心悸胸闷,颈脉胀大,胁下积块,脉沉细微弱或结代无力,恶心呕吐,肢体水肿等;若心肾真阴耗竭,阴不敛阳,虚阳外脱,则出现面色惨白,汗出肢冷,唇甲青紫,皮肤发花,血压下降,气息低微不匀,脉微细欲绝等;若阴亏阳衰,血虚寒凝,血不养心,气血败乱,则如见头晕心悸,动则益甚,手足厥冷,脉迟涩,甚至发生昏迷、抽搐等,皆为危急之候。邪毒消减,但正气也已损伤,遂表现为正虚邪恋,虚中挟实之证。由风热邪毒引发者,多表现为热毒不尽,气阴两虚,症见低热不退,咽红肿痛,咳嗽,心烦口干,心悸怔忡,气短乏力,舌红苔少,脉细数无力等;由风湿邪毒引发者,常表现为湿热留恋,气阳不足,症见低热不解或发热起伏,神疲倦怠,心悸胸闷,面色苍白,肢凉汗多,舌苔腻,脉濡缓或结代等。

2.气血阴阳,偏盛偏衰

由于心肌炎患者以外感风热邪毒致病者最多见,易于耗气伤阴,故气阴虚损为本病最常见的病理变化。心气虚则鼓动无力,血脉不得充盈,故心悸,气短,脉细弱或结代;心气虚则卫表不固,营卫失和,故易汗出。心阴虚则心失所养,故心悸;心阴不足,虚火内扰,故心烦,口干,盗汗,脉细数。外感湿邪损伤阳气,心阳不振,则无力鼓动心脉,故见脉来迟缓,肢冷不温,胸闷心痛;心阳虚衰,则血运失常,下及于肾,则阳虚水泛,故见面色苍白而青,呼吸浅促,虚烦不安,胁下积块,肢体水肿,恶心呕吐,脉微弱疾数;心阳衰败而暴脱,宗气大泄,则见大汗淋漓,四肢厥冷,口唇青紫,呼吸微弱,脉微细欲绝,神志模糊甚至昏迷等。风热邪毒,伤阴耗血,阴血亏虚,血虚气弱,或湿热邪毒,损伤脾胃,使气血生化乏源,均可形成气血两虚的病理变化。气虚血亏,则心脉不足,故见心悸怔忡,头晕乏力,面黄无华,夜寐不宁,自汗盗汗,脉细弱或结代等。若偏于阴血亏损,则心脉失养,故见心中憺憺大动,心痛,脉细数或结代促,头晕,心烦,口干,盗汗等。肾为先天之本,内寄真阴真阳,心病日久,穷及于肾,心肾亏虚,阴阳俱损,气血留滞,痰湿停聚,故见心悸头晕,神疲乏力,腰酸耳鸣,肢体水肿,脉沉细结代或细涩无力等。

3.瘀血、痰湿阻滞心脉

瘀血既是血液运行不畅的病理产物,反过来又能影响气血的运行,成为新的致病因素。导致心肌炎瘀血内生的病理变化主要有以下几种原因:①热毒壅滞于心,致使血运涩滞;②心气亏虚,无力鼓动血脉;③阴血亏虚,血液运行滞涩;④阳气虚衰,阴寒内盛,血寒而凝滞。瘀血痹阻于心脉,气血运行不畅,则见心悸怔忡,胸痛胸闷,脉迟涩或结代等。

痰湿同瘀血一样,既是病理产物又是新的致病因素。导致痰湿内生的病理变化主要有以下几种原因:①邪热灼津,酿生痰浊;②气虚湿聚成痰,如肺气虚则津液失布,脾气虚则水湿无制等,均能形成痰湿;③阴亏火旺,煎液生痰;④脾肾阳虚,水泛为痰。若痰湿痹阻心阳,则胸痛胸闷,心悸不宁,头晕目眩;若痰火上扰心神,则心悸时发时止,胸闷心烦,失眠多梦,脉促或滑细数;若水湿内停,上凌心肺,则见心悸胸闷,呼吸困难,咳嗽吐血,烦躁不安,肢体水肿等;若痰湿内阻,气机郁滞,则见胸闷,喘气等。

三、诊断与鉴别诊断

(一)诊断

1.症状

(1)心脏受累表现:常有心悸、气短、胸部不适、心前区疼痛等。

(2)其他表现:部分临床症状不典型,可表现为突然出现剧烈胸痛,而全身症状和其他症状轻微,多见于心肌炎累及细胞和/或胸膜者;部分可以肌痛、发热、关节痛、少尿、昏厥等为临床表现,或表现不明原因的心律失常;少数可发生阿-

斯综合征,极少数可发生心力衰竭、心源性休克或猝死;也有以肺或全身动脉栓塞为主要表现。当病毒同时侵犯其他脏器时,可产生其他脏器症状而掩盖心肌受损症状。

2.体征

(1)心律失常:最常见,且常是引起患者注意的首发表现。各种心律失常都可出现,以期前收缩最常见,其次为房室传导阻滞。严重心律失常是造成猝死的主要原因。

(2)心率改变:可见与体温不成比例的持续性窦性心动过速,若表现为心动过缓则应注意是否存在房室传导阻滞。

(3)心音改变:第一心音减低或分裂,呈胎心音,可闻及第三心音或第四心音,严重时可出现奔马律。心包炎时可闻及心包摩擦音。

(4)杂音:心尖区可闻及收缩期吹风样杂音,与发热、贫血所致血流速度加快以及心腔扩大有关;亦可闻及舒张期杂音,为心腔扩大引起相对性二尖瓣狭窄所致。杂音强度多不超过 3 级,病情好转后多可消失。

(5)心脏扩大:轻症患者心脏不扩大或扩大不明显,重者心脏明显扩大。

(6)心力衰竭:重症患者可出现颈静脉怒张、肺部啰音、肝大、奔马律、交替脉及血压下降、脉搏细速、四肢厥冷、尿少等心力衰竭、心源性休克体征。

3.辅助检查

(1)血液常规及血清酶学检查:白细胞计数可升高,急性期红细胞沉降率可增快。部分患者血清心肌酶增高,以心肌肌钙蛋白 I 的定性测定或肌钙蛋白 T 的定量测定、肌酸激酶同工酶的定量测定最有特异性。

(2)病毒学检查:临床中常用咽拭子或粪便或心肌组织分离病毒,检测血清特异性抗病毒抗体滴度,心肌活检标本免疫荧光法找到特异抗原或在电镜下发现病毒颗粒,聚合酶链反应从粪便、血清、心肌组织中检测病毒 RNA。

(3)心电图检查:具有多样性和多变性特点,急性期心电图改变几乎可以出现所有类型的异常心电图,最常见的有 ST-T 改变、异位心律和传导阻滞。慢性心肌炎除上述心电图改变外,多数有房室扩大或肥厚心电图表现,部分有心包炎、心包积液的相应心电图表现。

(4)超声心动图检查:超声心动图改变在轻重病例间差异很大,轻者可完全正常,而重者则有明显的形态和功能上的异常改变。主要表现为心肌收缩功能异常,心室充盈异常,区域性室壁运动异常,心脏扩大,以左室扩大常见,多数属轻度扩大。对此类心脏扩大超声心动较 X 线检查更为敏感。病毒性心肌炎心脏扩大经治疗后,多数逐渐恢复正常,因此,进行动态的超声心动随诊观察对病毒性心肌炎病程变化的了解具有一定价值。

(5)心内膜心肌活检:这是一种有创性的检查方法。由于心肌炎的灶性分布造成误差及形态学诊断依据的长期不统一,其可靠性约为 50%,目前用心内膜心肌活检标本检测病毒 RNA 已视为一种重要手段,但由于设备、技术、社会传统等因素的影响,心内膜心肌活检尚未广泛开展。活动性心肌炎的病理诊断主要依据 Dallas 诊断要点(表 7-1)。在急性病毒性心肌炎存活者,组织学上可表现为痊愈或演进成特发性扩张性心肌病的病理特征。虽然心内膜活检资料并不一定会改变治疗方案,但可以明确诊断,提供详细的预后信息。

表 7-1　心肌炎的 Dallas 诊断要点

	病理改变
首次活检	
活动性心肌炎	炎症细胞浸润伴或不伴邻近的心肌细胞坏死和/或退行性变,无冠状动脉病变引起的典型缺血性损伤
可疑心肌炎	炎症细胞浸润数量过少,无肯定性心肌损伤(无诊断价值,须重复活检)
无心肌炎	正常
随访活检	
心肌炎进行中	与前次相比,炎症细胞浸润未减轻,甚至加重,伴和不伴纤维化
心肌炎恢复中	与前次相比,炎症细胞浸润未减轻,但离心肌纤维略远,细胞壁皱褶消失,恢复平滑外形,胶原组织轻度增生
心肌炎已恢复	与前次相比,炎症细胞浸润消失

(二)鉴别诊断

1.风湿性心肌炎

风湿性心肌炎多见于 5 岁以后学龄前和学龄期儿童,有前驱感染史,除心肌损害外,病变常累及心包和心内膜,临床有发热、大关节肿痛、环形红斑和皮下小结节,体检心脏增大,窦性心动过速,心尖二尖瓣区可听到收缩期反流性杂音,偶可听到心包摩擦音。抗链球菌溶血素"O"增高,咽拭子培养 A 族链球菌生长,红细胞沉降率增快,心电图可出现一度房室传导阻滞,可资鉴别。

2.β 受体功能亢进症

β 受体功能亢进症系 β-肾上腺素能受体的反应性增高所引起的交感神经活动亢进的一系列临床表现及心电图非特异性 ST-T 改变。多见于 6~14 岁学龄女童,疾病的发作、加重常与情绪变化(如生气)和精神紧张(如考试前)有关,症状多样性,但都类似于交感神经兴奋性增高的表现。体检心音增强,心电图有T波低平倒置和S-T改变,普萘洛尔试验阳性。

3.先天性房室传导阻滞

先天性房室传导阻滞多为三度房室传导阻滞,患儿病史中可有晕厥和阿-斯综合征发作,但多数患儿耐受性好,一般无胸闷、心悸、面色苍白等。心电图检查提示三度房室传导阻滞,QRS波窄,房室传导阻滞无动态变化。出生史及既往史有助于诊断。

4.自身免疫性疾病

自身免疫性疾病多见全身性幼年型类风湿关节炎和系统性红斑狼疮。全身性幼年型类风湿关节炎主要临床特点为发热、关节疼痛、淋巴结及肝大、脾大、充血性皮疹、红细胞沉降率增快、C反应蛋白增高、白细胞计数增多、贫血及相关脏器的损害,累及心脏时可有心肌酶谱升高,心电图异常。对抗生素治疗无效而对激素和阿司匹林等药物治疗有效。系统性红斑狼疮多见于学龄女童,可有发热,皮疹,血白细胞、红细胞和血小板计数减低,血中可查找到狼疮细胞,抗核抗体阳性。

5.川崎病

川崎病多见于2~5岁幼儿,可出现发热、眼球结膜充血、口腔黏膜弥散性充血、口唇皲裂、杨梅舌、浅表淋巴结肿大及四肢末端硬性水肿等,超声心动图冠状动脉多有病变。需要注意的是,重症川崎病并发冠状动脉损害严重时,可出现冠状动脉栓塞、心肌缺血,此时心电图可出现异常Q波,此时应根据临床病情和超声心动图进行鉴别诊断。

6.非病毒性心肌炎

非病毒性心肌炎包括细菌、真菌、立克次氏体、螺旋体、支原体、弓形体等引起的心肌炎,以及各种病原体的毒素导致的心肌炎,即所谓中毒性心肌炎。这些病原体致病,除心肌炎外,几乎均可见有其本身的特殊临床表现如大叶性肺炎、支原体肺炎、白喉、伤寒等,一般容易鉴别。

四、辨证论治

(一)急性期

1.风热犯肺,热扰心神

(1)临床表现:胸闷,心悸,心前区隐痛,身热,或微恶风寒,咽干痛,肌肉酸痛,恶风、头痛、鼻塞流涕或咳嗽,舌尖红,苔薄白或薄黄,脉浮数或结代。

(2)治法:疏风解表,清热解毒,通络宁心。

(3)常用方药:银翘散加减。

(4)方解:金银花、连翘为君药,清凉宣透、清热解毒;薄荷辛凉甘寒,加强疏散风热之力;另用牛蒡子、甘草解毒利咽、宣肺止咳;竹叶轻清凉散上焦风热;黄连清热泻火解毒;玉竹养心阴、清心热;板蓝根清热解毒利咽;丹参清热凉血、除烦安神;甘草另可调和诸药。

(5)加减:若热壅心脉,气血不畅,胸部刺痛,脉结代者,加赤芍、苦参;若热毒耗气伤阴,症见乏力、心烦、口干、心悸者,加沙参、玄参、生地黄;肌肉酸痛明显加羌活。

2.邪毒舍心,气阴两虚

(1)临床表现:热病之后,口干唇燥、口渴欲饮,胸闷,心悸乏力、气短,恶心纳呆,舌质光红,脉细或结代。

(2)治法:清热解毒,益气养阴。

(3)常用方药:清心莲子饮合生脉散加减。

(4)方解:太子参补气养阴;黄芪补气健脾生血、护卫固表;麦冬养阴润燥、清心除烦;五味子益气生津止渴、宁心除烦安神;莲子肉养心安神、交通心肾;黄芩清热泻火解毒;地骨皮凉血除蒸、生津止渴;茯苓益心脾、宁心安神;炙甘草益气养阴,另可调和诸药。

(5)加减:若湿热侵犯,症见发热、腹泻腹痛、脉滑数或促可加用葛根芩连汤,以清热利湿,解毒透邪,宁心安神。

3.阳虚气脱

(1)临床表现:起病急骤,心悸喘促、倚息不得卧,自汗不止,手足厥冷,口唇青紫,烦躁不安,舌质淡苔白,脉微欲绝。

(2)治法:回阳救逆,益气固脱。

(3)常用方药:参附龙牡汤加减。此型为重症,可及时加用西药急救。

(4)方解:人参补益元气、复脉固脱;熟附子回阳救逆、补火助阳;龙骨、牡蛎收敛阳气固脱;茯苓益心脾、宁心安神;甘草补益心气、益气复脉、调和诸药。

(5)加减:气虚者,加黄芪;肾虚者,加补骨脂、山茱萸、山药、桑螵蛸。

(二)恢复期或慢性期

1.气阴两虚,虚火扰心

(1)临床表现:心悸,气短,胸闷,动则汗出,神疲乏力,反复感冒,舌质红,舌尖有红点,苔薄白或无苔,脉沉细数或结代。

(2)治法:益气养阴,宁心安神。

(3)常用方药:生脉散加味。

(4)方解:太子参益气养阴;麦冬养阴润燥、清心除烦;五味子益气生津、宁心除烦安神;莲子心养心清心;当归补血养心;生百合养阴清心、宁心安神;茯苓益心脾、宁心安神;苦参清心经之热;丹参清热凉血、养血除烦安神;生龙骨镇静安神;甘草补益心气、调和诸药。

(5)加减:阴虚火旺者,加黄连、生地黄;腹胀、便秘者,加枳壳、大黄;伴慢性咽炎,咽中不适者,选加玄参、板蓝根、牛蒡子、连翘等。

2.心脾亏虚,心神不宁

(1)临床表现:心悸怔忡,偶或心前区疼痛,唇甲发绀,乏力,头晕,自汗气短,面色苍白或萎黄,舌质淡或紫黯或有瘀斑瘀点,苔薄,脉细涩或结代。

(2)治法:益气养血,佐以活血通络。

(3)常用方药:炙甘草汤合丹参饮加减。

(4)方解:炙甘草甘温益气、和中缓急、通经利血为君;生地黄、阿胶滋阴养血、舒筋凉血;麦冬养阴润燥、清心除烦;当归补血养心;苦参去心经之火;桂枝温阳通脉、调营卫;丹参养血活血、化瘀止痛;茯苓益心脾、宁心安神;檀香、砂仁理气活血、宽中止痛;山楂通行气血、化瘀止痛。

(5)加减:兼阳虚者,加淫羊藿,重用桂枝;兼食滞者,加焦三仙、枳壳。

3.心气亏虚,心脉瘀阻

(1)临床表现:面色黯滞,口唇发青,胸中刺痛,心悸怔忡,乏力盗汗,胸闷气短,舌质黯或有瘀斑苔薄,脉涩或弦细或结代。

(2)治法:益气活血,化瘀通脉。

(3)常用方药:保元养心汤合血府逐瘀汤加减。

(4)方解:黄芪补气健脾生血、益卫固表;党参补脾益肺、养血;当归补血养心;茯苓补益心脾、宁心安神;丹参养血活血、化瘀止痛;山楂通行气血、活血化瘀止痛;赤芍、川芎补养阴血、活血祛瘀;枳壳通畅气机、助血行以止痛。

(5)加减:兼阴虚血涩者,加麦冬、元参;兼阳虚血凝者,加制附子、桂枝、淫羊藿;兼气滞血瘀者,加香附、郁金、乌药;脉结代者,酌加苦参。

4.痰浊壅盛,心血瘀阻

(1)临床表现:胸闷胸痛,心悸,头晕,脘痞纳呆,舌体胖,质淡黯,苔白腻,脉濡或结代。

(2)治法：化痰宽胸，活血通脉。

(3)常用方药：温胆汤合丹参饮、桃红四物汤加减。

(4)方解：半夏性味辛温、燥湿化痰、和胃止呕；陈皮理气行滞、燥湿化痰；川厚朴燥湿消痰、下气除满；茯苓健脾渗湿；枳实降气导滞、消痰除痞；竹茹清热化痰、除烦止呕；苍术健脾燥湿；檀香、砂仁理气活血、宽中止痛；炒白术健脾益气、燥湿化痰；丹参养血活血、化瘀止痛；川芎为血中气药、活血行气；桃仁、红花活血化瘀。

(5)加减：咳嗽痰多，胸闷气短者，加炒杏仁、紫菀、款冬花；腹胀便溏食欲缺乏者，加黄芪、炒山药、焦三仙；舌苔黄，心烦，内有热者，加黄连，即黄连温胆汤；乏力、气短、脉沉细、舌质淡者，加黄芪、党参、生山药。

5.心气不足，阳气虚衰

(1)临床表现：心悸不安，胸闷气短，头晕，面色苍白，形寒肢冷，舌质淡白，脉沉而细或迟而不至或结代。

(2)治法：温补心阳，复脉安神。

(3)常用方药：桂枝甘草龙骨牡蛎汤加减。

(4)方解：桂枝温经通脉、化气助阳；龙骨、牡蛎补阴潜阳、镇惊安神；茯苓益心脾、宁心安神；郁金活血行气止痛；焦山楂行气运脾；人参大补元气、补益心气、补脾益肺、安神益智；炙甘草益气复脉、调和诸药、助桂枝辛甘化阳。

(5)加减：气虚甚者，炙甘草加至 30 g，加黄芪；兼血瘀者，加丹参、檀香、砂仁、延胡索；胸闷痰多者，加瓜蒌、半夏。

五、病案举隅

(一)病案一

患者，男，60 岁。

初诊：2023 年 7 月 30 日。

主诉：阵发性背痛 20 余年，加重半年余。

病史：患者 20 年前劳累后出现阵发性背痛，未予重视，未进行相关治疗。上述症状偶有发生，半年前新型冠状病毒感染后出现背痛不解，就诊于外院。2023 年 1 月 19 日造影示左主干未见明显狭窄，左前降支未见明显狭窄，左回旋支狭窄 40%～50%，中段未见明显狭窄，右冠状动脉近段管壁不规则。2023 年 1 月 31 日心脏彩超示心肌病变、左心扩大、心包积液、左室射血分数为 30%，诊为"病毒性心肌炎、心力衰竭、冠状动脉粥样硬化性心脏病",常规治疗出院后半年内反复发作,多次入院。2023年6月5日心脏彩超示左室射血分数为45%。既往高血压、脑缺血、慢性阻塞性肺疾病、胃炎等病史数年。

现症见:阵发性背痛,咳嗽,咳不出,痰黄,胃不适,小便调,便秘,2~3天1次。

中医诊断:胸痹心痛(痰热内结)。

西医诊断:①病毒性心肌炎(后遗症期);②心力衰竭;③冠状动脉粥样硬化性心脏病。

处方:①瓜蒌30 g、黄连9 g、清半夏9 g、黄芩15 g、马勃9 g、芦根30 g、金银花30 g、川贝9 g、茯苓15 g、陈皮12 g、苍术12 g、蜜紫菀15 g、细辛3 g、干姜6 g、薏苡仁6 g、虎杖15 g、桃仁9 g、炒酸枣仁15 g。14剂,每天1剂,水煎服。②避风、饮食清淡。

二诊:2023年8月15日。患者自述服药后阵发性背痛明显好转,咳嗽、咳痰减轻,仍咳黄痰,后背针刺感,双手晨起后麻木,左手为甚,纳可,便秘。上方加桔梗15 g、款冬花15 g、地龙9 g,继服14剂。

按语

> 患者高血压、慢性阻塞性肺疾病等疾病数年,心脏负荷严重,加之感受外邪诱发,引动风根,肺气郁遏,痰湿内生,上焦脉络闭阻,发为背痛。治以小陷胸汤合银翘散加减。方中瓜蒌清热化痰,理气宽胸散结,黄连清热泻火以除痞,半夏化痰降逆以散结;金银花轻宣透表、清热解毒,芦根清热生津,马勃清热利咽,黄芩疗痰热,川贝清热润肺、化痰止咳,蜜紫菀润肺下气、消痰止咳,冬瓜仁清肺、化痰、排脓;茯苓、陈皮、苍术、薏苡仁利水渗湿、健脾宁心;桃仁止咳逆上气,消心下坚;酸枣仁宁心安神;细辛通窍止痛、温肺化饮;干姜温中散寒,回阳通脉,燥湿消痰。整方清热化痰,燥湿利气。患者二诊症状缓解但仍有咳嗽、咳痰,加桔梗、款冬花宣肺利咽、祛痰排脓,地龙活血化瘀通络。

(二)病案二

患者,男,27岁。

初诊:2023年7月2日。

主诉:阵发性胸闷、心悸2周余。

病史:患者诉2周前出现"感冒",表现为鼻塞流涕,咳嗽,咳少量白痰,咽痛,轻微恶寒,体温未测,出现胸闷、心悸,活动后明显,不伴有胸痛,不伴有呼吸困难。于当地医院住院治疗,常规检查显示血象升高,心电图提示频发室性期前收缩,T波降低,心肌酶谱提示肌酸激酶同工酶、肌钙蛋白轻度升高,胸部CT、心脏超声未见明显异常,行相应治疗后出院。

现症见:仍阵发性胸闷、心悸,偶有咳嗽、咳痰,纳眠一般,舌淡红,苔少,脉促。

中医诊断:心悸(外邪袭表,热邪客内)。

西医诊断:①病毒性心肌炎;②室性期前收缩。

处方:①金银花18 g(后入)、连翘15 g(后入)、荆芥12 g(后入)、板蓝根21 g、蒲公英30 g、桔梗18 g、生甘草6 g、麦冬12 g、葛根30 g、柴胡12 g。7剂,每天1剂,水煎服。②多饮水,清淡饮食。

二诊:2023年7月9日。患者上述症状减轻,乏力、精神疲惫。上方改金银花9 g(后入)、连翘9 g(后入)、板蓝根12 g、蒲公英15 g、桔梗8 g、生甘草3 g、麦冬6 g、葛根15 g,加党参30 g、桂枝9 g,继服7剂。

 按语

　　该患者病因明确,为外感后出现胸闷、心悸,治以银翘散加减。方中金银花、连翘辛凉轻宣,透泄散邪,清热解毒;荆芥辛散透表,解肌散风;桔梗、甘草清热解毒而利咽喉;板蓝根、蒲公英清热解毒;麦冬养阴生津,润肺清心;葛根生津止渴;柴胡和表解里。诸药相合,共成辛凉解肌、宣散风热、除烦利咽之功。患者二诊症状缓解,乏力疲惫,减少辛凉清热之品,加党参益气补元,桂枝通络解肌。

(三)病案三

患者,女,18岁。

初诊:2023年1月11日。

主诉:阵发性心慌2年余。

病史:患者2年前腹泻后出现胸闷,就诊于当地医院,诊为"急性肠胃炎、病毒性心肌炎",经治疗病情好转而出院。1月后再次出现发热、心悸,再次入院治疗。诊断为"病毒性心肌炎、窦性心动过速",其后多次因心慌就诊于当地医院,不规律服用琥珀酸美托洛尔缓释片。

现症见:阵发性心慌,每因劳累而诱发,发则心慌难以忍受,发作时气短,呼吸困难,疲乏无力,舌淡,苔白,脉促。

中医诊断:心悸。

西医诊断:病毒性心肌炎(后遗症期)。

处方:①黄芪 30 g、党参 30 g、升麻 9 g、柴胡 12 g、桔梗 12 g、当归 12 g、知母 12 g、柏子仁 30 g、炙甘草 9 g。14 剂,每天 1 剂,水煎服。②继续服用琥珀酸美托洛尔缓释片。③避免剧烈运动。

二诊:2023 年 1 月 25 日。患者自述服上方期间,疲乏大减,心悸未再发作,自感舒适。嘱守方继服 28 剂。

|按|语|

> 患者年幼,因外感邪毒侵心发病,现患者宗气下陷,心气不守,悸动无律,治以补中益气汤加减。方中黄芪、党参补中益气、升阳固表;升麻、柴胡协同黄芪、党参升举清阳;柴胡疏肝升阳;桔梗五脏肠胃补血气;当归、知母生津润燥;柏子仁宁心安神;炙甘草补脾和胃,益气复脉。综合全方,补气健脾,使后天生化有源,益心安神。

第八章　心力衰竭

第一节　概　　述

一、定义

心力衰竭是由于任何心脏结构或功能异常导致心室充盈或射血能力受损的一组复杂临床综合征，其主要临床表现为呼吸困难和乏力（活动耐量受限），以及液体潴留（肺淤血和外周水肿）。由于心室收缩功能下降射血功能受损，心排血量不能满足机体代谢的需要，器官、组织血液灌注不足，同时出现肺循环和/或体循环淤血，临床表现主要是呼吸困难和无力而致体力活动受限和水肿。

依据左心室射血分数，心力衰竭可分为射血分数降低的心力衰竭和射血分数保留的心力衰竭，前者常被称为收缩性心力衰竭，后者又叫舒张性心力衰竭。在原有慢性心脏疾病基础上逐渐出现心力衰竭症状、体征的常被命名为慢性心力衰竭，而慢性心力衰竭症状、体征稳定1个月以上成为稳定性心力衰竭，慢性稳定性心力衰竭逐渐恶化者称为失代偿性心力衰竭。根据心力衰竭发生发展的过程，从心力衰竭的危险因素进展成结构性心脏病，出现心力衰竭症状，直至难治性终末期心力衰竭，可分成4个阶段，即前心力衰竭（A）、前临床心力衰竭（B）、临床心力衰竭（C）和难治性终末期心力衰竭（D）。

心力衰竭的主要发病机制为心肌病理性重构，导致心力衰竭进展的两个关键过程，一是心肌死亡（坏死、凋亡、自噬等）的发生，如急性心肌梗死、重症心肌炎等，二是神经内分泌系统过度激活所致的系统反应，其中肾素-血管紧张素-醛固酮系统和交感神经系统过度兴奋起着主要作用。

随着发病机制研究的深入，本病的治疗发生了重大转变：从改善短期血液动力学状态变为长期的修复策略;从采用强心、利尿、扩血管药物转变为神经内分泌抑制剂,并积极应用非药物的器械治疗。心力衰竭的治疗目标不仅是改善症状、提高生活质量,更重要的是针对心肌重构的机制,防止和延缓心肌重构的发展,从而降低心力衰竭的病死率和住院率。

本病属于中医学心衰、心悸、怔忡、水肿、喘咳、痰饮、心痹等病证的范畴,其病名统一为"心衰病"。

二、分型

(一)发病缓急

根据心力衰竭发生的缓急,临床可分为慢性心力衰竭和急性心力衰竭。

1.慢性心力衰竭

慢性心力衰竭是指持续存在的心力衰竭状态,可以稳定、恶化或失代偿。慢性心力衰竭是各种病因所致心脏疾病的终末阶段,是一种复杂的临床综合征,主要特点是呼吸困难、水肿、乏力,但上述表现并非同时出现。一般均有代偿性心脏扩大或肥厚及其他代偿机制参与,常伴有静脉压增高导致的器官充血性病理改变,可有心房、心室附壁血栓和静脉血栓形成。

2.急性心力衰竭

急性心力衰竭是指因急性的心肌损害或心脏负荷加重,造成急性心排血量骤降、肺循环压力升高、周围循环阻力增加,引起肺循环充血而出现急性肺淤血、肺水肿并可有伴组织、器官灌注不足和心源性休克的临床综合征,以急性左心衰竭最为常见。急性心力衰竭可以在原有慢性心力衰竭基础上急性加重,也可以在心功能正常或处于代偿期的心脏上突然起病。

(二)发生部位

根据心力衰竭发生的部位可分为左心衰竭、右心衰竭和全心衰竭。

心力衰竭开始发生在左侧心脏和以肺充血为主的称为左心衰竭;开始发生在右侧心脏并以肝、肾等器官和周围静脉淤血为主的,称为右心衰竭。两者同时存在的称全心衰竭。以左心衰竭开始的情况较多见,大多经过一定时期发展为肺动脉高压而引起右心衰竭。单独的右心衰竭较少见。

第二节 病因病机

一、慢性心力衰竭

(一)病因

1.先天禀赋不足

精气亏虚,心失濡养,发育不全,心气虚损,动则益甚,久则发为本病。

2.外邪入侵

外邪如风寒湿邪侵袭,日久不愈而内舍于心,使心气受损,心之气血阴阳功能失调而发本病。

3.情志失调

肝失疏泄,肝气郁结,横逆乘脾,或思虑过度,损伤脾气,脾虚失运,痰浊内生,蕴久化热,或肝郁化火,致痰火内盛,灼铄心阴,心阴亏损,心火亢盛,亦可损及心之阴阳气血而发为本病。

4.久咳耗气

咳嗽日久,伤及肺气、宗气,宗气不足难以贯心脉而行气血,肺气不足使朝百脉与主治节失常,并形成血脉瘀阻,继而由肺波及于心,发为本病。

5.老年体衰,心脾肾亏虚

年老体衰,元气阴精渐趋衰弱,心气虚则血行无力,瘀血阻滞;脾气虚则运化失健,痰湿内生;肾阴虚不能上交于心则心火亢盛,肾阳虚无以温助脾阳则痰湿内生,痰停于肺,肺失宣肃,咳气上逆,久则伤肺损心而发本病。

(二)病机

慢性心力衰竭基本病机可用气虚血瘀统驭,在此基础上可有阴虚、阳虚的转化,常兼见痰饮、水湿,病位在心,涉及肺、脾、肾。本虚是慢性心力衰竭的基本要素,决定了慢性心力衰竭的发展趋势;标实是慢性心力衰竭的变动因素,影响着慢性心力衰竭的病情变化,本虚和标实的消长决定了慢性心力衰竭发展演变。

1.气虚血瘀

可见于慢性心力衰竭各阶段,心主血脉,气为血之帅,气行则血行。心气不足,鼓动无力,必致血行不畅而成瘀,出现神疲乏力、口唇青紫甚至胁痛积块。

2.气阴两虚

气虚日久,阴津生成减少;或长期治疗过程中过用温燥、渗利之品损及阴津,形成气阴两虚或阴阳并损,可见心悸、气短乏力、倦怠懒言、口干舌燥、五心烦热。

3.心阳不足,阳虚水泛

心气虚日久及肾,后天脾胃受损无力充养先天,均可使肾阳不足;久病肾虚,元阳不足,心阳、脾阳必然不振,终将致心脾肾阳虚衰,阴寒内生。临床上见到气短乏力、畏寒肢冷、心悸怔忡。肾不纳气,则呼多吸少,气短难续;肾虚不约则小便频数,夜尿增多;肾虚气化不利则见尿少、水肿,甚者水气上逆,凌心射肺而见心悸、怔忡、咳喘、倚息不能卧及咳吐泡沫样痰。

4.血瘀水停

心主血脉,心气虚,血行不畅则瘀血内生;疾病后期,肺脾肾均伤,肺为水之上源,脾主运化水谷,肾主水液司二便,三脏功能失常,则水液代谢紊乱,停积于内,泛溢于外而成水肿。另外,血不利则为水,水液失于气化则阻滞血脉,二者可互相为病。

二、急性心力衰竭

中医认为,急性心力衰竭是因邪毒侵袭、肺病日久、情志失调、饮食不节、年老体衰等共同作用而致,其中反复外感、过度劳累、情志不调是常见诱因,可使患者心气、心阳受到不同程度损伤,脏腑功能紊乱,血脉运行不畅,血液停滞,最终导致急性心力衰竭。

(一)体质虚弱

先天禀赋不足,精气不充,或发育不全,可致心气虚损;或年老体衰,肾气已虚,心失温养至心气虚;或久患心疾,耗伤心气,至心气亏虚。

(二)外邪入侵

以风寒湿及瘟疫之邪最常见,风寒湿邪反复侵袭而为痹,久痹则邪由脉络内舍于心;温邪上犯,顺传或者逆传于心,均可耗伤心气而发病。

(三)饮食不节

嗜食肥甘厚腻、烟酒之品,导致痰浊内生,痰蕴日久,可阻于脉络,伤筋腐脉,致心脉不畅,日久因实致虚,心失充养而致心气亏虚。

(四)久咳伤肺损心

肺主气,心主血;肺朝百脉,心主血脉。久咳损伤肺气,因"气为血帅",气虚无力运血,则肺络瘀阻,累及于心,心气亏虚而发病。

此外,情志失调、房事不节、劳倦、中毒等因素均可致心气受损而发为本病。

急性心力衰竭为本虚标实之证,本虚为气虚、阳虚,标实为血瘀、水饮、痰浊。而急性心力衰竭的病理特点为标本俱病、虚实夹杂,其发病关键环节为"阳虚水泛"。心、肺、肾阳气不足,水湿不化,聚生痰饮;阳气亏虚,血脉流行无力,血行缓慢而瘀滞。水为阴邪,影响脾的运化功能,导致阳气化生和津液输布代谢障碍。水瘀互结,水饮凌心射肺。则引发严重的呼吸困难,如端坐呼吸和咳吐泡沫痰。水饮阻塞经脉,阳气不能布达于四末和肌肤,则汗出肤冷、四肢不温。

第三节　诊断与鉴别诊断

一、慢性心力衰竭

(一)诊断

慢性心力衰竭的主要症状为"充血",其次是周围组织灌注不足。按发生部位分为左心衰竭、右心衰竭与全心衰竭,全心衰竭指左右心力衰竭并存者。

1.左心衰竭

心力衰竭开始或主要发生在左侧心脏并以肺充血为主的称为左心衰竭。

(1)症状:左心衰竭的主要症状包括以下几个方面。

呼吸困难:①劳力性呼吸困难是左心衰竭最早出现的症状,因运动使回心血量增加,左房压力升高,加重了肺淤血。②端坐呼吸是指肺淤血达到一定的程度时,患者不能平卧,因平卧时回心血量增多且横膈上抬,呼吸更为困难。高枕卧位、半卧位甚至端坐时方可使憋气好转。③夜间阵发性呼吸困难是指患者已入睡后突然因憋气而惊醒,被迫采取坐位,呼吸深快。重者可有哮鸣音,称之为"心源性哮喘"。大多于端坐休息后可自行缓解。其发生机制除因睡眠平卧血液重新分配使肺血量增加外,夜间迷走神经张力增加,小支气管收缩,横膈高位,肺活量减少等也是促发因素。

咳嗽、咳痰、咯血：咳嗽、咳痰是肺泡和支气管黏膜淤血所致，开始常于夜间发生，坐位或立位时咳嗽可减轻，白色浆液性泡沫状痰为其特点。偶可见痰中带血丝。长期慢性淤血肺静脉压力升高，导致肺循环和支气管血液循环之间形成侧支，在支气管黏膜下形成扩张的血管，此种血管一旦破裂可引起大咯血。

倦怠、乏力、运动耐量下降：这些可能心排血量不足，器官、组织灌注不足的表现。

少尿及肾功能损害症状：严重的左心衰竭血液进行再分配时，首先是肾的血流量明显减少，患者可出现少尿。长期慢性的肾血流量减少可出现血尿素氮、肌酐升高并可有肾功能不全的相应症状。

（2）体征。①肺部湿性啰音：由于肺毛细血管压增高，液体可渗出到肺泡而出现湿性啰音。随着病情的由轻到重，肺部啰音可从局限于肺底部直至全肺。患者如取侧卧位则下垂的一侧啰音较多。②心脏体征：除基础心脏病的固有体征外，慢性左心衰竭的患者一般均有心脏扩大（单纯舒张性心力衰竭除外）、肺动脉瓣区第二心音亢进及舒张期奔马律。③其他：左心衰竭患者约25%存在胸腔积液，随心力衰竭病情轻重而好转或加重。部分患者可存在交替脉，即脉搏强弱交替，轻度交替脉仅能在测血压时发现。

（3）辅助检查。①实验室检查：全血细胞计数、尿液分析、血生化（包括钠、钾、钙、血尿素氮、肌酐、肝酶和胆红素、血清铁/总铁结合力）、空腹血糖和糖化血红蛋白、血脂及甲状腺功能等，应列为常规。B型脑钠肽/氨基末端脑钠肽前体的测定有助于心力衰竭诊断和预后判断。B型脑钠肽<100 ng/L时不支持心力衰竭的诊断，氨基末端脑钠肽前体<300 ng/L，可排除心力衰竭，其阴性预测值为99%。心脏肌钙蛋白可用于诊断原发病如急性心肌梗死，也可以对心力衰竭患者做进一步的危险分层。对某些特定心力衰竭患者应进行血色病或艾滋病的筛查，在相关人群中进行风湿性疾病、淀粉样变性、嗜铬细胞瘤的诊断性检查。②X线检查：左心衰竭时常有左心室和/或左心房扩大，肺淤血或肺水肿征，出现克利B线（肺淋巴管扩张，肺小叶间隔变粗所致）。不同病因尚有相应X线表现，如主动脉瓣病变心脏常呈靴形心，主动脉增宽、伸长等；而二尖瓣狭窄常呈梨形心改变，食管吞钡常有左心房局限性压迹等。慢性左心衰竭患者尚可有胸腔积液X线征。③心电图检查：左心衰竭时可有左心房和/或左心室肥大、劳损等改变，V_1导联P波终末负电势增大。此外，可出现各种心律失常图形，左心房明显扩大者，尤其是二尖瓣狭窄、扩张型心肌病，常出现心房颤动。④超声心动图

检查:左心衰竭时,除可直接显示瓣膜病变、室间隔缺损和其他先天性畸形外,尚可检测心腔大小和室壁活动情况,并可做有关心功能检查,对确立左心衰竭的病因,衡量病变严重程度和评价心功能状况颇有帮助。

2.右心衰竭

开始或主要发生于右侧心脏并以肝、肾等器官和周围静脉淤血为主的称为右心衰竭。单纯右心衰竭多由肺源性心脏病或某些先天性心脏病引起。

(1)症状。①消化道症状:胃肠道及肝脏淤血引起腹胀、食欲不振、恶心、呕吐等是右心衰竭最常见的症状。②劳力性呼吸困难:继发于左心衰竭的右心衰竭呼吸困难业已存在。单纯性右心衰竭为分流性先天性心脏病或肺部疾病所致,也均有明显的呼吸困难。

(2)体征。①心脏体征:除基础心脏病的相应体征之外,右心衰竭时可因右心室显著扩大而出现三尖瓣关闭不全的反流性杂音。②颈静脉充盈:颈静脉搏动增强、充盈、怒张是右心衰竭时的主要体征,肝颈静脉反流征阳性则更具特征性。③肝大和压痛:肝脏因淤血肿大常伴压痛,持续慢性右心衰竭可致心源性肝硬化,晚期可出现黄疸、肝功能受损及大量腹水。④下垂性水肿:体静脉压力升高使皮肤等软组织出现水肿,其特征为首先出现于身体最低垂的部位,起床活动者以脚、踝内侧和胫前明显,仰卧者骶部水肿,侧卧者卧侧肢体水肿显著,常为对称性可压陷性。⑤胸腔积液和腹水:体静脉压增高常出现单侧或双侧胸腔积液,双侧胸腔积液时多以右侧较多,单侧时亦以右侧多见,原因不明。大量腹水多见于三尖瓣狭窄、三尖瓣下移和缩窄性心包炎,亦可于晚期心力衰竭和右心房球型血栓堵塞下腔静脉入口时。⑥其他:心包积液、发绀等亦为右心衰竭常见体征,晚期患者可有明显营养不良、消瘦甚至恶病质。

(3)辅助检查。①实验室检查:同左心衰竭。②X线检查:右心衰竭可有右心或左、右心扩大,上腔静脉和奇静脉扩张,可伴有双侧或单侧胸腔积液征。③心电图检查:右心衰竭可有右心房和右心室肥大、劳损,电轴右偏等改变。④超声心动图检查:右心衰竭常有右心房、右心室肥大,右心室流出道增宽及相应心脏病改变。

3.全心衰竭

全心衰竭是指左、右心力衰竭同时存在的心力衰竭,几乎都是由左心衰竭缓慢发展而来,即先有左心衰竭,然后出现右心衰竭;也不排除极少数情况下是由于左、右心室病变同时或先后导致左、右心衰竭并存之可能。一般来说,全心衰竭的病程多属慢性。其病理生理和血流动力学特点为左、右室心排血量均降低，体、肺循环均淤血或水肿伴神经内分泌系统激活。

（1）症状：先有左心衰竭的症状（见左心衰竭），随后逐渐出现右心衰竭的症状（见右心衰竭）；由于右心衰竭时右心排血量下降能减轻肺淤血或肺水肿，故左心衰竭症状可随右心衰竭症状的出现而减轻。

（2）体征：既有左心衰竭的体征（见左心衰竭），又有右心衰竭的体征（见右心力衰竭）。全心衰竭时，由于右心衰竭存在，左心衰竭的体征可因肺淤血或水肿的减轻而减轻。

（3）辅助检查：胸部 X 线检查可见心影普大或以左心房、室增大为主，及与所患心脏病相关的形态变化；可见肺淤血、肺水肿（左心衰竭），上、下腔静脉增宽和胸腔积液（右心衰竭）。超声多普勒心动图检查可见左心房、室与右心房、室均增大或以左心房、室扩大为主，左室整体和节段收缩功能低下，左心射血分数降低（＜40％），并可显示与所患心肌、瓣膜和心包疾病相关的解剖和病理生理的特征性改变。

（二）鉴别诊断

1.支气管哮喘

左心衰竭夜间阵发性呼吸困难，常称之为"心源性哮喘"，临床常把其与支气管哮喘相鉴别。心源性哮喘有心脏病史，多见于老年人，有心脏病症状及体征，发作时强迫端坐位，两肺以湿性啰音为主，可伴有干性啰音，甚至咳粉红色泡沫痰；而支气管哮喘多见于青少年，有过敏史，咳白色黏痰，肺部听诊两肺满布哮鸣音。采用支气管扩张剂治疗有效则支持诊断支气管哮喘，对强心、利尿及扩血管药有效则支持心源性哮喘。B 型脑钠肽/氨基末端脑钠肽前体升高提示心源性哮喘。支气管哮喘与心源性哮喘的鉴别，见表 8-1。

表 8-1　心源性哮喘与支气管哮喘的鉴别

	心源性哮喘	支气管哮喘
病因	有引起急性肺淤血的基础心脏病史，病程较短	部分患者有家族史或个人过敏史，过去有长期反复发作史，病程长
症状	多见于中年或老年患者，常出现阵发性夜间呼吸困难，每次持续时间短，常在 1 小时内，痰为泡沫状，无色或呈粉红色	多从青少年起病，以冬春季节较多，每次持续时间长达数小时或数日；发作前有咳嗽、胸闷、喷嚏等先兆

	心源性哮喘	支气管哮喘
体征	有基础心脏病体征,常有奔马律,肺内可闻及湿啰音、干啰音及哮鸣音,但以湿啰音为主,无肺气肿征	无心脏病体征,双肺布满哮鸣音,呈呼气性呼吸困难,可有肺气肿体征
X线检查	左心增大,肺淤血,急性心肌梗死时心脏可无明显增大	心肺正常,肺野清晰或有肺气肿征象
其他检查	臂至舌循环时间延长,心电图可有左心房、左心室肥大或心肌梗死等改变,电轴左偏	臂至舌循环时间正常,心电图正常或右室肥大,电轴右偏,血小板嗜酸性粒细胞计数升高
治疗反应	洋地黄、快速利尿剂、血管扩张剂、吗啡等有效	用氨茶碱、肾上腺皮质激素等治疗有效

2.右心衰竭与心包积液的鉴别

心包积液、缩窄性心包炎可引起颈静脉充盈,静脉压增高,肝大,腹水;但心尖冲动弱,心音低,并有奇脉,超声心动图检查有助于鉴别。腹水也可由肝硬化引起,但肝硬化无颈静脉充盈和肝颈静脉返流征阳性。

二、急性心力衰竭

(一)诊断

国际上尚无统一的急性心力衰竭临床分类。根据急性心力衰竭的病因、诱因、血流动力学与临床特征作出的分类便于理解,也有利于诊断和治疗。

急性心力衰竭可以突然起病或在原有慢性心力衰竭基础上急性加重;大多数表现为收缩性心力衰竭,也可以表现为舒张性心力衰竭。发病前患者多数合并有器质性心血管疾病。对于在慢性心力衰竭基础上发生的急性心力衰竭,经治疗后病情稳定,不应再称为急性心力衰竭。

1.症状

(1)急性肺水肿:急性肺水肿为急性左心衰竭的主要表现,多因突发严重的左心室排血不足或左心房排血受阻引起肺静脉及肺毛细血管压力急剧升高所致。当肺毛细血管压升高超过血浆胶体渗透压时,液体即从毛细血管漏到肺间质、肺泡甚至气道内,引起肺水肿。典型发作为突然、严重气急;每分钟呼吸可达30~40次,端坐呼吸,阵阵咳嗽,面色灰白,口唇青紫,大汗,常咳出泡沫样痰,严重者可从口腔和鼻腔内涌出大量粉红色泡沫液。发作时心率、脉搏增快,血压在起始时可升高,以后降至正常或低于正常;两肺内可闻及广泛的水泡音和哮鸣音;心尖部可听到奔马律,但常被肺部水泡音掩盖。

(2)心源性休克:由于心脏排血功能低下导致心排血量不足而引起的休克,称为心源性休克。心排血量减少突然且显著时,机体来不及通过增加循环血量进行代偿,但通过神经反射可使周围及内脏血管显著收缩,以维持血压并保证心和脑的血供。临床上除一般休克的表现外,多伴有心功能不全,体循环静脉淤血,如静脉压升高、颈静脉怒张等表现。

2.体征

急性左心衰竭一般可伴有左室扩大,二尖瓣听诊区可闻及收缩期吹风样杂音,听诊心率增快,可闻及舒张期奔马律,肺动脉瓣听诊区第二心音亢进。肺部听诊可闻及细小湿啰音。双肺听诊可闻及广泛的湿啰音及哮鸣音时则提示急性肺水肿。心源性休克发生时可出现血压下降,少尿,意识模糊,皮肤湿冷,面色苍白,四肢末端及口唇黏膜发绀。

3.辅助检查

(1)X线检查:可见心影增大,搏动减弱,肺淤血程度可判断左心功能损害的程度。

(2)心电图检查:心力衰竭本身无特异性心电图变化,但有助于心脏基础病变的诊断,如提示房室肥大、心肌缺血、心肌梗死、心律失常的诊断。

(3)超声心动图检查:超声心动图检查可用以了解心脏的结构和功能、心瓣膜状况,是否存在心包病变、急性心肌梗死的机械并发症以及室壁运动失调;可测定左室射血分数,检测急性心力衰竭时的心脏收缩/舒张功能相关的数据。超声多普勒成像可间接测量肺动脉压、左右心室充盈压等,有助于快速诊断和评价急性心力衰竭。

(4)心力衰竭标志物:BNP/NT-proBNP 的测定有助于心力衰竭诊断和预后判断。BNP<100 ng/L 时不支持心力衰竭的诊断,NT-proBNP<300 ng/L,可排除心力衰竭,其阴性预测值为 99%。BNP/NT-proBNP 浓度增高已成为公认诊断心力衰竭的客观指标。心力衰竭临床诊疗过程中这一标志物持续走高,提示预后不良。

(5)动脉血气分析:急性心力衰竭常伴低氧血症,肺淤血明显者可影响肺泡氧气交换。应检测动脉氧分压、二氧化碳分压和氧饱和度,以评价氧含量(氧合)和肺通气功能;还应检测酸碱平衡状况。

(6)心肌生物标志物:旨在评价是否存在心肌损伤或坏死及其严重程度。心肌肌钙蛋白 T 或 I 检测心肌受损的特异性和敏感性均较高。重症有症状心力衰竭存在心肌细胞坏死、肌原纤维不断崩解,血清中心肌肌钙蛋白水平可持续升高。

(7)放射性核素造影术:应用放射性核素进行心血池动态显像测定左右心室功能,包括心室容量、射血分数、高峰充盈率。

(8)其他检查:常规实验室检查包括血常规和血生化检查,如电解质(钠、钾、氯等)、肝功能、血糖、白蛋白,以及高敏C反应蛋白。研究表明,高敏C反应蛋白对于评价急性心力衰竭患者的严重程度和预后有一定的价值。

(9)急性左心衰竭严重程度分级标准:急性心力衰竭的心功能判定采用纽约心脏病学会的分级标准(表 8-2),严重程度分级主要有 Killip 法(表 8-3)、Forrester 法(表 8-4)和临床程度分级(表 8-5)。Killip 法主要用于急性心肌梗死患者,Forrester 法可用于急性心肌梗死或其他原因所致的急性心力衰竭,临床程度分级根据 Forrester 法修改而来,其个别可以与 Forrester 法——对应,可以推测患者的血流动力学状态。

表 8-2 纽约心脏病学会心功能分级

分级	标准
Ⅰ级	活动不受限;日常体力活动不引起明显的气促、疲乏或心悸
Ⅱ级	活动轻度受限;休息时无症状,日常活动可引起明显的气促、疲乏或心悸
Ⅲ级	活动明显受限;休息时可无症状,轻于日常活动即引起显著的气促、疲乏或心悸
Ⅳ级	休息时也有症状,稍有体力活动症状即加重;任何体力活动均会引起不适;如无需静脉给药,可在室内或床边活动者为Ⅳa级,不能下床并需静脉给药支持者为Ⅳb级

表 8-3 急性心肌梗死的 Killip 法分级

分级	症状与体征
Ⅰ级	无心力衰竭
Ⅱ级	有心力衰竭,两肺中下部有湿啰音,占肺野下 1/2,可闻及奔马律,胸部 X 线检查有肺淤血
Ⅲ级	严重心力衰竭,有肺水肿,细湿啰音遍布两肺(超过肺野下 1/2)
Ⅳ级	心源性休克,低血压、发绀、出汗、少尿

表 8-4 急性左心衰竭的 Forrester 法分级

分级	肺毛细血管楔压(mmHg)	心脏排血指数(L/min·m²)	组织灌注状态
Ⅰ级	≥18	>2.2	无肺淤血,无组织灌注不良
Ⅱ级	>18	>2.2	有肺淤血
Ⅲ级	<18	≤2.2	无肺淤血,有组织灌注不良
Ⅳ级	>18	≤2.2	有肺淤血,有组织灌注不良

表 8-5　　急性左心衰竭的临床程度分级

分级	皮肤	肺部啰音
Ⅰ级	干、暖	无
Ⅱ级	湿、暖	有
Ⅲ级	干、冷	无/有
Ⅳ级	湿、冷	有

(二)鉴别诊断

1.急性左心衰竭的鉴别

急性左心衰竭应与可引起明显呼吸困难的疾病如支气管哮喘发作和哮喘持续状态、急性肺栓塞、肺炎、严重的慢性阻塞性肺病尤其伴感染等相鉴别,还应与其他原因所致的非心源性肺水肿(如急性呼吸窘迫综合征)以及非心源性休克等疾病相鉴别。

2.急性右心衰竭的鉴别

急性右心衰竭的诊断需根据病因。急性右心衰竭临床上应注意与急性心肌梗死、肺不张、急性呼吸窘迫综合征、主动脉夹层、心包压塞、心包缩窄等疾病相鉴别。

第四节　辨 证 论 治

一、慢性心力衰竭

(一)气虚血瘀或兼痰饮

1.临床表现

气短,喘息,乏力,心悸。倦怠懒言,活动易劳累;白天无明显原因而不自主地出汗,活动后加重;语声低微;面色或口唇紫暗。舌质紫暗(或有瘀斑、瘀点或舌下脉络迂曲青紫),舌体不胖不瘦,苔白,脉沉、细或虚无力。

2.治法

益气活血,或兼以化痰利水。

3.常用方药

保元汤合血府逐瘀汤加减。

4.方解

阳性药物稍多,阴性药物略少,针对寒热错杂;君药以活血化瘀为主,针对虚实夹杂;阳明太阴合病(里寒热)。方剂中,红花、当归、川芎、桃仁、赤芍、生地黄、怀牛膝,活血化瘀;黄芪、人参、肉桂,温阳补气;枳壳、桔梗,开胸行气;柴胡,疏肝解郁;甘草,调和诸药。诸药合用以活血化瘀为主,温阳补气为辅,兼顾开胸行气、疏肝解郁。

5.加减

气虚甚者,黄芪加量或加党参、白术等;血瘀甚者加三七、丹参、地龙等;兼痰浊者,加薤白、瓜蒌、半夏、陈皮、杏仁等;兼水饮者,加葶苈子、泽泻、茯苓皮、车前子、大腹皮、五加皮等。

(二)气阴两虚血瘀或兼痰饮

1.临床表现

气短,喘息,乏力,心悸。口渴或咽干;白天无明显原因而不自主地出汗且活动后加重,或睡眠中汗出异常而醒来后汗出停止;手足心发热;面色或口唇紫暗。舌质暗红或紫暗(或有瘀斑、瘀点或舌下脉络迂曲青紫),舌体瘦,少苔,或无苔,或剥苔,或有裂纹,脉细数无力或结代。

2.治法

益气养阴活血,或兼以化痰利水。

3.常用方药

生脉散合血府逐瘀汤加减。

4.方解

生脉散方中人参、麦冬、五味子皆入肺经,一补一润一敛,既可补气阴之虚,又可敛气阴之散,故肺虚久咳之证得之,可收益气养阴,敛肺止咳之效;暑热气耗津泄之证得之,可奏益气生津,敛阴止汗之功。方中人参性味甘温,有大补元气之功,若气虚不甚者,可易为党参;若气阴不足,兼有内热者,则可用西洋参代之;若病情急重者,全方用量亦宜加重,或使用注射剂。如口渴喜饮,加芦根、花粉;红、脉数,加黄连、栀子;心阳不振,加附子、干姜;汗多欲脱,加龙骨、牡蛎。若温病气阴虽伤,但余热未清,或久咳肺虚,仍有痰热者,均非所宜。

5.加减

偏阴虚者,可将人参换用西洋参、太子参,或加黄精、玉竹、山茱萸等。

(三)阳气亏虚血瘀或兼痰饮

1.临床表现

气短,喘息,乏力,心悸。害怕寒冷和/或喜欢温暖;胃脘、腹、腰、肢体部位具有寒冷的感觉;身体感觉寒冷,同时伴有出汗的症状;面色或口唇紫暗。舌质紫暗(或有瘀斑、瘀点或舌下脉络迂曲青紫),舌体胖大,或有齿痕,脉细、沉、迟无力。

2.治法

益气温阳活血,或兼以化痰利水。

3.常用方药

真武汤合血府逐瘀汤加减。

4.方解

方中以大辛大热的附子为君药,温肾助阳,以化气行水,兼暖脾土,以温运水湿。臣药以茯苓、白术健脾利湿,淡渗利水,使水气从小便而出;佐药以生姜温散,既助附子以温阳祛寒,又伍茯苓、白术以散水湿;其用白芍者,乃一药三用,一者利小便以行水气,一者柔肝以止腹痛,一者敛阴舒筋以止筋惕肉瞤。诸药配伍,温脾肾,利水湿,共奏温阳利水之效。

5.加减

阳虚明显,可加淫羊藿、桂枝等;余加减用药同前。

二、急性心力衰竭

(一)气阴两虚,血瘀水停

1.临床表现

心慌气短,咳嗽喘促,或见自汗、盗汗,颧红,五心烦热,口燥咽干,面色晦暗、唇甲青紫,下肢水肿明显,倦怠懒言,舌质紫黯,苔少,脉弦细。

2.治法

益气养阴,活血利水。

3.方药

生脉散合当归芍药散加减。

4.方解

方中人参大补元气,固脱止汗,麦冬滋阴润燥,五味子敛阴止汗,三药合用则气阴双补;血不利则为水,方中桃仁、红花、当归、川芎、赤芍养血活血化瘀,茯苓、白术健脾利水,泽泻利水消肿,合用则行血而不耗血,利水而不伤阴;加用紫菀、款冬花、杏仁以降气平喘,使得上逆之气机得以平复。

5.加减

方中人参为益气固脱的要药,若以阴虚为主,气虚不甚明显的话可将人参换为西洋参或者太子参,若兼见痰浊之象者加贝母、竹茹、沙参之类,若见气滞者加郁金、佛手等。

(二)心脾肾阳俱虚,水气凌心

1.临床表现

心慌气短,咳嗽喘促,端坐呼吸,不能平卧,形寒肢冷或冷汗出,双下肢重度水肿,面色㿠白,脉微细欲绝或脉促。

2.治法

温阳利水,泻肺平喘。

3.代表方

真武汤合五苓散、葶苈大枣泻肺汤加减。

4.方解

方中人参大补元气,附子回阳救逆,两者合用则鼓舞一身之阳气;茯苓、白术健脾利水,猪苓、泽泻、车前子利水消肿,桂枝温阳化气,共奏淡渗利水、健脾助运、温阳化气之功,葶苈子泻肺平喘,白芍、龙骨、牡蛎收敛阳气,使得外越之阳气收纳,上逆之肺气肃降。

5.加减

若肾虚喘甚可加肉桂、山茱萸温肾纳气,若刻吐稀白痰可加细辛、干姜、五味子以温肺化饮,若发绀明显加泽兰、红花、益母草化瘀行水,若水肿势巨,倚息不得卧者加沉香、椒目以行气逐水。

(三)正虚喘脱

1.临床表现

喘促甚剧,张口抬肩,不能平卧,少动则喘剧欲绝,冷汗淋漓,面青唇紫,四肢厥冷,尿少水肿,甚至意识模糊,表情淡漠,舌质紫黯,脉细欲绝。

2.治法

回阳救逆,益气固脱。

3.代表方

参附龙牡汤合生脉散加减。

4.方解

方中人参、附子扶阳固脱,用于元气大亏、阳气暴脱,汗出黏冷,四肢不温,上气喘急等;合生脉散以养阴固脱,黄芪补肺固脱,龙骨、牡蛎、五味子收敛固脱,鹿角胶为血肉有情之品补一身之元阳。

5.加减

紧急时独用重用一味人参,大补元气,若自汗肤冷者可加山茱萸收敛元气。

第五节 病案举隅

一、病案一

患者,男,51岁。

初诊:2022年3月13日。

主诉:阵发性胸闷、憋喘半年余。

病史:患者半年前突然出现阵发性胸闷、憋喘,于外院常规治疗后出院,症状仍偶有发生,为求中医治疗特来我院就诊。既往否认高血压、糖尿病等病史。行心脏彩超检查示左心射血分数为30%。

现症见:阵发性胸闷、憋喘,行走加重,夜间不能平躺,双下肢无水肿,呼吸困难,纳一般,眠多,二便调。

中医诊断:心衰(水凌心肺)。

西医诊断:慢性心力衰竭。

处方:①党参 30 g、麦冬 12 g、五味子 9 g(包煎)、黄芪 30 g、枳实 9 g、葶苈子 9 g(包煎)、附子 9 g(先煎)、茯苓 15 g、泽泻 15 g、陈皮 12 g、白术 12 g、当归 12 g、川芎 15 g、五加皮 6 g。14 剂,每天 1 剂,水煎服。②避外邪,避免剧烈运动,清淡饮食。

二诊:2022 年 4 月 17 日。患者自述胸闷明显缓解,夜间可平躺,眠差。行心脏彩超检查示左心射血分数为 35%。

处方:前方加炒酸枣仁 30 g。28 剂,每天 1 剂,水煎服。

|按|语|

> 患者左心射血分数低,病情较重,阳气衰弱,水湿内生。治以生脉散、五苓散合真武汤加减。党参、黄芪大补心肺之气;麦冬、五味子敛肺生津;附子补心阳、通心络;茯苓、泽泻、五加皮、葶苈子淡渗利湿行水,白术、枳实、陈皮健脾燥湿,使水行气化,蓄水、痰饮所致诸证自除;当归以养血为主,川芎以行气为要,两者气血兼顾,相须为用,共收补血活血之功。整方补气利水祛瘀。

二、病案二

患者,女,42 岁。

初诊:2023 年 5 月 14 日。

主诉:阵发性胸闷、心慌 3 月余。

病史:患者于 3 月前出现阵发性胸闷、心慌,于当地医院入院治疗,期间行心脏彩超示左心扩大、二尖瓣返流、三尖瓣返流、左室收缩功能减低、左心射血分数为 43%。诊为急性心力衰竭、心肌疾病、心房扑动(未见具体诊疗记录),予扩张冠状动脉血管、抗凝治疗,自觉症状好转后出院,出院未服用相关药物,为求进一步中医治疗遂来门诊就诊。2023 年 5 月 14 日行心电图检查示心房颤动伴快速心室率。

现症见:阵发性胸闷、憋喘,乏力气短,活动后加重,夜间无法平卧,偶有心慌,纳眠一般。

中医诊断:心衰(心气亏损)。

西医诊断:心力衰竭。

处方:①党参 30 g、麦冬 12 g、五味子 9 g(包煎)、茯苓 15 g、黄连 12 g、葶苈子 15 g(包煎)、当归 15 g、川芎 15 g、炒酸枣仁 15 g、炮附子 9 g(先煎)。21 剂,水煎两遍,分早晚两次温服。②避外邪,避免剧烈运动,清淡饮食。

二诊:2023年6月4日。患者自述服药后阵发性胸闷明显好转,眠可。心电图示心房颤动伴快速心室率;心脏超声示左心射血分数为53%。

处方:上方加地龙9 g。28剂,每天1剂,水煎服。

🔍|按|语|

> 患者合并心肌病、心律失常、心力衰竭,病情复杂,内含于心,心气衰弱,心脉不荣,动血无力,气血痰湿内阻生邪。治以生脉散加味。党参大补心肺之气;麦冬、五味子敛肺生津;茯苓、葶苈子淡渗利湿行水;当归、川芎二者相配行气活血补血;炮附子振奋心阳。整方共奏补气养血、祛瘀利水、温阳通脉之功。患者复诊左心室射血分数明显提高,再加之地龙通心脉,加强化瘀通脉之功。

三、病案三

患者,男,66岁。

初诊:2023年4月16日。

主诉:阵发性胸闷、气短2年余。

病史:患者于2020年体检时心脏彩超示左心增大、心肌节段性运动不良、左心室射血分数30%,未予重视,未进一步行相关检查。2年前活动后出现胸闷、气短,于当地医院诊断为"心力衰竭",行相关治疗。出院后上述症状反复发作。

现症见:阵发性胸闷、气短,活动以及饭后加重,偶有心慌、咳嗽,纳眠尚可,二便调。

中医诊断:心衰(心阳不振,气滞血瘀)。

西医诊断:心力衰竭。

处方:①茯苓30 g、附子9 g(先煎)、炒酸枣仁30 g、木瓜15 g、陈皮12 g、党参30 g、黄芪30 g、五味子6 g(先煎)、五加皮6 g、丹参30 g。14剂,水煎两遍,分早晚两次温服。②避外邪,避免剧烈运动,清淡饮食。

二诊:2023年4月30日。患者自觉憋闷减轻。

处方:上方去党参,加人参9 g、黄连9 g、怀牛膝15 g。28剂,每天1剂,水煎服。

三诊:2023年6月4日。患者日常活动后胸闷、气短明显好转,行心脏彩超示左心室射血分数42%。嘱继服上方28剂。

按|语|

　　患者老年男性，心阳不振，气滞血瘀，治以附子汤加减。方中附子辛甘大热，有回阳救逆、补火助阳、散寒止痛的功效；党参、黄芪补益元气；五味子敛肺气；茯苓、陈皮、五加皮健脾益肾化湿；丹参养血，去心腹痼疾结气；木瓜去湿和胃，滋脾益肺，除心下烦痞，且兼以活血。整方温阳益气通络。二诊将党参换为人参，加大补元益气之功；牛膝固先天之本，祛血瘀内阻；少量黄连，去心窍恶血。

第九章　心血管神经症

第一节　概　　述

一、定义

　　心血管神经症又称为心脏神经官能症或神经血液循环衰竭症,是由神经功能失调而引起的心血管系统功能紊乱的一组精神神经症状。患者主观感觉复杂多样,包括心悸、胸闷、胸痛、气短、乏力等,常无器质性心脏病证据,但可与器质性心脏病同时并存,患者通常合并明显的焦虑、抑郁、恐惧、强迫、疑病或神经衰弱等心理障碍,且心血管症状的出现和变化与心理因素密切相关,常因情绪激动、过劳、精神创伤发作或加重,病情时好时坏,迁延不愈,严重影响了患者及其家庭成员的生活质量。

　　心血管神经症大多发生在中青年,20～50岁较多见;女性多于男性,尤其是更年期的妇女。临床预后尚好,但长期症状严重的患者可明显影响正常生活和工作。病因尚不清楚,可能与神经类型、环境因素和性格有关。该病患者多见于生活、工作、学习压力大的白领人群、青少年学生、更年期妇女、中风后遗症患者等,仅从生物医学角度治疗本病效果不佳。

　　心血管神经症是常见病已是不争的事实。由于医疗环境的诸多因素,医师对该病的诊断是十分谨慎的,尤其当本病患者的客观检查结果并无异常时更是很少诊断。诊断明确后现代医学治疗原则主要有以心理治疗、精神心理药物治疗和对症治疗。但时下在本土人文环境中,运用心理疗法治疗看似简单,临床实践却往往难以有效施行主要原因有二:一是患者的人文和医学素养有限,不信任医师的正确诊断,尤其对于精神心理类疾病诊断,更是难以接受,不能进行有效的预防和自我调节;二是现有医疗资源中心理医师的配比状况和心理治疗的质量不能满足临床需求。可见现代医学对于本病的诊疗现状明显有其不便不足之处。值得宽慰的是,传统中医学在本病的诊疗方面突显其优势。主要表现在两方面:一是诊断的模糊准确性,中医诊断多以主症为名,故本病所涉病名包括心悸、胸痹、郁证、失眠等,避开了精神心理类的敏感区,方便医患沟通治疗;二是运用传统中医药治疗本病的方药多样性,能有效应对症状的多变性。

二、中医学认识

心血管神经症作为现代医学中的术语,其在古代文献中并无相关记载,但其所表现出的临床症状却可早见于《黄帝内经》时期。《灵枢·口问》言"心者,五脏六腑之主也……故悲哀忧愁则心动,心动则五脏六腑皆摇"。可见,早在西汉时期古人就已认识到情志因素与疾病发生之间的关系。据其主要临床症状表现,可将其归属于中医"心悸""百合病""脏躁""胸痹""郁证""失眠"等病范畴,亦与西医学提出的"双心疾病""心身医学疾病"有交叉重叠之处。

悸症在《黄帝内经》虽未明标其名,但却已有类似的描述。《素问·举痛论篇》有:"惊则心无所倚,神无所归,虑无所定,故气乱矣。"以及《素问·至真要大论篇》:"心澹澹大动",《灵枢·本神》篇"心怵惕""其动应衣"等记载。成无己《伤寒明理论·悸》提出心悸病因不外"气虚""痰饮"两端,"其气虚者,由阳气虚弱,心下空虚,内动而为悸也;其停饮者,由水停心下,心主火而恶水,水既内停,心不自安,则为悸也。"《丹溪心法·惊悸怔忡》提出责之虚与淡的理论。《明医杂著·医论》认为本症与肝脏相关,"肝为心之母,肝气通则心气和"。清代《医林改错》重视瘀血内阻导致心悸怔忡,记载了用血府逐瘀汤每获良效。胸痹最早见于《黄帝内经》,《素问·藏气法时论篇》说"心病者,胸中痛,胁支满,胁下痛,膺背肩胛间痛,两臂内痛"。《素问·标本病传论篇》有"心病先心痛"之谓。《金匮要略·惊悸吐衄下血胸满瘀血病脉证治》篇有"扣脉动而弱,动则为惊、弱则为悸"的记载,提出了基本治则及炙甘草汤等为治疗心悸的常用方剂。张仲景《金匮要略·胸痹心痛短气病》即首次将胸闷、心痛、短气三症同时提出。沈金鳌《杂病源流犀烛·心病源流》认为七情除"喜之气能散外,余皆足令心气郁结而为痛也"。《医门法律·寒门》云:"胸痹心痛,然总因阳虚,故阴得乘之"。《诸病源候论·心腹痛病诸候》曰:"心腹痛者,由腑脏虚弱,风寒客于其间故也"。同时对于郁证、失眠,历代名家提出了对病因病机的不同认识。此不赘述。

第二节　病因病机

一、病因

根据心血管神经症的临床表现,中医学主要是通过心悸、脏躁、百合病来认识其病因病机的,常见病因有以下几个方面。

(一)情志失调

忧思过度,气结不行,积聚于中,脾土壅滞过盛,导致肝木不畅,因病致郁;此外,脾胃功能受损,脾土虚弱,中气不足,使脏腑气血功能失调,加剧气虚,出现心气虚则悲,肺气虚则少气,肝气虚则恐,脾气虚则四肢不用,肾气虚则厥;肝木不畅,日久郁结化火,造成肝火偏旺,出现情绪急躁的情况。

(二)久病过劳

久病和过劳可伤及人体正气,导致肾阴亏虚,机体阴阳平衡失调,脏腑功能紊乱,发生本病。

(三)先天禀赋异常

人体先天禀赋主要取决于父母之素质,即父母素质之偏盛偏衰可影响后代。父母因阴阳平衡失调易产生气血失调,致使子女易于出现情绪波动而发为本病。

二、病机

在上述病因的作用下,机体的阴阳平衡失调,脏腑、经络、气血功能紊乱,出现本虚标实之证,本虚以阴血亏虚为主,标实为气滞、痰浊、血瘀、肝火。临床表现在心悸、胸闷、烦躁、睡眠障碍等。其主要病机如下。

(一)肝郁气滞

恼怒忧思过度,气结不行,积聚于中,脾土壅滞过盛,导致肝气郁闭,少阳之气不伸,气机不畅,阻滞脉络,因病致郁,从而见情绪不畅、心烦、急躁易怒,舌质淡红,苔薄白,脉弦。

(二)肝郁化火

肝木不畅,日久可郁结化火,心气同肝气相通,肝气郁而化火,火扰神明,将使心神不安,从而见急躁暴怒、心烦失眠等心之阴阳失衡、心肝火旺之征象,临床可见舌红,苔薄黄,脉弦或弦数。

(三)心神不宁

长期或强烈的思虑过度、精神刺激致使肝郁抑脾,气血化生渐弱,营血虚耗,神失所藏,心失所养;又或肝木失于冲和,机体气机阻滞,迁延缠绵必致气滞痰凝血瘀,心脉痹阻,或更致加重痰凝血瘀,痰瘀胶着不解更致病情加重。心主血脉和神明。心之症状表现为火,一则气郁容易化火,肝火引动心火,心肝母子同病,伤及心之气阴,而心烦急躁、心悸气短、少寐易醒,脉数。二则肾水先亏竭于下,不能上滋于心,使心火失却涵养,恣意上炎,不能向下既济于肾,造成水火不交,火热炎上,心神被扰,则常出现心悸、脉数,或脉数不匀。火热灼津,炼液成痰,痰热扰乱心神,则胸闷、胸中发沉,夜寐难以入睡,睡则多梦易醒,临床可见舌淡红,苔薄白,脉弦细数。

(四)肝肾阴虚

肝肾同源,故肝阴不足损及肾阴,肾阴亏虚累及肝阴,故临床常常肝肾阴亏,患者病久不愈抑或失治误治,正气耗伤,心肾不交,阳损及阴,阴损及阳最终导致气阴两虚、阴阳俱损之局面;久病体虚,或房劳过度,则伤及肾阴;或肾水素亏,水不济火,虚火妄动,上扰心神,肾精亏虚,肝郁火旺,水不涵木,则见口干苦、头晕目眩、失眠等症。此外,妇女绝经前后,肾气渐衰,天癸将绝,冲任二脉空虚,精血亏乏,脏腑失养,阴阳失调,亦可出现上述症状。临床中可见五心烦热、舌红少津,脉细数等肝肾阴虚之候。

(五)心阳不振

情志不畅,郁而化火,耗伤心血,阴损及阳,导致阳气浮越,神不内守而发病。心阳不足,无力温煦机体,故见面白肢冷,喜暖畏寒,兼见舌淡苔薄白,脉细弱。

(六)痰热扰神

嗜食肥甘厚腻之品,随着生活节奏的加快,运动也随之减少,加之情志不畅或多思虑而损伤脾脏,脾虚则气机郁滞,气滞故不能运输水湿,水湿浸滞,聚而成痰,痰浊盘踞心胸致使胸阳不展;心主血脉与神明,有赖脾之生血、统血,脾之生血正常,心有血养,才能保证神明正常,思虑过度,劳伤心脾,致使心脾两虚,痰浊内阻,郁久化热,扰乱心神,可见胸闷、胸痛、心悸、烦躁不安等症状,临床可见舌红苔黄腻,脉弦滑。

(七)瘀血阻络

肝藏血,主疏泄,肝气郁结,疏泄失常,肝藏血失调,导致血脉运行不畅,气滞血瘀,瘀血阻滞脉络,则见胸痛,背疼,舌黯紫等症。

第三节　诊断与鉴别诊断

一、诊断

(一)症状

心血管神经症常发生心悸、失眠、焦虑、心烦等症状,其临床表现繁杂易变,好转后容易复发,个别患者可持续数年至十余年之久,除有心血管系统的症状如心悸、心前区痛、气短或过度换气外,尚可见到乏力、头晕、多汗、失眠、焦虑等神经系统或其他系统的症状。

1.心悸

心悸是心血管神经症最常见的症状,以患者能感觉心跳、心前区搏动、心前区不适,运动后或情绪激动时症状更明显为特征。可伴有或不伴心率增快、血压升高,个别人有偶发过期前收缩动,活动常使症状加重,心率增快与运动量不相称。患者常因此限制体力活动。

2.心前区痛

特点是疼痛部位不固定,左前胸乳部或乳下多见,也可在胸骨下或右前胸。疼痛性质大多为一过性刺痛,每次持续一至数秒钟,或持续隐痛,发作可持续数小时或数天。体力活动当时常无心前区痛发作,但活动后或精神疲劳后,甚至休息时均可出现,可与心绞痛区别。患者常可发现在心前区的肋骨、软组织及其表面皮肤可有压痛点。

3.气短

特点是主观感觉空气不足,呼吸不畅,呼吸频率常不增快。在人多拥挤或通风较差的场合易发作,夜间发作时患者常坐起或起床开窗而在窗口深吸气。平时经常有叹息样呼吸,以缓解憋气感。较长时间深吸气可导致血中二氧化碳浓度降低,出现过度换气所致的呼吸性碱中毒,伴四肢发麻、手足搐溺、头晕等表现。

(二)体征

本病常有焦虑和紧张的表现,如主诉多、重复多,手掌汗多,两手颤抖。一般无心脏与血管系统的阳性体征发现。部分表现为心率增快或减慢,心脏搏动有力、心音增强、心尖区 1~2 级柔和的收缩期杂音,或胸骨左缘第二、三肋间 2 级左右的收缩期杂音,偶有过期前收缩动。

(三)辅助检查

发生于无器质性心脏病证据者,血、尿、便常规与各种血清学、酶学检查均正常。多数辅助检查无阳性发现,合并器质性心脏病者有相应疾病的表现。

1.心电图检查

可有窦性心动过速、窦性心动过缓、ST 段 J 点压低或水平样下移,和/或 T 波低平、双相或倒置,ST-T 波改变主要局限于 Ⅱ、Ⅲ、aVF 或 $V_4 \sim V_6$ 导联,时而消失,时而加重。

2.心电图负荷试验

阳性者亦不少见,普萘洛尔等 β 受体阻滞剂大多能使心电图 ST-T 波改变恢复正常,使运动负荷试验转为阴性。

二、鉴别诊断

本病应与下列疾病鉴别。

(一)内分泌代谢疾病

1.甲状腺功能亢进

甲状腺功能亢进有心率增快、心脏搏动增强、多汗、手抖、易激动和紧张等类似心脏神经官能症的表现,部分患者心电图尚可有 ST-T 改变。但甲状腺功能亢进大多伴有甲状腺肿大,甲状腺部杂音及震颤,血清 T_3、T_4、FT_3、FT_4 增高,基础代谢率增高。

2.嗜铬细胞瘤

嗜铬细胞瘤也可以见到心悸、多汗、手抖、易激动和紧张等。本病心悸发作时除心率增快外大多伴有血压显著增高、出汗、面色苍白,即所谓的 4P 表现,尿中儿茶酚胺及其代谢产物增高,B 超或 CT 检查可以发现实质性肿瘤。

(二)器质性心脏病

1.冠状动脉粥样硬化性心脏病心绞痛

典型心绞痛多在体力活动或情绪激动当时发作,部位大多固定,以胸骨后最常见,可放射至左肩和左臂。发作时有胸部紧束感,一般仅持续 2～3 分钟,常需停止活动或舌下含硝酸甘油片才能中断发作,与心血管神经症的一过性刺痛或持续性数小时甚至数天的隐痛不同,普萘洛尔试验可帮助判断。更年期女性鉴别诊断困难时可行核素心肌扫描或冠状动脉造影检查。

2.心律失常

器质性心脏病以频发、多源室性期前收缩和顽固性心动过速为主,严重者出现心房或心室扑动和颤动。部分以期前收缩为主要临床表现的轻微器质性心脏病,如早期冠状动脉粥样硬化性心脏病和心肌炎,可因缺乏实验室证据而与心血管神经症混淆,须经过长期随访确诊。

3.心肌炎

心肌炎症状与心电图表现有时与心血管神经症相应,但前者心音常减弱、而后者心音增强。心肌炎患者患病前有病毒感染病史、心肌损害的证据(心肌酶学与心电图的变化)。

4.二尖瓣脱垂

心前区不适、心悸与胸痛有时误诊为心脏神经官能症,二尖瓣脱垂的典型超声心动图改变为二尖瓣收缩期 CD 段镰刀形向后移或二尖瓣后叶和/或前叶收缩期脱入左房,据此不难鉴别。

第四节　辨 证 论 治

一、肝郁气滞证

(一)临床表现

胸胁胀痛、善太息、胸闷憋气、食欲不振,情绪抑郁、多因情志因素而发病或加重。舌淡红,苔薄白,脉弦。

(二)治法

疏肝理气。

(三)常用方药

柴胡疏肝散或逍遥散加减。

(四)方解

方中以柴胡功善疏肝解郁,用以为君,香附理气疏肝而止痛,陈皮、枳壳理气行滞,白芍、甘草养血柔肝,缓急止痛,均为佐药,沙参养阴清热,益胃生津,薄荷疏散风热,清利头目,助柴胡、香附疏肝行气。甘草调和诸药,为使药。诸药相合,共奏疏肝行气、活血止痛之功。

(五)加减

由于本病以阴血不足为本,肝气郁滞常易化火伤阴,故可以早期加用养阴血柔肝之品,此即治未病之体现。如果气滞化火,心肝火旺,则宜加龙胆泻肝丸 6 g 同煎,或改用丹栀逍遥散加减。如出现头晕,耳鸣,舌红,脉弦,则为肝阳上亢,可加白蒺藜、菊花、灵磁石,或易以天麻钩藤饮加减。夹湿者可见头晕昏沉,恶心欲吐,食欲不振,四肢困重,苔白腻,脉弦滑等症,可加用陈皮 10 g、苍术 30 g;夹瘀者可见胸胁刺痛,舌紫黯或有斑点,脉弦涩等症,可加用桃仁 10 g、红花 10 g。

二、心神不宁证

(一)临床表现

心悸失眠,健忘多梦,善惊易恐,夜寐易醒,舌淡红,苔薄白,脉弦细数。

(二)治法

镇惊定志,养心安神

(三)常用方药

安神定志丸加减。

(四)方解

方中茯神、太子参补养心气安神,远志、菖蒲开心气,交心肾,青龙齿、琥珀镇惊安神,除烦解热;方中用灵磁石益肾养肝,聪耳明目,平肝潜阳,重镇安神,以入肾为主,与石菖蒲合用,一镇一开,交通心肾。本方以治心为主,交通心肾为辅,心血足则肝得所藏,而魂自安,心热解则肺得其职,而魄自宁也。

(五)加减

兼气短乏力者加生黄芪 15 g,兼善惊易恐者,合用桂枝甘草汤。主诉多而烦杂,情绪抑郁,喜悲伤欲哭者可以百合地黄汤合甘麦大枣汤。若兼见性急易怒,面红目赤,口干口苦,便干尿黄,治疗当泻肝降火、清心安神,方用黄连解毒汤加减;夹痰者加半夏 10 g、瓜蒌 10 g;夹瘀者加延胡索 10 g、丹参 30 g、赤芍 15 g。

三、心脾两虚证

(一)临床表现

心悸不宁,动则尤甚,神疲倦怠,面色不华,头晕,舌质淡,苔薄白,脉细弱或结代。

(二)治法

益气补血,养心安神。

(三)常用方药

归脾汤加减。

(四)方解

方中以党参、黄芪、白术、炙甘草甘温之品补脾益气以生血,使气旺而血生;当归补血养心;茯苓、酸枣仁、远志宁心安神;木香辛香而散,理气醒脾,与大量益气健脾药配伍,复中焦运化之功,又能防大量益气补血药滋腻碍胃,使补而不滞,滋而不腻;用大枣、麦冬滋阴调和脾胃,以资化源。

(五)加减

若兼阳虚者,加附子(先煎)9 g、煅龙骨 30 g、煅牡蛎 30 g;若阴虚者,重用麦冬 12 g、生地黄 12 g、阿胶珠 12 g、北沙参 12 g、玉竹 12 g、石斛 12 g 以养阴;纳呆腹胀者,加陈皮 15 g、谷芽 15 g、麦芽 15 g、神曲 15 g、山楂 15 g、鸡内金 15 g、枳壳 9 g 以行气消食;失眠多梦者,加合欢皮 30 g、夜交藤 30 g、五味子 30 g、柏子仁 30 g、莲子心 9 g 以养心安神。

四、肝肾阴虚证

(一)临床表现

胁肋隐痛、心悸心烦、少寐多梦、口干舌燥,饮不解渴,五心烦热、舌红少津,脉细数。

（二）治法

清养肝肾。

（三）常用方药

一贯煎加减。

（四）方解

方中重用生地黄滋阴养血、补益肝肾为君，内寓滋水涵木之意。当归、枸杞养血滋阴柔肝；北沙参、麦冬滋养肺胃，养阴生津，意在佐金平木，扶土制木，四药共为臣药。佐以少量川楝子，疏肝泄热，理气止痛，复其条达之性。该药性虽苦寒，但与大量甘寒滋阴养血药相配伍，则无苦燥伤阴之弊。方用女贞子、墨旱莲为取二至丸补益肝肾之意，生龙牡镇静安神，菊花清热，鲜荷叶利水，诸药合用，使肝体得养，肝气得舒，则诸症可解。

（五）加减

偏于心阴不足，以心悸心烦、噩梦纷扰、失眠为主者，可改用天王补心丹。加减；腰膝酸软、健忘耳鸣者，加山茱萸、牛膝、二至丸。伴有阴虚阳亢之象，表现为头晕头痛、头重脚轻如踩棉花感，治疗当柔肝滋阴、养心安神，可改用芍药甘草汤合天王补心丹加减，阴虚阳亢者加用石决明 15 g、代赭石 10 g。

第五节　病案举隅

一、病案一

患者，女，42 岁。

初诊：2023 年 2 月 5 日。

主诉：阵发性心慌半年余。

病史：患者半年前无明显诱因出现阵发性心慌，伴左胸部及左背部紧缩感，就诊于当地医院行心电图检查示窦性心动过速、轻度 ST 段改变、非特异性 ST-T 异常，予对症治疗（具体不详），好转后出院。后上述症状反复发作，频率不定，服用比索洛尔，效一般，患者为求中医治疗，就诊于我院。

现症见：阵发性心慌，偶有左胸前区刺痛，症状严重时会牵涉后背，不能活动，需平卧,症状持续时间数分钟到数十分钟不等,偶有恶心、呕吐、食欲不振、眠差。

中医诊断:心悸(阴虚肝郁,心神失养)。

西医诊断:心律失常。

处方:①当归12 g、黄连15 g、生地黄30 g、黄柏12 g、知母12 g、郁金15 g、香附12 g、青皮12 g、柴胡12 g、赤芍9 g、牡丹皮15 g、细辛3 g、枳壳12 g、羌活6 g、淫羊藿9 g、炒酸枣仁30 g。14剂,每天1剂,水煎服。②畅情志,多参加户外运动,清淡饮食。

二诊:2023年2月19日。患者自述服药后心慌频率减少。

处方:上方加远志15 g、合欢皮15 g。14剂,每天1剂,水煎服。

三诊:2023年3月26日。患者自述心中烦躁不安,惴惴难以平静。

处方:上方加栀子12 g。14剂,每天1剂,水煎服。天王补心丹辅助治疗。

四诊:2023年4月16日。患者乏力,易惊醒、眠差。

处方:2023年2月5日方去细辛,加柏子仁15 g。14剂,每天1剂,水煎服。

五诊:2023年6月4日。患者自述服用天王补心丹时颈椎病发作,服用颈椎病相关药物,上述心慌症状频发,牵涉左胸前区疼痛,自述胸部CT检查及心脏检查无异(未见报告),至外院就诊,予麝香保心丸治疗,效差,自行服用2023年3月26日中药,心慌、疼痛明显缓解,现上述症状仍存,头晕不清醒。

处方:2023年2月5日方加元胡12 g、代赭石30 g,改青皮18 g、郁金18 g、枳壳18 g、香附18 g。14剂,每天1剂,水煎服。

🔍 |按|语|

患者中年女性,心电图显示窦性心动过速,发作时间数分钟到数十分钟,比索洛尔效一般,兼以胃肠道症状。治以柴胡疏肝散合当归六黄汤加减。方中黄连、黄柏清心肝肾,使脾胃免受心肝之火伐损;郁金、香附、青皮、枳壳健脾理气;知母、生地黄清热解毒、滋阴润燥,当归补血活血,淫羊藿、细辛补肾阳振心阳,五者相合使阴阳平衡;牡丹皮凉血活血;羌活搜肝风,主遍身百节疼痛;酸枣仁宁心安神。整方清内火,扶阳助阴。二诊加远志、合欢皮加强宁心安神之功。三诊患者心中烦乱,加栀子疗心经客热、除烦躁,辅以天王补心丹滋阴养血、补心安神。四诊患者易惊,去细辛,加柏子仁养心气安神,润肾燥。五诊患者症状缓解,但仍有心慌、疼痛,加元胡止痛;改青皮、郁金、香附、枳壳之量,加强疏气通滞之功;加代赭石平肝降火下气。

二、病案二

患者,女,60岁。

初诊:2023年5月14日。

主诉:阵发性心慌3年余。

病史:患者3年前无明显诱因出现阵发性心慌,2020年1月行动态心电图示偶发性期前收缩。未予治疗,上述症状未缓解,2023年5月动态心电图示窦性心律失常。

现症见:阵发性心慌,情绪激动时加重,眠差。

中医诊断:心悸(痰热内结)。

西医诊断:心律失常。

处方:①瓜蒌30 g、黄连12 g、清半夏9 g、知母9 g、黄柏12 g、巴戟天9 g、当归12 g、淫羊藿30 g、龙胆草15 g、川芎18 g、郁金12 g、羌活12 g、炒酸枣仁30 g、黄芪30 g、泽泻15 g、牡丹皮12 g。14剂,水煎两遍,分早晚两次温服。②畅情志,多参加户外运动。

二诊:2023年6月4日。患者自述服药后心慌未缓解。

处方:柴胡15 g、白芍30 g、当归12 g、川芎18 g、炒酸枣仁30 g、柏子仁15 g、郁金18 g、青皮15 g、陈皮15 g、泽泻30 g、牡丹皮15 g、香附12 g、栀子12 g、百合30 g、首乌藤30 g、龙骨30 g、牡蛎30 g、丹参30 g、牛膝15 g、茯苓15 g。14剂,水煎两遍,分早晚两次温服。

三诊:2023年6月20日。患者自诉心慌明显好转,守方继服14剂。

按|语|

> 　　患者老年女性,心慌数年,素体亏虚,痰湿内生,痰热内扰。治以小陷胸汤合酸枣仁汤加减。方中瓜蒌清热化痰、理气宽胸散结;黄连清热泻火以除痞,半夏化痰降逆以散结,二药相伍,一苦一辛,辛开苦降,散结消痞,治痰热内阻、胸脘痞满;知母、黄柏增益清热润燥之功;黄芪补气,当归补血活血祛瘀,川芎辛温香窜、行气活血,当归以养血为主,川芎、郁金以行气为要,四药伍用,互制其短而展其长,气血兼顾,养血调经,行气活血散瘀;巴戟天、淫羊藿补肾益精固元;龙胆草泻肝火;羌活搜肝通络;炒酸枣仁宁心安神;泽泻利水渗湿;牡丹皮凉血散瘀。整方祛痰清热,兼以补气养血活血。二诊患者症状未缓解,治以柴胡疏肝散加减。方中柴胡调肝

气、散郁结;香附、郁金既疏肝解郁,又理气止痛;川芎辛散,开郁行气,活血止痛;陈皮理气行滞和胃,青皮、枳壳理气宽中,行气消胀,与陈皮相伍以理气行滞调中;白芍养血柔肝,缓急止痛;柏子仁、酸枣仁、百合、首乌藤养血安神;龙骨、牡蛎重镇潜阳;当归养血补血;栀子疗心经客热,除烦躁;泽泻、茯苓渗湿行痰饮,固肾敛阴,使心肾相滋;丹参养血,去心腹痼疾结气;牡丹皮泻伏火,养真血气,破结蓄;牛膝活血,引火下行。整方疏利气机,养血补血除热。

三、病案三

患者,女,50 岁。

初诊:2021 年 4 月 18 日。

主诉:阵发性头晕、头胀 1 个月,加重 1 天。

病史:患者 1 个月前无明显诱因出现阵发性头晕、头胀,清晨尤甚。查体发现血压升高,时测血压达 21.3/13.6 kPa(160/102 mmHg),未予重视,未服用任何相关药物。后头胀症状多次出现,偶有心慌,自测血压 18.0/12.0 kPa(135/90 mmHg)左右。患者 1 天前症状加重,自觉头胀、心慌持续时间延长,于我院门诊就诊,时测血压 18.7/13.5 kPa(140/101 mmHg),予阿利沙坦酯片、琥珀酸美托洛尔缓释片,效可。2021 年 4 月 17 日患者再次出现头胀、心慌症状,再次就诊于我院门诊。

现症见:阵发性头胀、头晕,偶有心慌,无视物模糊,晨起尤甚,易激动,胁肋部隐痛,口干、口苦,纳一般,眠差、入睡困难、梦多,二便调,月经经期延长,量少,舌红,脉细。

中医诊断:眩晕(冲任失调)。

西医诊断:高血压 3 级(高危)。

处方:①仙茅 9 g、淫羊藿 15 g、巴戟天 12 g、柴胡 12 g、黄柏 12 g、知母 12 g、川芎 12 g、香附 6 g、枳壳 15 g、当归 12 g、赤芍 9 g。14 剂,水煎服,分早晚两次温服。②继续服用阿利沙坦酯片、琥珀酸美托洛尔缓释片。③畅情志,清淡饮食。

二诊:2023 年 5 月 2 日。患者服药后复诊,心慌症状明显缓解,两胁疼痛消失,偶有头胀,血压下降,偶有波动,嘱患者继服上方 14 剂,水煎两遍,分早晚两次温服。

|按|语|

　　患者老年女性,正值更年期,阴阳失衡。治以二仙汤合桃红四物加减。方中仙茅、淫羊藿、巴戟天温肾阳,补肾精;黄柏、知母泻肾火、滋肾阴;当归温润养血,调理冲任;川芎、香附、枳壳理气行气;柴胡泻肝火、疏肝气;赤芍能泻,专泻肝火。整方温肾阳,补肾精,泻肾火,调冲任。

参 考 文 献

[1] 杨传华,陆峰,谭奇纹.从肝脾肾论治高血压[M].天津:天津科学技术出版社,2013.

[2] 杨传华.高血压中医治疗精粹[M].天津:天津科学技术出版社,2011.

[3] 王阶.实用心血管病证中西医治疗学[M].北京:人民卫生出版社,2019.

[4] 路志正.路志正医学丛书 路志正中医心病学[M].北京:人民卫生出版社,2022.

[5] 陈新宇,张永涛,潘涛.中医内科学[M].北京:中国中医药出版社,2020.

[6] 张海涛,康巧,尹璐,等.实用临床中医诊疗方法与研究[M].北京:中国纺织出版社,2019.

[7] 何念善,李凯,艾尔法提·艾麦尔.心病论[M].北京:中国中医药出版社,2022.

[8] 胡广芹,张晓天.中医健康管理[M].北京:中国中医药出版社,2019.

[9] 黄志文,林杰,方毅,等.心血管疾病临床诊断思维[M].开封:河南大学出版社,2022.

[10] 陈守强,高冲,蒲雪梅.心血管病瘥后防复方案[M].济南:山东大学出版社,2019.

[11] 孔小轶,南勇.心血管疾病诊断与鉴别诊断手册[M].北京:北京大学医学出版社,2022.

[12] 袁鹏.常见心血管内科疾病的诊断与防治[M].开封:河南大学出版社,2021.

[13] 牛明.临床常见疾病诊疗要点[M].北京:中国纺织出版社,2022.

[14] 贾如意,徐慧,冯晓敬.中西医结合冠心病诊疗学[M].济南:山东大学出版社,2021.

[15] 王宁.现代临床中西医结合心血管病诊疗[M].汕头:汕头大学出版社,2019.

[16] 薛一涛.疑难心血管疾病中医思考与辨治[M].北京:人民卫生出版社,2022.

[17] 关新民,郑承红,叶雪明.领悟中医藏象 从现代医学角度[M].武汉:华中科技大学出版社,2019.

[18] 肖长江.中医谈养心护心[M].北京:科学技术文献出版社,2021.

[19] 蔡定芳.病证结合内科学[M].上海:上海科学技术出版社,2020.

[20] 贾如意,冯晓敬,姚建明.中西医结合心力衰竭诊疗学[M].北京:科学技术文献出版社,2022.

[21] 刘凯.临床中西医常见疾病诊疗精要[M].北京:中国纺织出版社,2021.

[22] 楚瑞阁.现代中医基础与临床实践[M].开封:河南大学出版社,2019.

[23] 刘艳萍,刘姝,杨红蕾,等.中西医结合守护心健康[M].郑州:郑州大学出版社,2022.

[24] 韩静.名医与您谈疾病丛书 心律失常[M].北京:人民军医出版社,2023.

[25] 程爵棠,程功文.心系病证治妙方[M].郑州:河南科学技术出版社,2020.

[26] 刘磊,曹雪,李赫.常见心肺血管疾病诊治与康复[M].北京:北京大学医学出版社,2022.

[27] 袁婧玮.冠心病与急性心肌梗死疾病诊疗技术[M].北京:化学工业出版社,2020.

[28] 崔振双.临床常见心血管内科疾病救治精要[M].开封:河南大学出版社,2021.

[29] 邢丽君,魏月娟,纪立霞,等.补脾通络方治疗冠心病微血管心绞痛疗效研究[J].陕西中医,2023,44(3):316-319.

[30] 袁慎洋.中西医结合治疗慢性心力衰竭临床观察[J].实用中医药杂志,2023,39(4):763-765.

[31] 成玲,王琪,孟根托娅,等.黄芪提取物对病毒性心肌炎感染模型大鼠氧化应激及心功能保护的影响[J].中华医院感染学杂志,2023,33(10):1463-1467.

[32] 陈莹,郑辉,何玉.合并冠心病的老年射血分数保留心力衰竭患者营养状态与预后的关系研究[J].中国全科医学,2023,26(3):335-342.

[33] 田笑新,丁宁,王永涛,等.从肝郁肺虚论治心脏神经官能症的理论探讨[J].天津中医药,2023,40(5):605-607.